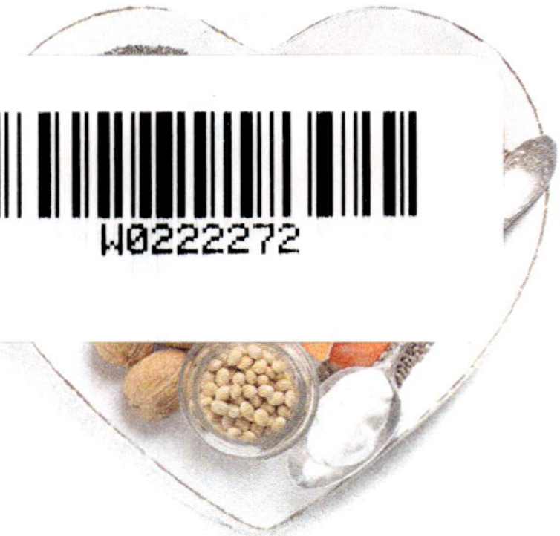

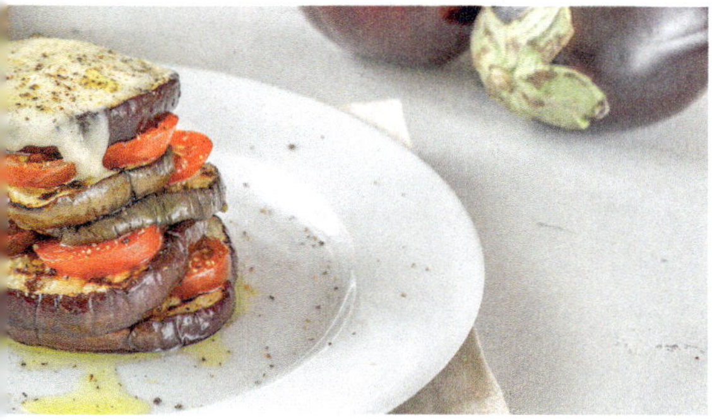

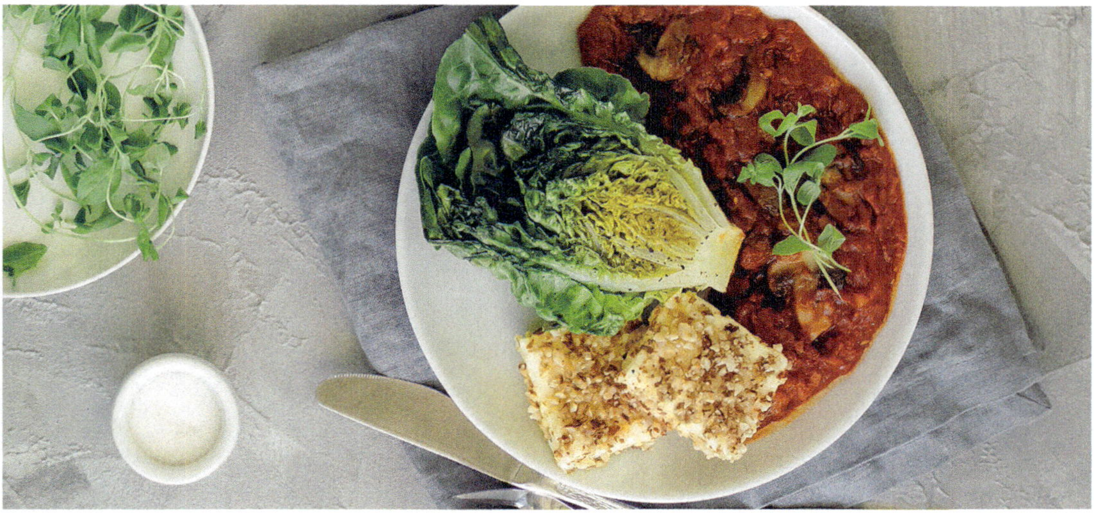

HINWEISE ZU DEN REZEPTEN

Nährstoffhinweise
Reich an Eiweiß
Reich an Ballaststoffen
Reich an Vitaminen
Reich an wertvollen Fettsäuren
Zuckerarm
Vegetarisch
Vegan

Praktische Hinweise
Gut mitzunehmen
Gut vorzubereiten
Gut aufzubewahren
Für besondere Anlässe

VORWORT

Gesunde Ernährung ist gerade in der Familie oft nicht einfach. Die Kinder haben ihren eigenen Kopf, Mama und Papa sind sich vielleicht nicht immer einig, weder über die eigene Ernährung noch darüber, was für die Kinder gerade gut wäre. Aber bei einem sind zumindest Mama und Papa doch meist einer Meinung: Gesund soll sie natürlich schon sein!

Doch was ist denn nun eine gesunde und ausgewogene Ernährung, und wie setzt man sie für die Familie um, dass sie wirklich Einzug in den Alltag findet? Welche grundlegenden Prinzipien und praktischen Tipps gibt es für die Umsetzung in deiner eigenen Küche? Und welche überzeugenden Rezeptideen gibt es, wie gesunde Ernährung der Familie schmeckt?

DIE AUTORINNEN

Um dich dabei zu unterstützen, haben Amelie Häfner als Ernährungsberaterin, Ina Zuber-Jerger als Ärztin und Michaela Weiß als Ernährungswissenschafterin am Buch der gesunden Ernährung für die Familie zusammengearbeitet. Was alle 3 Autorinnen verbindet: Sie sind nicht nur Fachexpertinnen in ihren Gebieten, sondern alle drei sind Familienmenschen und kennen die Herausforderungen einer gesunden Ernährung in einem intensiven Alltag selbst sehr gut.

In diesem Buch teilen sie ihr Wissen und ihre Ratschläge zur gesunden Ernährung, aber auch 70 leckere Vorschläge für einfach und schnell zu kochende Rezepte in der Familie.

Dabei folgt dieses Buch der Überzeugung, dass Ernährung schmecken und man die Rezepte im Alltag wirklich zubereiten können muss – nur dann wird gesunde Ernährung auch Teil vom Familienalltag. Das Buch gliedert sich in zwei Teile:

WISSEN ÜBER DIE ERNÄHRUNG HILFT, EINFACH LECKER UND GESUND ZU KOCHEN

Wusstest du, dass Spinat in Wirklichkeit gar nicht viel Eisen enthält? Ein einziger Tippfehler in den Messergebnissen hat ganze Generationen in ihrer Ernährung beeinflusst. Dabei ist ein Grundwissen über den letzten Stand der Ernährungslehre auch im Alltag für jeden sinnvoll.

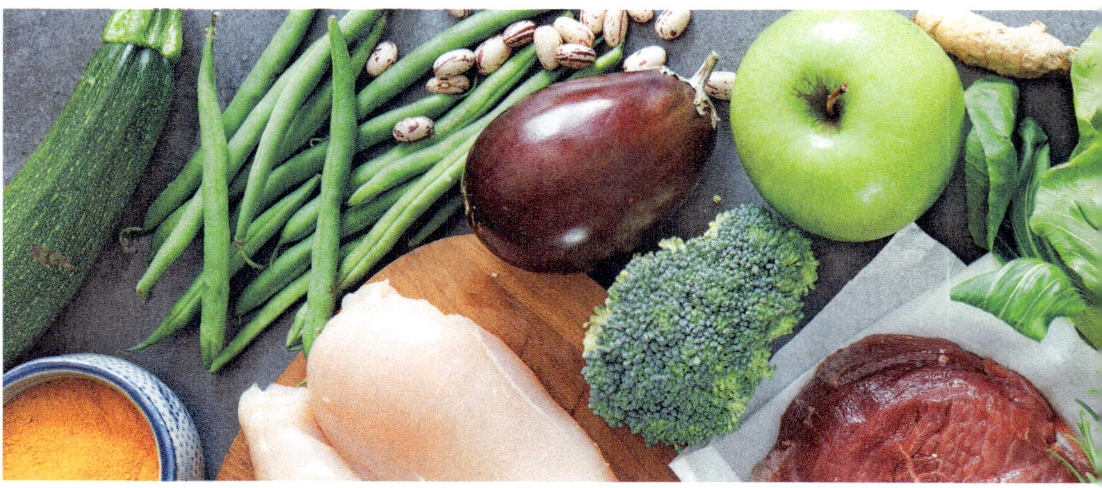

DIE ERNÄHRUNGS
BERATER:INNEN

GESUNDE ERNÄHRUNG

mit *Familie*

DTP PUBLISHING

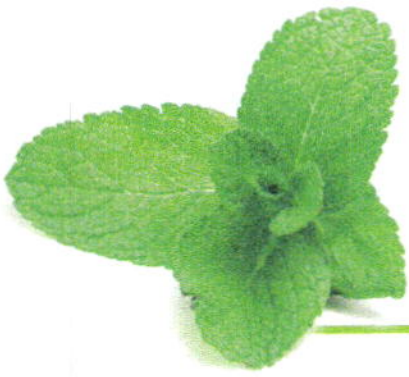

INHALTSVERZEICHNIS

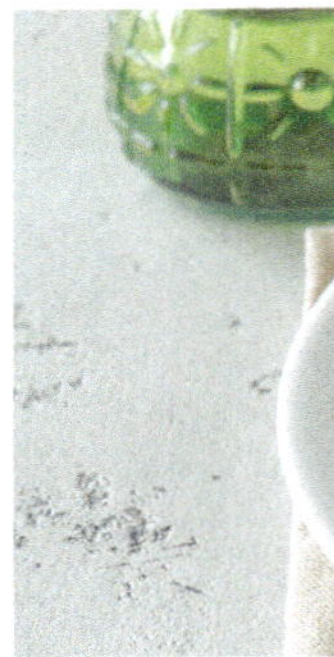

EINLEITUNG

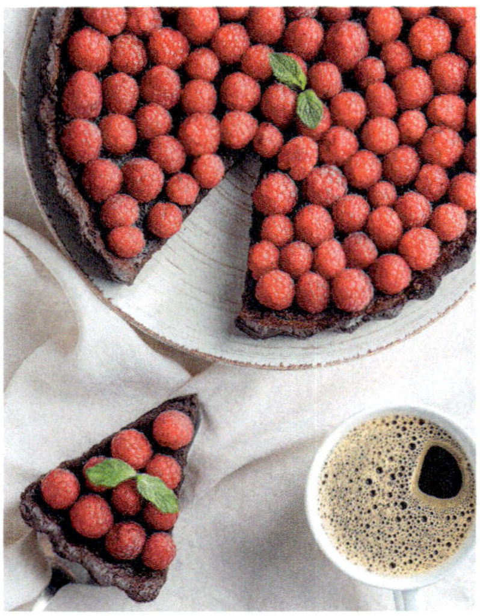

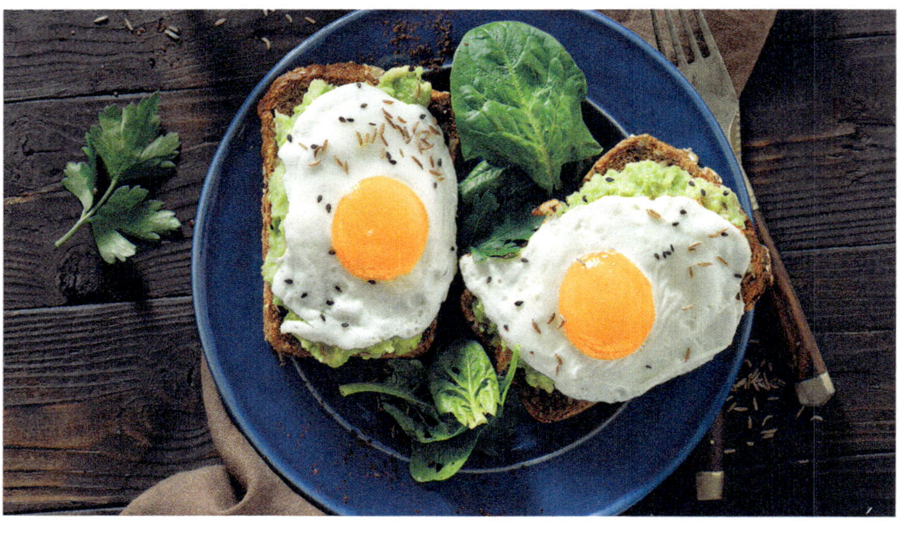

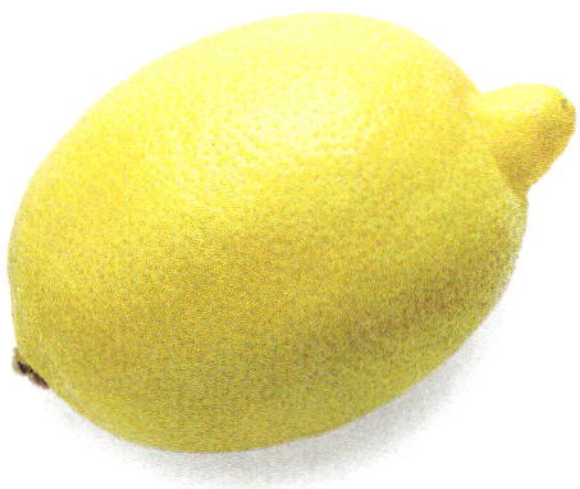

Wenn du kenntnisreich durch die Welt gehst, macht gesundes Kochen und Essen leichter Freude. Denn dann wird es auch für dich einfacher, die Ernährung ohne Verbote ausgewogener, vielfältiger und doch lecker zu gestalten.

Der erste Teil des Buches enthält daher 10 Prinzipien der gesunden und ausgewogenen Ernährung und viele praktischen Tipps, Wissen über den Stoffwechsel und wichtige Begriffe in der gesunden Ernährung genauso wie einen Blick hinter häufige Ernährungsmythen und Herausforderungen der gesunden Ernährung mit Familie.

70 REZEPTE FÜR ALLE GELEGENHEITEN

Wer Lust hat, stürzt sich direkt in die 70 Rezeptvorschläge von vielfältigen Frühstücken über schmackhafte Mittagessen, süßen und herzhaften Nachspeisen sowie vielfältigen Snacks und Kleinigkeiten. Die Gerichte sind einfach zu kochen, sollen die unterschiedlichsten Geschmäcker in der Familie ansprechen und überzeugen als wertvolle Gerichte der gesunden Ernährung.

Neugierig geworden? Dann laden wir dich herzlich ein, weiterzublättern, selbst mehr über eine gesunde und ausgewogene Ernährung zu lesen und die Gerichte für dich und deine Familie auszuprobieren.

Wir wünschen dir viel Freude mit diesem Buch und viel Genuss bei der gesunden Ernährung mit deiner Familie!

DIE AUTORINNEN AMELIE, INA UND MICHAELA FREUEN SICH, JEDERZEIT VON DIR ZU HÖREN!

HAST DU LOB, KRITIK ODER WÜNSCHE FÜR DIE ZUKUNFT? DANN MELDE DICH GERNE BEIM VERLAG UNTER GESUNDEERNAEHRUNG@DAHEIM.IN.

WIR FREUEN UNS ÜBER JEDE NACHRICHT!

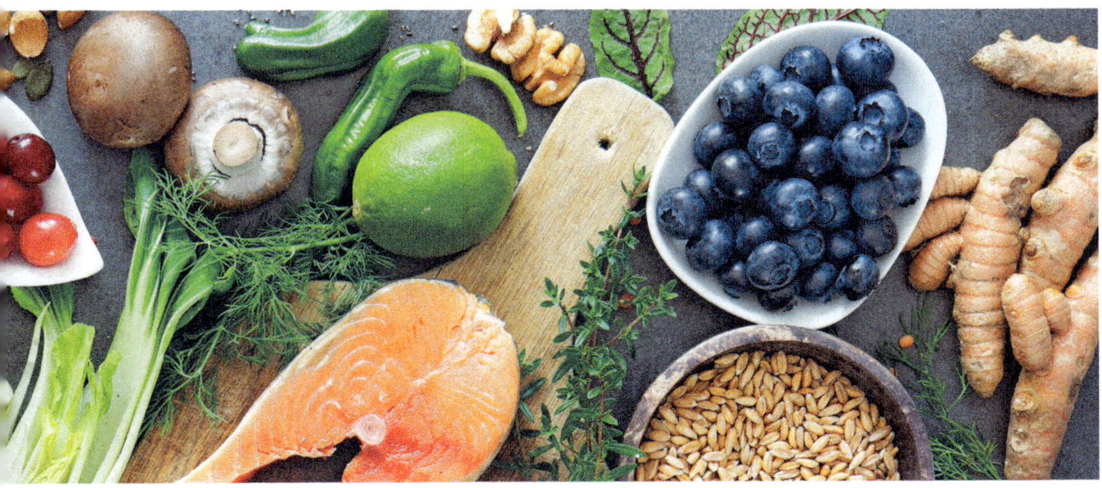

10 PRINZIPIEN GESUNDER ERNÄHRUNG

1. ABWECHSLUNGSREICHE ERNÄHRUNG

Das erste Prinzip einer gesunden Ernährung für die ganze Familie ist eine abwechslungsreiche Ernährung. Mit einer Familie steckt der Ernährungsalltag voller Herausforderungen, und der gesunden Ernährung kommt daher eine vielfältigere Bedeutung zu. Neben der Zubereitung gesunder und abwechslungsreicher Mahlzeiten wollen viele andere Aufgaben für Familie und Arbeit, Schule und Ausbildung erledigt werden. Zeit zum Kochen ist dabei oft Mangelware. Außerdem sind wahrscheinlich auch in deiner Familie die Geschmäcker und Vorlieben unterschiedlich. Während der Vater keine Möhren mag, sträubt sich die Tochter beim Blumenkohl und der Sohn geht bei rohen Tomaten auf die Barrikaden. Auch der Essensrhythmus der Familienmitglieder ist bedingt durch Arbeit, Schule und Ausbildung oft ganz unterschiedlich.

Aus ernährungswissenschaftlicher Sicht stellt eine abwechslungsreiche und vielseitige Ernährung sicher, dass der Körper alle wichtigen Mikro- und Makronährstoffe erhält und eine Mangelernährung auf natürlichem Weg vermieden wird. Mahlzeiten, die verschiedene Kombinationen aus Fleisch, Fisch, Milchprodukten, Gemüse, Obst, Hülsenfrüchten, gesunden Ölen und Getreideprodukten enthalten, stellen eine vollwertige Ernährung dar. Dabei ist die Art der Zubereitung und Präsentation bei Kindern oft schon die halbe Miete. Ein geschnittener Apfel, ein bunter Dip oder Gemüse in verschiedenen Formen können manchmal schon Wunder bewirken.

2. DIE RICHTIGE ZUBEREITUNG

Die Zubereitungsart hat große Auswirkungen auf Nährwerte, Inhaltsstoffe und den Geschmack eines Gerichts. Viele Lebensmittel und Gerichte lassen sich deutlich gesünder – und manchmal auch schneller – zubereiten, wenn du die Zubereitungsmethode änderst. Lass uns anhand von alltagstauglichen Beispielen zeigen, welche Möglichkeiten, Chancen und Herausforderungen unterschiedliche Zubereitungsarten bieten.

Das beste Beispiel für eine ungesunde Zubereitung eines gesunden Lebensmittels ist das Frittieren von Kartoffeln, um daraus Pommes zu machen. Gerade bei Kindern und Männern stehen Pommes hoch im Kurs. Statt der gesunden und vitaminreichen Kartoffel landet leider nur eine Kalorienbombe mit ungesunden Transfetten und krebserregendem Acrylamid auf dem Teller.

Viel gesünder ist es, wenn du die Kartoffeln in der Schale im Kochtopf oder Schnellkochtopf dämpfst. Das erhält die wertvollen Inhaltsstoffe und vermeidet unnötiges Fett und Kalorien. Außerdem steht der natürliche Geschmack der Kartoffeln im Vordergrund. Probiere unterschiedliche Kartoffelsorten und Qualitätsstu-

Auch wenn du deine eigenen und die Gewohnheiten der Familie umstellen möchtest, um den Prinzipien einer gesunden Ernährung zu folgen, stellt das eine große Chance für alle Familienmitglieder dar. ***Abwechslungsreiche Ernährung und Zubereitung bietet viele Möglichkeiten, sich im Alltag Schritt für Schritt gesünder zu ernähren und so zu essen, dass es allen Familienmitgliedern schmeckt.*** *Nur wenn gesundes Essen den Geschmack trifft, wird deine Familie gesunde Ernährung auch wirklich leben und langfristig verfolgen.*

Beim Gedanken an gedämpfte Kartoffeln ziehen deine Kinder die Mundwinkel nach unten? *Peppe die „langweiligen" Kartoffeln mit einem Paprika-Dip mit den Lieblingskräutern deiner Kinder oder mit in Olivenöl geröstetem Lauch oder Frühlingszwiebeln auf. Schnell wird aus einem langweiligen Gericht ein neuer Familienklassiker.*

fen oder auch verwandtes Wurzelgemüse wie Süßkartoffeln, Pastinaken oder Topinambur aus und erkennen selbst, welche geschmackliche Vielfalt– und gleichzeitig gesündere Ernährung – sich damit auftut.

Abseits von Torten, Kuchen und fetten Braten bietet die Zubereitung im Backofen ungeahntes Potential für die praktische und gesündere Ernährung: Mit Schale zubereitete Kartoffelspalten sind sogar mit Ketchup eine große Verbesserung im Vergleich zu Pommes. Und wenn du deinen Kindern das Ganze dann noch als „Potato Wedges" verkaufst, sind die Kartoffeln im Nu verputzt.

Auch andere Gemüsesorten wie Zwiebel- und Möhrenscheiben, Paprika, Auberginen, Zucchini oder sogar Spargel kannst du im Backofen mit geringem Aufwand gesund zubereiten. Grillkäse, Hähnchen-Stücke und Fischfilet sind als Blechgerichte in Kombination mit Ofengemüse eine perfekte sowie fettarme Quelle für hochwertiges Eiweiß, Vitamine und Mineralstoffe.

Wer einmal den Geschmack von dampfgegartem Fisch oder Gemüse zu schätzen gelernt hat, ist auf dem besten Weg, das Dampfgaren als gesunde Zubereitungsart zu etablieren. Neben dem Geschmack punkten beim Dampfgaren die ernährungswissenschaftlichen Vorzüge wie der Erhalt der Vitamine und Mineralstoffe und der Verzicht auf ungesunde Fette. Dampfgaren ist dem Kochen im Wasser weit überlegen. So manche Familien kommen auch durch die Zubereitung von Babykost darauf, wie schonend und wohlschmeckend Dampfgaren ist.

Auch das Sous-Vide-Garen ist eine besonders geschmackvolle und gesunde Option der Zubereitung. Dabei werden Gerichte in eine Folie eingeschweißt und bei unter 90 °C im eigenen Saft, im Wasserbad oder Dampfbad mit Kräutern und Gewürzen gegart. Für Ernährungsexperten überzeugt die hervorragenden Gesundheitsbilanz, und für die Spitzenküche ist Sous-Vide eine absolute Lieblingsmethode. Aber ist das Sous-Vide-Garen auch alltagstauglich und eine gute Methode für die Ernährung zu Hause mit der Familie? Leider Fehlanzeige. Sous-Vide-Garen ist zeitaufwändig, außerdem benötigst du besonderes Equipment wie ein Laminiergerät und einen Dampfgarer.

Das oft in Vergessenheit geratene Dörren von Obst ist eine großartige Möglichkeit für gesündere Ernährung und Vorratshaltung in der Familie. Zwar musst du bei vielen Obstsorten den Zuckergehalt beachten, aber im Vergleich zu Süßigkeiten und Schokolade aus dem Supermarkt siegt Dörrobst beim Geschmack und der Nährstoffbilanz.

Auch zu den salz- und fetthaltigen Knabbereien für den Fernsehabend gibt es schöne Alternativen aus dem Garten der Natur – zum Beispiel ohne Fett gedörrte Möhren, Rote Bete, Süßkartoffeln oder Sellerie. Sie überzeugen

Eltern aufgepasst: *Auf vielen Spielplätzen sieht man Kinder, wie sie genussvoll getrocknete Apfelscheiben, Datteln, Mangos oder Sultaninen verspeisen anstatt der stark verarbeiteten Süßigkeiten mit viel Zucker und ungesundem Fett. Vielleicht ist das ja auch etwas für deine Familie?*

durch ihren Geschmack und eine deutlich bessere Nährwertbilanz. Und wer statt einer gekauften Gemüsebrühe Suppengemüse und Kräuter trocknet und anschließend vermahlt, hat im Nu eine eigene hochwertige Gemüsebrühe, die beim Blick auf die Zutatenliste das gekaufte Produkt um Längen schlägt.

Keine Frage: Gebratenes Fleisch hat ein besonders intensives und wohlschmeckendes Aroma. Ob Steak, knuspriges Hähnchen oder gebratener Fisch – die Röstaromen und das Fett als Geschmackträger verwöhnen unseren Gaumen. Im Rahmen einer gesunden Ernährung musst du nicht vollständig auf das Anbraten von Fleisch, Fisch und Gemüse verzichten. Brate aber dein Bio-Fleisch immer in einer beschichteten Pfanne oder einer Keramikpfanne an und verwende wenig, aber dafür hochwertiges Öl. Wir empfehlen Rapsöl, natives Olivenöl, Sonnenblumenöl, Erdnussöl, Sesamöl oder Kokosfett.

Auch beim Panieren gibt es Potential für eine verbesserte Ernährungsbilanz und geschmackliche Vielfalt. Vollkornmehl sorgt für einen nussigeren Geschmack und verbessert die Nährwertbilanz. Mische zu Semmelbröseln bzw. Paniermehl geriebenen Hartkäse, geröstete Kürbiskerne, Sesam oder geriebene Nüsse wie Haselnüsse, Mandeln oder Macadamianüsse in deine Panade. Bei einer süßen Panade kannst du auch Kokosflocken verwenden. Und durch die leckere Panade fällt es den Kindern weniger auf, wenn ein neues Gericht nicht im Öl frittiert, sondern viel gesünder mit Heißluft zubereitet wurde. Es sind die vielen kleinen Schritte, die die Ernährung deiner Familie in Summe gesünder machen.

Und noch ein – für manche vielleicht überraschender – Ratschlag: Wir empfehlen dir, Lebensmittel nicht zu kochen, insbesondere Gemüse. Im Vergleich zum Dampfgaren gehen dabei zu viele wertvolle Nährstoffe und Vitamine verloren. Vitamin C zum Beispiel ist hitzeempfindlich und wird beim Kochen leicht zerstört. Vitamin E ist zwar hitzebeständig, wird aber durch das viele Wasser ausgeschwemmt. Lediglich beim Vitamin A ist das Erhitzen wichtig, damit der Körper es gut aufnehmen kann.

Kaltgepresstes Olivenöl ist besser für Salate und Dips geeignet: *Es fängt beim Braten schnell an zu rauchen, und bei hohen Temperaturen können ungünstige Stoffe entstehen.*

Das Frittieren in Öl ist die ungesündeste der genannten Zubereitungsart. Aber ab und zu müssen es Pommes oder Chicken Nuggets sein? Wenn du die Pommes nach dem Frittieren unter Wärme abtropfen lässt, reduziert das den Fettgehalt. Zudem empfehlen wir dir hochwertiges Öl wie raffiniertes Olivenöl, Sesamöl oder Erdnussöl zu verwenden und bei möglichst niedrigen Temperaturen und nicht zu lange zu frittieren. Das reduziert die gesundheitlichen Nachteile des Frittierens und verhindert die Bildung von krebserregendem Acrylamid, das vor allem bei Temperaturen über 170 °C entsteht.

Du tust deiner Gesundheit außerdem etwas Gutes, wenn du Blumenkohl-Röschen, Champignons oder Zucchinischeiben frittierst und statt der herkömmlichen Fritteuse eine Heißluftfritteuse verwendst.

3. ACHTE AUF GESUNDE PROTEINE

Wir haben schon erwähnt, wie wichtig Proteine für den menschlichen Körper sind. Auch wenn Fleisch und Milchprodukte eine hervorragende Quelle für essenzielle Aminosäuren sind, sind pflanzliche Eiweiße eine perfekte Ergänzung auf dem Familienspeiseplan.

Fettes rotes Fleisch (v. a. Schweinefleisch und Rindfleisch) empfehlen wir stark zu reduzieren. Es erhöht nachweislich das Risiko für Herz-Kreislauf-Erkrankungen und den Cholesterin-

Eiweißquellen werden nach ihrer biologischen Wertigkeit eingeteilt, die besagt, wie gut das aufgenommene Eiweiß im Körper verstoffwechselt werden kann. *Hühnereier haben mit einer Wertigkeit von 100 die beste Eiweißqualität. Wegen des hohen Cholesterin- und Fettgehalts sind sie aber bei Ernährungsexperten umstritten und bekommen keinen „Freifahrtschein". Neben der bewussten Auswahl beim Fleisch sind auch pflanzliche Proteinquellen mit einer hohen biologischen Wertigkeit eine gute Idee.*

spiegel. Innereien sind oft mit Schwermetallen belastet und begünstigen durch ihren hohen Puringehalt die Entstehung von Gicht.

Um den Eiweißbedarf der ganzen Familie gesund und schmackhaft zu decken, empfehlen wir frisches, mageres Geflügel wie Hähnchen- und Putenfleisch aus Bio-Haltung. Hähnchen ist leichter verdaulich als Rind und Schwein, und wenn du auf Bio-Qualität achtest, profitierst du zusätzlich von einem hohen Gehalt an Omega-3-Fettsäuren. Tiefgefrorene Hähnchenbrust aus dem Supermarkt ist mit Vorsicht zu genießen. Das Fleisch ist für eine bessere Haltbarkeit oft mit Salzwasser mariniert.

Wenn du auf Schweinefleisch nicht verzichten willst, dann kaufe mageres Schweinefleisch, zum Beispiel Schweinefilet, Schweinerücken oder Schnitzelfleisch mit geringem Fettanteil. Auch beim Rindfleisch gilt: Je magerer, desto besser. Im Gegensatz zu Bauch oder Eisbein bzw. Keule sind Filet, Schnitzelfleisch und Kotelett viel magerer und enthalten weniger Cholesterin.

Wildfleisch ist sehr fettarm, enthält viele hochwertige Omega-3- und Omega- 6-Fettsäuren sowie Eisen, Selen, Zink und lebenswichtige B-Vitamine. Daher darf es im Sinne der Abwechslung und aufgrund der positiven ernährungsphysiologischen Eigenschaften gerne auf dem Teller landen. Für den Einstieg empfehlen wir Reh. Dieses hat im Vergleich zu Wildschwein oder Hirsch einen besonders angenehm feines Aroma.

Und natürlich ist fettreicher Fisch wie Makrele, Hering oder Lachs eine optimale Proteinquelle und versorgt den Körper mit Omega-3-Fettsäuren. Möglicherweise senkt hoher Fischkonsum auch das Risiko, an Darmkrebs zu erkranken, das beim Fleischkonsum leider stark erhöht ist.

Besser sind Hülsenfrüchte, die leider in den meisten Familien viel zu selten auf den Tisch kommen. Hülsenfrüchte sind reich an Ballaststoffen und Eiweiß. Sie sättigen lange und enthalten dabei vergleichsweise wenige und dafür komplexe Kohlenhydrate. Kichererbsen sind die ideale Zutat für Currys und Salate – oder du machst orientalische Falafel daraus. Auch Erbsen sind eine empfehlenswerte pflanzliche Proteinquelle und dürfen gerne regelmäßig auf dem Speiseplan stehen.

Ergänze deine Eiweißauswahl mit fettarmen Milchprodukten wie körnigem Frischkäse, fettarmem Käse oder Magerquark. Letzterer ist eine gute Eiweißquelle und ein beliebter Sattmacher. Kleiner Tipp: Mit Mineralwasser aufgeschlagen wird er wunderbar cremig – und cremige Sachen sind gerade in der Familie oft sehr beliebt. Probiere statt Mineralwasser auch fettarme Milch oder Buttermilch oder gebe kleingeschnittene Trockenfrüchte, etwas Zitronensaft und etwas Honig und Basilikum hinzu. Es erwartet dich eine unendliche Vielfalt zum freudigen Experimentieren, auch gemeinsam mit deinen Kindern!

Daneben sind die sogenannten Pseudogetreide Quinoa, Buchweizen und Amaranth gute Proteinlieferanten. Sie heißen deshalb so, da sie sich wie Getreide verwenden lassen, aber botanisch aus einer anderen Familie stammen. Mit Hanfsamen oder Chiasamen kannst du viele Gerichte aufpeppen und bekommst so

Hin und wieder darf es auch ein hochwertiges Proteinpulver auf pflanzlicher Basis sein. *Achte darauf, dass es nicht im Überschuss konsumiert wird und dass es keine Süßstoffe enthält.*

eine Extradosis an Proteinen und Nährstoffen. Auch Sojaprodukte wie Tofu bringen Abwechslung auf deinen Teller und können das Fleisch ersetzen.

4. FETT? JA BITTE, ABER NUR HOCHWERTIG

Fett ist – wie Eiweiß – ein unverzichtbarer Bestandteil der Ernährung und außerdem ein wichtiger Geschmacksträger. Der Clou bei einer gesunden Ernährung ist es, die richtigen Fette einzusetzen. Es ist ein großer Unterschied, ob du die Margarine mit Transfettsäuren aufs Brot schmierst oder ein wunderbares Stück Lachs mit vielen Omega-3-Fettsäuren in ein wenig Rapsöl anbratest.

Gehärtete Fette enthalten Transfettsäuren und stehen im Verdacht, Herz-Kreislauf-Erkrankungen zu begünstigen. Die guten, mehrfach ungesättigten Fettsäuren hingegen schützen das Herz.

Von Margarine raten wir komplett ab, besser ist Butter – allerdings in Maßen und am besten Heumilchbutter in Bio-Qualität. In ihr stecken nämlich besonders viele Omega-3-Fettsäuren. In industriell hergestellter Eiscreme finden sich ebenso fast immer Transfette. Selbst hergestelltes Eis aus Beeren, gemixt mit Joghurt oder als Sorbet, ist eine leckere und gesunde Alternative.

Donuts sind die perfekte Kombination aus schlechtem Fett und schlechten Kohlenhydraten. Im Prinzip gilt das für alle in Fett gebackenen Süßspeisen, auch für die beliebten Faschingskrapfen und für Süßigkeiten wie Schokoriegel. Wenn du kurzfristig Energie benötigst, esse lieber eine Handvoll Nüsse oder Trockenfrüchte. Nüsse sind reich an Omega-3- und Omega-6-Fettsäuren.

Fettreiche Käse- und Wurstsorten sowie fettes Fleisch sorgen ebenfalls dafür, dass der Cholesterinspiegel ansteigt, und können sich ungünstig auf das Herz-Kreislauf-System auswirken. Besser du setzt hier auf Fisch. Fetter Seefisch wie Lachs, Hering oder Makrele enthält viele Omega-3-Fettsäuren und sollte regelmäßig auf deinen Speisplan stehen. Avocados enthalten gesunde ungesättigte Fettsäuren und daneben noch wertvolle Vitamine.

Wusstest du schon? Gepökelte Fleischwaren wie Salami oder Schinken sind erwiesenermaßen gesundheitsschädlich. Das liegt einerseits am hohen Fettanteil und zum anderen am Pökelsalz. Es enthält Nitrit, aus dem sich krebserregende Nitrosamine bilden können. Wir möchten in diesem Buch keine Verbote aussprechen, aber vielleicht gelangen du und deine Familie mit kleinen Schritten zu einer gesünderen Ernährung. Bestelle doch das nächste Mal eine vegetarische Pizza statt der Salami-Pizza, oder verzichte auf die kleinen Wurst-Snacks aus dem Supermarkt für die Kinder und biete stattdessen Oliven oder Nüsse an.

Über die richtige Wahl von Öl und die richtige Zubereitung haben wir schon einiges geschrieben. Hier noch einmal die Empfehlung, beim Braten auf Rapsöl, Sonnenblumenöl oder raffiniertes Olivenöl, Sesamöl oder Erdnussöl zu setzen.

Achtung, Gesundheitsgefahr: *Spätestens, wenn das Öl in der Pfanne zu rauchen anfängt, entstehen Giftstoffe und du hast entweder das falsche Öl verwendet oder zu heiß gebraten. Tausche das Öl in diesem Fall aus.*

Für das Salatdressing gibt viele geschmacklich sehr feine Möglichkeiten, die Ernährung der Familie gesünder und gleichzeitig lecker zu gestalten: Walnussöl, Leinöl, Distelöl oder kaltgepresstes Olivenöl. Sie liefern viele mehrfach ungesättigte Fettsäuren. Das leckere Olivenöl enthält zusätzlich viele Antioxidantien und die gesunden, einfach ungesättigten Fettsäuren. Leinöl ist vor allem für seinen hohen Gehalt an Omega-3-Fettsäuren bekannt. Omega-3-Fettsäuren sind wichtig für die Bildung von Hormonen, stärken die Immunabwehr, reduzieren Entzündungen und halten die Zellhüllen geschmeidig. Zudem ist Leinöl reich an ungesättigte Fettsäuren und Vitamin E. Es schmeckt leicht bitter und ist daher für herzhafte Speisen wie Salat oder Dips geeignet.

Bei der beliebten Erdnussbutter scheiden sich die Geister. Während die einen sie für gesund halten, sind andere der gegenteiligen Meinung. Wenn Erdnussbutter nur aus Erdnüssen und Salz besteht, ist sie ein guter Lieferant für ungesättigte Fettsäuren. Kommen jedoch Zucker und gehärtete Fette hinzu, gehört sie auf die „Besser-weniger-Liste“. Mandelmus, Cashewmus oder Haselnusscreme sind weitere geschmacklich interessante Alternativen.

5. WÄHLE GESUNDE KOHLENHYDRATE

Wir haben im Kapitel zum Stoffwechsel beschrieben, wie die kurzkettigen Kohlenhydrate und Zucker den Blutzucker nach oben schießen lassen und Übergewicht und Diabetes begünstigen. Nun erklären wir, wie gesündere Kohlenhydratalternativen aussehen, die lecker sind und der ganzen Familie schmecken.

Beim Frühstück lauern traditionell viele Kohlenhydratfallen. Denn das Frühstück soll Energie für den Tag bringen. Brot gehört für viele Familien zum Frühstück oder zum Abendessen dazu. Perfekt ist es, wenn du bereits Vollkornbrot kaufst oder selbst backst. Es hält lange satt und versorgt die Familie mit Mineralien und Ballaststoffen. Auch das bekömmlichere Roggensauerteigbrot oder Eiweißbrot sind empfehlenswert. Was du besser reduzieren solltest, ist Weißbrot. Da gehören leider die Brötchen genauso dazu wie das fluffige italienische Ciabatta oder die Laugenbreze. Weißes Brot liefert viele leere Kalorien und wenig Nähr- und Ballaststoffe. In Deutschland haben wir eine großartige Vielfalt an Brot und Gebäck. Wer schon einmal köstlichen Möhren-Kuchen gegessen oder Zucchini-Brot probiert hat, weiß, dass Brot und Kuchen auch ohne weißes Mehl hervorragend schmecken kann.

Leider stehen am Frühstückstisch oft noch weitere ungesunde Lebensmittel. Dazu gehören süße Schokoaufstriche, die gerade Kinder so gerne essen. Auch Marmelade ist eine Zuckerbombe. Wusstest du, dass bei klassischer Marmelade pro 100 Gramm Früchte 50 Gramm Zucker zugesetzt ist? Wenn du und deine Familie gerne süß frühstücken, setze doch als Alternative auf eine Handvoll Beeren und einen Naturjoghurt.

Fertige Müslimischungen sind aufgrund ihres hohen Zuckergehaltes ebenfalls hinderlich

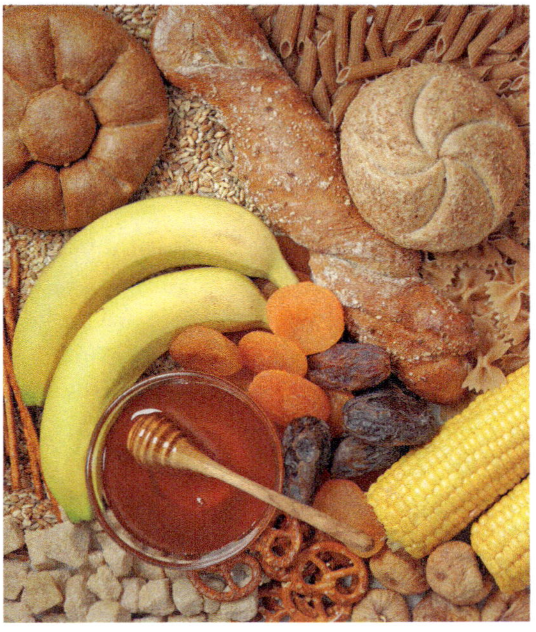

für eine gute Ernährung. Du kannst sie durch ein selbstgemachtes Müsli mit den Lieblingszutaten der Kinder ersetzen, zum Beispiel Hafervollkornflocken, Nüsse und Samen. Hier profitiert die ganze Familie von Ballaststoffen, Vitaminen und Eiweiß.

Nudeln aus Hartweizen liefern zwar viel Energie, aber wenig Nähr- und Ballaststoffe. Das gleiche gilt für weißen Reis. Besser ist es, wenn du Vollkornnudeln und Vollkornreis oder die sogenannten Pseudogetreide Quinoa, Buchweizen und Amaranth verwenden. Auch Kircherbsenpasta ist eine gute Alternative mit einem deutlich geringeren Anteil an Kohlenhydraten. So manche gesündere Nudel-Alternative in Bio oder Vollkorn findest du für Kinder in Form von Pferden und Dinosauriern, Autos und Traktoren oder Disneyfiguren. Das erleichtert den Umstieg und macht gesündere Nudelarten in der Familie leichter zur Gewohnheit. Auch Zoodles – das sind Zucchini aus dem Spiralschneider – lassen sich wunderbar unter Weizennudeln mischen.

Pizza ist eine unterschätzte Kalorienfalle und besteht im schlechtesten Fall aus ungesunden Kohlenhydraten am Boden und ungesunden Fetten im Belag. Für die gesündere Ernährung und den überzeugenderen Geschmack zahlt es sich aus, in die Qualität der Zutaten zu investieren und auf Fertigpizzen zu verzichten.

Ein Pizzateig aus Vollkornmehl mit einem vegetarischen Belag ist ein großer Schritt in die richtige Richtung. Eine noch gesündere Alternative zur klassischen Pizza ist eine Blumenkohlpizza nur mit Gemüse! Vielleicht ist das auch bei dir zuhause einen Versuch wert?

Schokolade macht zwar oft glücklich, aber leider im Übermaß auch dick. Hast du schon darüber nachgedacht? Der Kaloriengehalt einer Tafel Schokolade entspricht dem Kaloriengehalt eines gesunden Mittagessens in diesem Buch – und das bei einer deutlich schlechteren Nährstoffausbeute. Auch klassische Kartoffelchips und andere Knabbereien haben mit der gesunden Kartoffel wenig zu tun. Das Frittieren treibt den Kaloriengehalt in die Höhe, und außerdem enthalten Chips das krebserregende Acrylamid. Eine gute Alternative zum Knabbern am Abend sind Gemüsechips aus Grünkohl, Süßkartoffeln oder Pastinaken, ob als hochwertige Produkte fertig eingekauft oder natürlich selbst gemacht.

Energieriegel enthalten sehr viele Einfachzucker, um den Körper schnell mit Energie zu versorgen, haben aber eine sehr niedrige Nährstoffbilanz und sind für den regelmäßigen Genuss nicht zu empfehlen. Greife für einen Energieschub doch besser auf frisches Obst, Trockenfrüchten oder Nüsse zurück.

Auch Getränke sind oft richtige Zuckerfallen. Energydrinks enthalten neben großen Mengen an Zucker auch hohe Mengen an Koffein. Durch den übermäßigen Verzehr kommen leider schon bei jungen Menschen Herzprobleme vor. Auch Fruchtsäfte haben bis heute oft ein gesundes Image, sind aber trotz vieler guter Nährstoffe gleichzeitig eine gesunde Kalorienbomben. Fruchtsirups in den schönen Glasflaschen und mit dem Bio-Label fallen in

Manche Obstsorten haben sehr positive Eigenschaften, gleichzeitig aber einen hohen Zuckeranteil. *Bananen haben im Schnitt 21 Gramm Zucker pro 100 Gramm, und auch Trauben enthalten pro 100 Gramm 17 Gramm Zucker. Auch Äpfel, Birnen und Kirschen gehören zu den zuckerreichen Obstsorten. Wenig Zucker haben Sorten wie Wassermelone, Aprikosen, Grapefruit, Pflaume, Kiwi, Maracuja und Beeren. Achte daher auch beim Konsum von Obst auf versehentliche Kohlenhydratfallen!*

die gleiche Kategorie: Neben den enthaltenen Vitaminen ist es vor allem der Zucker, der negativ auf die Bilanz schlägt.

Iss besser ein Stück Obst oder trinken ein Mineralwasser mit etwas Zitrone, Limette oder Orange. Hat das noch immer zu wenig Geschmack, um dich und deine Familie zu überzeugen? Mit frischer Minze, Zitronenverbene oder Zitronenmelisse lassen sich wunderbare Sommerdrinks kreieren. Gemüsesäfte wie Möhrensaft oder Rote-Beete-Saft sind ebenfalls einen Versuch wert: Wer den Geschmack mag, vermeidet den hohen Zuckeranteil von Obstsäften.

6. GESÜNDER SÜSSEN & WENIGER ZUCKER

Du weißt es, aber lass es uns nochmals klar auf den Punkt bringen: Zucker macht leider sowohl hungrig als auch dick. Außerdem verursacht Zucker Karies. Allerdings essen die meisten Menschen gerne süß. Das ist uns evolutionär in die Wiege gelegt. Die Weltgesundheitsorganisation WHO empfiehlt, pro Tag nicht mehr als 25 Gramm Zucker zu konsumieren. Die Mehrheit der Deutschen überschreitet diese Menge leider enorm.

Lass morgens zumindest den zweiten Löffel Zucker im Kaffee weg und kaufen das nächste Mal nur die 100-Gramm-Tafel Schokolade statt der 300-Gramm-Tafel?

Auch die bewusste Auseinandersetzung mit eingekauften Lebensmitteln, die man oft seit Jahren nutzt, ohne sich die Nährwerte anzusehen, empfehlen wir jedem, der seine Ernährung und seine Gesundheit verbessern möchte. Fettarmer Joghurt klingt auf den ersten Blick gesund, enthält aber meist viel Zucker. Fertige Salate sind oft stark gesüßt, genauso wie Gewürzgurken oder Rotkohl aus dem Glas. Schauen Sie genau auf die Etiketten – oft gibt es vergleichbare Produkte mit weniger zugesetztem Zucker. Schon nach kurzer Zeit hast du den Dreh raus und wissen, wo die Zuckerfallen im Supermarkt lauern.

Sind Süßstoffe die Alternative?

Wer nun denkt, dass Süßstoffe die eine Lösung sind, irrt. Süßstoffe wie Stevia, Aspartam oder Saccharin liefern zwar keine oder kaum Kalorien. Sie sind mit Zucker auch nicht verwandt. Doch die Bauchspeicheldrüse reagiert dennoch mit der Ausschüttung von Insulin. Der Blutzuckerspiegel sinkt, und wir bekommen trotzdem Heißhunger. Nicht umsonst wird Aspartam in der Schweinemast eingesetzt. Weiterhin wirken sich viele Süßstoffe negativ auf die Darmflora aus. Ob Süßstoffe beim Menschen auch Krebs auslösen können, ist

---

*Wusstest du bereits? **Schon ein großer Becher Fruchtjoghurt oder eine Portion gekauftes Müsli enthalten je 25 Gramm Zucker – also die gesamte Menge der von der WHO empfohlen Menge, die man pro Tag konsumieren soll.** Ein Glas Cola (250 ml) enthält ebenfalls 25 Gramm Zucker, und bei der Schokolade sind es etwa 40 Gramm. So schnell erreicht man die von der WHO pro Tag empfohlene Zuckermenge!*

***Zucker tarnt sich unter ganz verschiedenen Namen:** Glukose, Dextrose, Raffinose, Fructose, Maltose, Laktose, Fruktosesirup, Glukosesirup, Karamellsirup, Maltodextrin, Weizendextrin, Maltose, Malzextrakt, Gerstenmalz, Gerstenmalzextrakt, Milchzucker (Laktose), Süßmolkenpulver, Magermilchpulver oder Traubenzucker.*

Die Empfehlung, klassischen Zucker vorsichtig und schrittweise durch kleine Tricks über die Zeit zu reduzieren, ist eindeutig. Beginne in deiner Familie vielleicht mit kleinen Schritten:

Süßstoffe findest du in vielen Produkten, die damit werben, „zuckerfrei" zu sein. *Das sind vor allem Light-Limonaden und Kaffeegetränke, aber auch Bonbons oder Low-Carb-Süßigkeiten. Verwendest du zuhause Süßstoffe? Dann ist es an der Zeit, diese Gewohnheit zu hinterfragen.*

nach wie vor umstritten und weder eindeutig widerlegt noch bewiesen.

Auch Honig, Agavendicksaft, Kokosblütenzucker oder Ahornsirup solltest du aufgrund des hohen Zuckergehalts nur sparsam verwenden. Auch Fruktose wollen hier besonders erwähnen: Der weit verbreitete Stoff hat ungünstige Auswirkungen auf den Fettstoffwechsel und den Blutdruck.

Zuckeraustauschstoffe – die Lösung?

In den letzten Jahren haben sich in den Supermärkten Zuckeraustauschstoffe wie Erythrit und Xylit etabliert. Erythrit ist ein Zuckeralkohol und hat nur 20 kcal pro 100 g. Seine Süßkraft entspricht in etwa 60 % von Haushaltszucker. Xylit wird auch als Birkenzucker bezeichnet und hat 40 Prozent weniger Kalorien als Zucker. Xylit kann wie normaler Zucker, zum Beispiel zum Backen, verwendet werden. Die Hersteller weisen aber darauf hin, dass er für Kinder unter drei Jahren nicht verwendet werden darf.

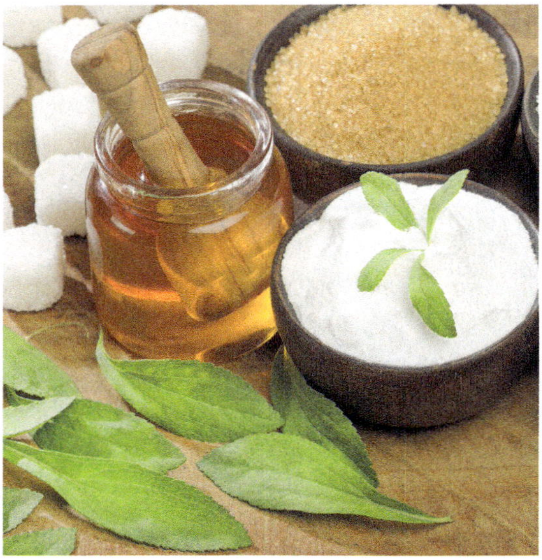

Neben dem geringeren Kaloriengehalt sind die zwei großen Vorteile von Zuckeraustauschstoffen, dass sie unabhängig von Insulin verstoffwechselt werden und nicht bzw. kaum kariogen sind. Zuckerersatzstoffe schlagen also weniger auf die Linie und schonen die Zähne. Ihre Verwendung fördert aber dennoch den „Hunger auf Süßes" und gewöhnt die ganze Familie an den süßen Geschmack. Wir empfehlen daher auch bei Zuckeraustauschstoffen eine bewusste und sparsame Verwendung.

Wer im Sommer eine Wassermelone im Kühlschrank hat, Erdbeeren mit saurer Sahne und Minze mit den Kindern isst oder Äpfel und Birnen frisch aufschneidet, ernährt sich nicht nur selbst gesünder, sondern kann auch seine Kinder dafür begeistern. Oder grille doch einmal Wassermelone oder Ananas – eine herrliche süße Nachspeise mit ausgezeichneter Nährstoffbilanz und dem gewissen Showeffekt für den Grillmeister oder die Grillmeisterin!

Am Ende des Tages muss jede Familie für sich selbst entscheiden, wie sie mit dem Thema Zucker, Süßstoffe und Zuckerersatzstoffe umgeht. Vor allem gilt: Die Dosis macht das Gift. Und gerade bei Kindern wirken Verbote oft nicht und bewirken eher das Gegenteil. Daher ist es wichtig, dass Kinder von Anfang an einen gesunden Umgang mit Zucker lernen.

Wenn dich die Lust auf Süßes packt und du weder Zucker noch Zusatzersatzstoffe oder Süßstoffe verwenden möchten, gibt es zum Glück viele leckere Alternativen: ***Beeren – wie Himbeeren, Heidelbeeren, Erdbeeren, Stachelbeeren oder Johannisbeeren – sind der ideale Snack und als Sorbet eine Alternative zum Eis.***

7. MEHR GEMÜSE & WENIGER FLEISCH

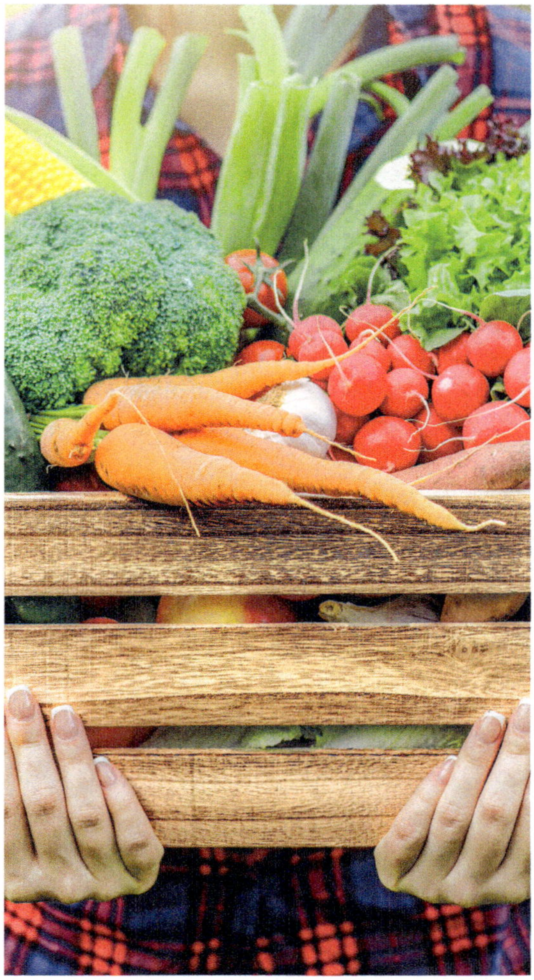

Fleisch hat in den Haushalten der Deutschen eine große Bedeutung. Vor allem die Männer verzichten ungern auf ihr Stück Fleisch, und in manchen Familien hat der Sonntagsbraten noch immer Tradition, und das trotz der schon ausgeführten Nachteile von hohem Fleischkonsum.

Um den Fleischkonsum zu reduzieren, kannst du einerseits den Fleischanteil in deinen Mahlzeiten reduzieren – und am besten durch einen höheren Gemüseanteil ausgleichen. Wenn du etwas kleinere Filets vom Rind, Schwein oder Geflügel zubereitest, wenn der Schweinebraten für die Familie nur 2 Kilo statt 2,5 Kilo hat oder die Rindsrouladen mit etwas dünner geschnittenem Fleisch zubereitet werden, ist das wieder ein kleiner Schritt hin zu einer gesunden Ernährung.

Du kannst aber auch einen großen Schritt weitergehen und öfter komplett auf Fleisch verzichten. Dabei ist es wichtig, dass du die kulinarischen Vorlieben der Familie auch bei den vegetarischen Gerichten berücksichtigst. Neue Zutaten und neue Zubereitungsarten können die Mitesser am ehesten vom Gericht überzeugen. Dabei sind deiner Fantasie keine Grenzen gesetzt. Die Möglichkeiten für herrliche Gerichte ohne Fleisch sind gegeben. Lass dich von unseren Rezepten inspirieren!

Welche Gerichte essen du und deine Familie sehr gerne? Wir haben hier ein paar Alternativen zusammengestellt, die vielleicht bei der ganzen Familie gut ankommen:

Ein Rührei *kann ohne Schinken oder Speck überzeugen: Unser Rezept auf italienische Art mit Eiern oder das Tofu-Rührei mit asiatischem Touch sind wunderbare Beispiele. Das Rezept für den* ***Frühstückstoast*** *mit Avocado kannst du mit, aber auch ohne Schinken probieren. Wir lieben ihn auch ohne Schinken mit der wunderbaren Kombination aus in Kokosöl gebratenen Spiegeleiern und Avocados! Für* ***Chili-Liebhaber*** *probiere doch das schnelle Chili sin carne als vegetarische Alternative. Merkst du den Unterschied? Wir sind optimistisch, dass der Geschmack überzeugt!*

Für ***Lasagne-Fans*** *haben wir eine herrliche Zucchini-Ricotta-Lasagne mit leicht süßlichem und doch kräftigem Geschmack. Unterschiedliche Nudeln sind bei dir beliebt? Dann probiere und genieße doch unser Rezept für* ***Curry-Linsen-Nudeln****!* ***Schafskäsefrikadellen****, im Burger Bun (Vollkorn oder Low Carb) serviert, haben absolutes Potential als neues Lieblingsgericht!*

8. NUTZE FRISCHE ZUTATEN STATT FERTIGPRODUKTEN

Fertigprodukte enthalten oft viel Fett, Zucker und verschiedene weitere Zusatzstoffe wie künstliche Farbstoffe, Aromen oder Konservierungsstoffe. Immer wieder merken wir, dass man jahrelang gewohnt ist, gewisse Produkte aus dem Tiefkühlfach, Kühlschrank, der Tüte oder Dose einzukaufen. Schau dir beim nächsten Mal die Zutatenliste genauer an. Dann wirst du erkennen, dass es viel gesünder ist, frische Produkte zu verwenden, als aus der Tüte zu kochen. Auch die Zeitersparnis ist bei Fertiggerichten nicht immer ein Argument. Kartoffeln sind im Schnellkochtopf in gut zehn Minuten fertig, Pommes aus dem Backofen brauchen deutlich länger. Zudem ist es, wie sich immer wieder zeigt, auch meist günstiger, selbst zu kochen als Fertigprodukte zu verwenden.

Die folgenden Beispiele zeigen dir, was du in Zukunft vielleicht selbst machen kannst, um die vielen Zusatzstoffe, E-Nummern, Transfette und das versteckte Salz zu vermeiden.

*Eine **selbstgemachte** Gemüsebrühe aus getrocknetem Wurzelgemüse oder als Paste ist eine Empfehlung für jeden Vorratsschrank und lässt sich mit geringem Aufwand selbst herstellen. Wenn du dein **eigenes Ketchup** herstellst, kannst du auf den Zucker verzichten und das Ketchup ganz nach dem Geschmack deiner Familie würzen. Je nach Wunsch Curry scharf für den Papa oder italienisches Ketchup für die Tochter? Mit kleinen Änderungen ist das schnell gemacht. Statt Frühstückscerealien aus dem Supermarkt stell dir einfach deine **eigene Müslimischung aus kernigen Haferflocken, Leinsamen und frischen Beeren** zusammen.*

*Gerade Haferflocken gelten inzwischen als Superfood. Sie enthalten viele Ballaststoffe, Glukagon, Vitamine und Mineralstoffe. Statt dem gesüßten Joghurt **mit künstlichen Aromen** aus dem Supermarkt kaufe besser Naturjoghurt und verfeinern ihn mit Beeren, Fruchtpüree oder Samen. Stelle dein **Salatdressing** selbst aus Essig, einem hochwertigen Öl und Kräutern her, anstatt das fertige Dressing aus dem Supermarkt zu kaufen. Oft sind es vor allem Zucker und Salz, die fertige Dressings ausmachen. Im Sommer kannst du **leckeren Eistee selbst** aus Pfefferminztee, Schwarztee und Zitrone herstellen, statt den supersüßen Eistee aus dem Supermarkt zu kaufen.*

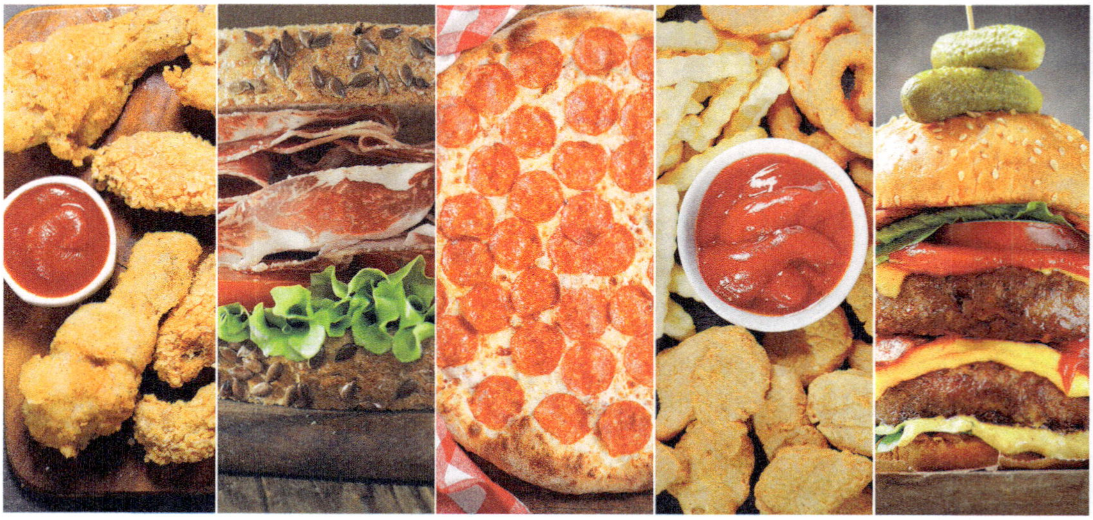

9. MEHR WÜRZEN & WENIGER SALZ

Für viele Menschen gehört Salz in jedes Gericht – von der Suppe bis zum Salat. Wie ist das bei Dir in der Familie? Hast du schon einmal bewusst über den Salzkonsum nachgedacht? Dann zeigt sich immer wieder, dass dieser in vielen Fällen sehr hoch.

Ähnlich wie beim Zucker nehmen wir auch Salz meist in versteckter Form zu uns, vor allem in stark verarbeiteten Lebensmitteln, Backwaren oder im Restaurant. Ein weiterer Grund, mehr Selbst zu kochen, und weniger auf Fertigprodukte zu setzen.

Weiters gibt es auch leckere Möglichkeiten, wie du in Zukunft das Familienessen sehr gut würzen kannst, und dabei den Salzstreuer weniger nutzen musst:

Auf dem Balkon oder der Fensterbank in der Küche lassen sich ganz leicht frische Kräuter wie Thymian, Rosmarin, Oregano, Maggikraut oder Basilikum ziehen, die jedem Gericht eine würzige Note verleihen. Neben frischen Kräutern sind auch tiefgekühlte Kräuter eine gute Wahl. Sie lassen sich leicht portionieren und sind immer griffbereit.

Verschiedene Würzmischungen kann man entweder einkaufen, wenn man bewusst auf Inhaltsstoffe und Qualität achtet, oder selbst auf Vorrat machen:

Eine gute Curry-Mischung gehört in jedes Gemüsecurry, aber auch Fenchel oder Hähnchen lässt sich damit wunderbar marinieren. Eine hochwertige, selbstgemachte Gemüsebrühe ohne Glutamat und andere unerwünschte Zutaten bietet sich nicht nur bei Suppen als eine einfache Möglichkeit an, Gemüse oder auch gebratene Gerichte wohlschmeckend zu intensivieren, ohne gleich auf pures Salz zurückgreifen zu müssen. Wer italienischen Geschmack mag, greift gerne auch auf Pesto zurück: Pesto alla Genovese mit Olivenöl, Pinienkernen, Parmesan und Basilikum ist dabei weit über Pasta hinaus eine Geheimwaffe, von Salaten bis hin zu Suppen und Soßen. Du kannst aber auch die deutsche Variante mit raffiniertem Rapsöl, Kürbiskernen, Bergkäse und Petersilie selbst machen. Stelle ganz einfach dein eigenes Würzöl her, indem du ein hochwertiges Olivenöl

---

***Thymian** ist ein Klassiker der italienischen Küche und passt hervorragend in Tomatensaucen, zu Gemüsegerichten und auch in den Salat. Thymian kann mitgekocht werden. Auch **Rosmarin** darf in keiner Küche fehlen. Das ätherische Gewürz passt perfekt zu Fisch und Kartoffeln, kann aber auch in Fleischgerichten mitgekocht werden. **Basilikum** sollte immer frisch verwenden und nicht mitkochen. Hacke das Gewürz direkt vor der Zugabe fein und streue es zum Beispiel über den Salat. Entdecke beim Basilikum die unterschiedlichen Sorten: kleinblättrig, großblättrig oder auch roten Basilikum. **Oregano** ist aus der italienischen Küche ebenfalls nicht wegzudenken. Nutze es für Gemüsegerichte und für Fleisch, aber auch im Salat.*

***Majoran** fördert die Verdauung und ist ideal, um Suppen und Eintöpfe zu würzen. Einmal angepflanzt, wuchert **Liebstöckel bzw. Maggikraut** in jedem Garten. Es ist perfekt für Suppen, Fleischgerichte und herzhafte Eintöpfe. **Kreuzkümmel** gehört in die indische, asiatische und indische Küche. **Kurkuma** erfreut sich aufgrund seiner wertvollen Inhaltsstoffe zunehmender Beliebtheit. Neben einem klassischen Gewürz für Curry kann Kurkuma auch in heißer Milch getrunken werden. Das Ganze nennt sich dann „Goldene Milch". Dips, Frischkäse und Fleischgerichte lassen sich mit **Paprikapulver** wunderbar aufpeppen. Entscheide selbst, ob du es lieber edelsüß oder rosenscharf magst.*

---

nimmst und darin die beliebtesten Kräuter der Familie einlegst. Auch die Frische von Zitrone oder Melisse passt ausgezeichnet, und wer es intensiver mag, legt Knoblauch oder Chili im Öl mit ein!

Natürlich gibt es auch verschiedene Produkte, die speziell als Salzersatz im Supermarkt und Fachgeschäft erhältlich sind. Dabei werden Kräuter und Gewürze oft ohne Salz kombiniert. Bitte lese die Etiketten und probiere aus, was dir und deiner Familie am besten schmeckt, und erweitere gemeinsam dein Gewürz- und Geschmacksrepertoire.

10. KOCHE MIT SAISONALEN UND REGIONALEN PRODUKTEN

Wenn du regional und somit saisonal kaufst, verzichtest du nicht nur auf weite Transportwege und tust der Umwelt etwas Gutes, sondern sehr oft auch der Ernährung und der Gesundheit deiner Familie. Lasse uns das an ein paar Beispielen darstellen:

Wenn du im Sommer mit der ganzen Familie Erdbeeren direkt vom Feld pflückst, macht das allen Spaß, deine Kindern bekommen einen Bezug zum Lebensmittel und du erntest diese im perfekten Reifezustand. Auch sonnengereifte Tomaten im August schmecken ganz anders und einfach süßer und intensiver als die Gewächshaustomaten oder Import-Tomaten von weither im Winter. Viele Obst- und Gemüsesorten werden außerhalb der Saison – oder wie Südfrüchte das ganze Jahr – importiert und haben eine lange Reise, zum Teil um den halben Globus, hinter sich. Das ist einerseits nicht umweltfreundlich, aber auch nicht unbedingt gesund.

Die Ernte erfolgt deutlich vor der Reife, und das Obst und Gemüse reift im Kühlhaus am Großmarkt künstlich nach. Das ist negativ für Geschmack, Nährwertbilanz und auch die Umwelt. Überlege, ob du deinen Kindern wirklich immer Südfrüchte wie Mango, Orangen, Bananen, Zitronen, Avocado, Kakis, Ananas oder Kiwi kaufen müssen oder ob du nicht öfter auf regionales Obst zurückgreifen kannst. Äpfel lassen sich lange lagern, Kirschen wunderbar einmachen und Beeren kannst du einfrieren und im Winter noch ausgezeichnet verarbeiten und genießen.

*Achte beim Kauf auf die Herkunft von Obst und Gemüse und **greife im Zweifelsfall lieber auf regionale Zutaten zurück,** das gerade Saison hat. Bitte werfe dazu auch einen Blick auf den Saisonkalender!*

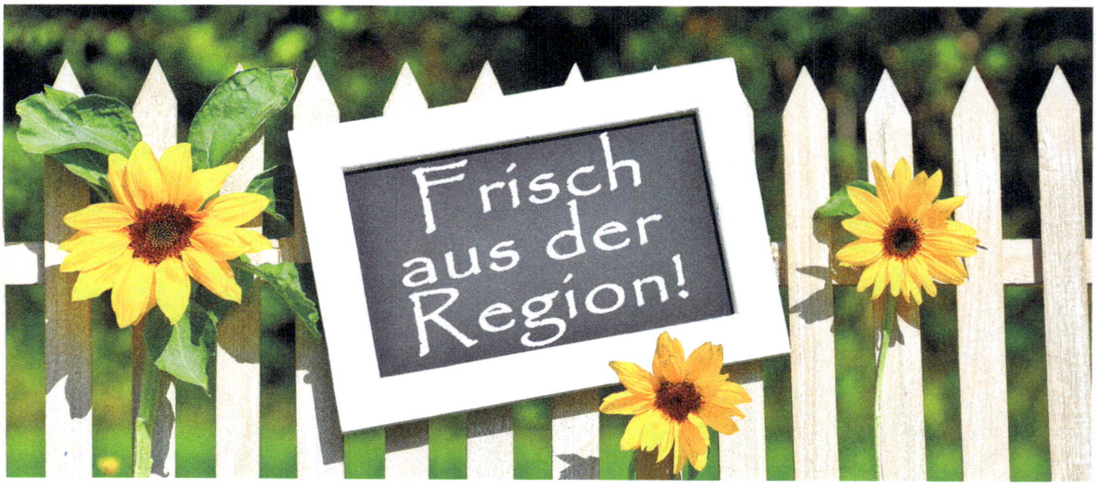

INTERVIEW MIT AMELIE

***Amelie Häfner ist zertifizierte Ernährungsberaterin** und lebt mit ihrem Partner und der knapp **eineinhalbjährigen** Tochter in der Nähe von Bremen. Zusätzlich ist sie Fitnesstrainerin und VHS-Dozentin. Sie hat über 12 Jahre Erfahrung im Bereich Fitness, Gesundheit und Ernährung auf verschiedenen Gebieten, inklusive Intervall-Fasten, Low Carb und Volume Food.*

1. Was ist dein Lieblingsgericht und was ist das Lieblingsgericht deiner Familie?

Wir lieben alles, was schnell geht und gleichzeitig buntes Gemüse beinhaltet. Gemüsepfannen kombiniert mit Vollkornnudeln, Wildreis oder Fleisch gehen bei uns immer. Dazu eine schöne Tomatensoße oder eine „falsche" Sahnesoße aus Milch, angedickt mit Speisestärke oder Johannisbrotkernmehl.

2. Und was ist das Lieblingsgericht aus diesem Buch? Wieso?

Der absolute Renner aktuell ist Shakshuka. Durch unterschiedliche Gemüsesorten und Gewürze lässt sich dieses Gericht wunderbar zu einer mediterranen oder orientalischen Variante abwandeln. Auch unsere Tochter probiert sehr neugierig die unterschiedlichen Geschmacksrichtungen. Wir essen gerne Eier in allen möglichen Varianten. Dabei achten wir allerdings auf eine gute Qualität und gehen einmal pro Woche zu einem nahegelegenen Hofladen.

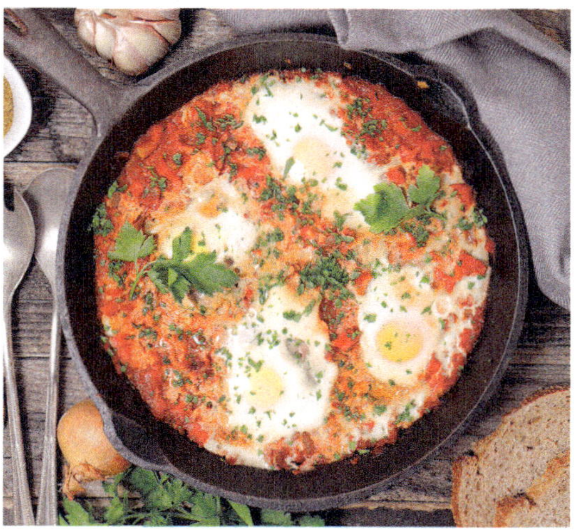

3. Empfiehlst du dein Lieblingsessen auch, wenn du Patientinnen, Patienten und Familien bei einer gesünderen Ernährung unterstützt?

Wenn mein Klient absolut kein Eierfan ist, ist es sinnlos, ihm dieses Gericht schmackhaft machen zu wollen. Die Kunst ist, sich bei der Beratung auf sein Gegenüber einzulassen und einen für ihn, seine Lebensumstände und seinen Geschmack optimalen Weg durch den Ernährungsdschungel zu finden.

4. Welche Lebensmittel hast du aus eurem Kühlschrank verbannt?

Kein Lebensmittel ist per se „gut" oder „schlecht". Aber selbstverständlich haben auch wir unsere Vorlieben und Abneigungen. Bei uns gibt es keine Sahne, keine frittierten Fertigprodukte oder Tiefkühlpizzen. Einfach, weil es uns nicht schmeckt. Ab und zu gönnen wir uns im Restaurant aber leckere Süßkartoffel-Pommes.

5. Welche 3 Lebensmittel müssen bei euch unbedingt immer zu Haus sein?

Eier, Eier und Eier. Außerdem frisches oder tiefgekühltes Gemüse. Unabkömmlich für uns sind auch Haferflocken.

6. Kommst du tagsüber immer zum Essen oder snackst du eher?

Ich versuche, jeden Tag regelmäßige Mahlzeiten zu mir zu nehmen. Aber um ehrlich zu sein, komme ich auch nicht komplett ohne Snacks aus. Ich habe eine kleine Tochter, die mich rund um die Uhr auf Trab hält. Bedarf es weiterer Erklärungen? Allerdings bin ich gut vorbereitet. Ich habe immer hartgekochte Eier im Kühlschrank, auf die ich gerne zurückgreife. Möhren werden nach dem Einkauf sofort in Stifte geschnitten. Dazu ein Kräuterquark, und fertig ist der sättigende Snack. Wenn es etwas Süßes sein soll, greife ich auf möglichst dunkle Schokolade zurück. Mindestens 80 % Kakaoanteil ist perfekt.

7. Welche kulinarische Sünde passiert bei euch in der Familie am ehesten? Was ist die größte Herausforderung?

Im Sommer haben wir fast immer Eis im Tiefkühlfach, und selbstverständlich sind wir beim Thema Zartbitterschokolade auch nicht zu 100 % konsequent. Ach ja, und an den hervorragenden selbstgebackenen Kuchen bei den Omas und Opas kommen wir auch nicht vorbei.

8. Welche Tiefkühlprodukte sind bei dir und deiner Familie immer zu Hause und wieso?

Tatsächlich genügt uns eine sehr kleine Tiefkühltruhe. Darin befindet sich aber immer naturbelassenes Gemüse wie Spinat, Kaiser- oder Suppengemüse. Außerdem findet man bei uns immer tiefgekühlte gemischte Beeren für Porridge oder ein selbstgemachtes Eis. Fisch und portionierte vorgekochte Gerichte dürfen ebenfalls nicht fehlen.

9. Wie ernährt ihr eure Haustiere?

Ich bin ein großer Katzenfan. Aber unsere Tierhaarallergie erlaubt uns leider keine Haustiere.

10. Kochst du zu Hause alleine oder ist das eine gemeinsame Aufgaben in der Familie?

Ich würde mir tatsächlich wünschen, dass es eine gemeinsame Familienaufgabe wäre. In unserem stressigen Alltag ist das allerdings meistens leider nicht umsetzbar. Einer von uns beiden ist zu Hause immer mit unserer Tochter beschäftigt. Wenn sie alt genug ist, möchte ich aber unbedingt mit ihr zusammen kochen, um sie an einen gesunden Lebensstil heranzuführen.

11 Welche Ernährungstrends siehst du in der Zukunft noch stärker kommen?

Ich persönlich bin sicher, dass es in Zukunft immer stärker weg von tierischen hin zu pflanzlichen Lebensmitteln gehen wird. Dabei spielen nicht nur ethische und moralische Aspekte eine Rolle. Auch das Thema Klimawandel und neue Studien zu den Vorteilen einer pflanzenbasierten Ernährung dürfen nicht außer Acht gelassen werden. Etliche erfolgreiche Bodybuilder und andere Sportler ernähren sich vegan. Ein Blick in die Supermarktregale macht deutlich, dass auch die Lebensmittelindustrie in diesem Bereich kräftig tätig ist. Nie war das Angebot an veganen Alternativen größer als momentan. Vor wenigen Jahren war das noch undenkbar und ein Veganer galt als Exot.

12. Was ist der größte Unterschied zwischen der Ernährung früher, als du selbst ein Kind warst, und deiner eigenen Ernährung heute?

Ich lebte zusammen mit meinen Eltern und Großeltern in einem Mehrgenerationenhaus, und meine Oma hat immer mit frischem Gemüse aus dem eigenen Garten gekocht. Marmelade, Honig und Brot wurden selbst hergestellt. Allerdings war unser Speiseplan auch sehr konservativ. Produkte wie Chiasamen, Lupinenkaffee oder Carobpulver waren völlig unbekannt, und für meine Oma wäre Maca wohl eher eine karibische Insel gewesen als ein Superfood aus Peru. Nichts gegen das E-Nummern-freie, gutbürgerliche Essen meiner Familie, aber heute stehen mir die exotischsten Produkte zur Verfügung, deren Vorteile ich genießen und mit denen ich nach Lust und Laune experimentieren kann.

13. Ist es für gesunde Ernährung wichtig, selbst zu kochen?

Komplett ohne eine gewisse Eigenleistung kann es meiner Meinung nach auf Dauer nicht funktionieren. Man muss allerdings auch kein Gourmetkoch sein. Heutzutage gibt es wunderbare fertige, konservierungs- und zusatzstofffreie Eintöpfe oder Pestos im Glas, die man nur warmzumachen braucht. Ein bunter Salat und eine Handvoll Wildreis dazu, und fertig ist das Sterneessen. Wer allerdings die Möglichkeit hat, eigenes Gemüse anzubauen, und bereit ist, sich die Zeit zu nehmen, von der Pike auf selbst und frisch zu kochen, ist klar im Vorteil. Allerdings muss die Ernährung zu unseren Lebensumständen passen und nicht andersherum.

14. Wenn du es mit unseren Leserinnen teilen magst: Gibt es eine besondere Erfahrung, wieso dir gesunde Ernährung auch persönlich wichtig ist?

Vor über 10 Jahren hatte ich mit 85 Kilo mein Höchstgewicht erreicht. Von einem Tag auf den anderen habe eine Hungerkur begonnen, bis ich nach knapp einem Jahr mit meinen 1,76 m bei 53 Kilo angekommen war. Zum Frühstück gab es während dieser Phase 100 ml Milch mit 25 g Bananenchips. Zu dieser Zeit habe ich mich noch nicht mit Kalorien, Vitaminen und Nährstoffen beschäftigt, aber ich gehe davon aus, dass ich täglich weit weniger als 1.000 Kalorien zu mir genommen habe. Bereits vormittags fühlte ich mich schlapp und müde. Ich musste dringend umdenken. So habe ich begonnen, mich mit dem Thema Sport und Ernährung intensiv auseinanderzusetzen. Ich kann mich noch sehr genau an mein erstes Buch zum Thema „Gesunde Ernährung" erinnern, denn ich habe es verschlungen, und als Mahnung an mich steht es heute noch in unserem Bücherregal. So habe ich gelernt, was mein Körper braucht, damit er möglichst gut funktionieren kann. Mein Gewicht stieg also auf gesunde 68 Kilo. Zum Vergleich muss ich immer an meine Schwangerschaft denken, die jetzt ca. 1,5 Jahre zurückliegt. 85 Kilo brachte ich in der 40. Schwangerschaftswoche auf die Waage. Und es war schrecklich, sich derart schwerfällig zu fühlen. So musste ich mich vor über 10 Jahren täglich gefühlt haben. Heute weiß ich, nichts fühlt sich besser an, als fit und gesund zu sein.

15. Welche 1-2 persönliche Tipps kannst du abschließenden den Leserinnen und Lesern mitgeben?

1. Löse dich vom Perfektionismus hinsichtlich gesunder Ernährung.

2. Bleib neugierig und schöpfe aus den vielfältigen Lebensmitteln, die uns heute zur Verfügung stehen.

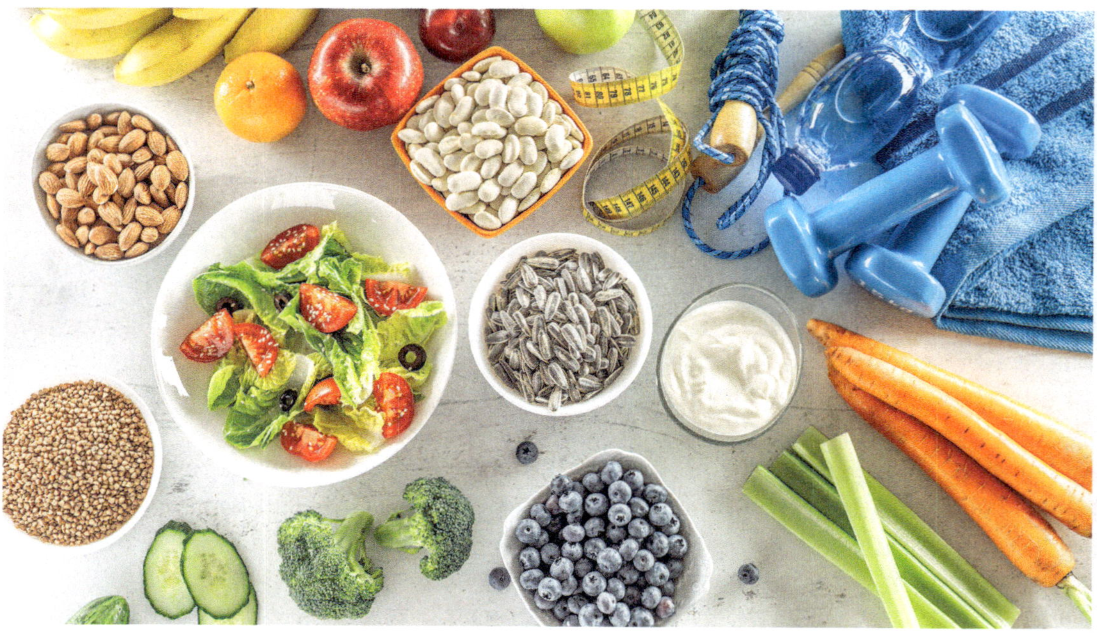

INTERVIEW MIT INA ZUBER-JERGER

Ina hat in Freiburg studiert und über Leberzellen und ihre Aufgaben promoviert. Nach der Ausbildung zur Fachärztin für Innere Medizin und Intensivmedizin hat sie sich auf das Verdauungssystem (Gastroenterologie) spezialisiert und beschäftigt sich beruflich wie privat mit Gesundheit und Ernährung. Sie lebt und arbeitet mit ihrer Familie in Bayern. Inas Motto: Man ist, was man isst!

1. Was ist dein Lieblingsgericht, und was ist das Lieblingsgericht deiner Familie?

Es muss schnell gehen. Es muss schneller gehen. Und es muss noch ein bisschen schneller gehen. Wenn wir heimkommen, haben wir Hunger, Hunger, Hunger! Früher haben wir selbst nicht so sehr auf den Gehalt der Nahrungsmittel geachtet. Deshalb ist unser Lieblingsgericht damals wie heute Spaghetti mit Tomatensauce und Käse. Wir nennen das Gericht in der Familie „Spatütata", weil es so fix geht.

2. Und was ist das Lieblingsgericht aus diesem Buch? Wieso?

Overnight-Pudding. Geht schnell, kann gut vorbereitet werden, ist eiweißreich und hat viele Ballaststoffe.

3. Empfiehlst du dein Lieblingsessen auch, wenn du Patientinnen, Patienten und Familie bei einer gesünderen Ernährung unterstützt?

Nein. Es gibt zwar die sogenannte „mediterrane Diät" mit Olivenöl unter anderem wegen der günstigen Fettsäuren. Aber die Italiener essen Nudelgerichte nur als Primi piatti. Für die Secondi Piatti kochen sie auch mit Gemüse, Schinken, Pilzen und Fisch. Spaghetti sind wegen der vielen Kohlenhydrate nicht unbedingt für Diabetiker geeignet, und Käse taugt nicht zum Abnehmen. Patienten mit Lebererkrankungen sollten auf Rotwein verzichten. Spaghetti mit Tomatensauce und Käse empfiehlt man niemandem – das essen die Leute von selbst ...

4. Welche Lebensmittel hast du aus eurem Kühlschrank verbannt?

Limonade und Vollmilchfruchtjoghurt. Limonade ist ein Dickmacher! Obwohl auf vielen Getränken nur eine geringe Kalorienzahl ausgewiesen ist, haben Studien gezeigt, dass Menschen, die solche angeblich kalorienarmen Limonaden in größerem Stil zu sich nehmen, dicker werden als solche, die darauf verzichten. Das liegt auch daran, dass Inhaltsstoffe drin sind, die man in der EU nicht auf der Packung ausweisen muss. Diese Stoffe reichern sich im Körper an. Das kann nicht gesund sein. Deshalb lasse ich das Zeug nicht mehr in meinen Kühlschrank. Außerdem verstärkt jedes süße Getränk den Süßhunger. Manchmal machen wir uns aber selbst frische Limonade – da wissen wir dann wenigstens, was drin ist. Mit Vollmilchfruchtjoghurt ist es genau dasselbe. Wenn ich die Joghurtspeise selbst angerührt habe, ist nur das drin, was ich drin haben will!

5. Welche drei Lebensmittel müssen bei euch unbedingt immer zu Haus sein?

Quark, fettarmer Naturjoghurt und Obst. Quark ist eines der eiweißreichsten Lebensmittel überhaupt. Eiweiß macht nicht dick und schützt vor Depressionen. Genügend Eiweiß zu sich zu nehmen, ist aber gar nicht so einfach. Mit Quark geht es leichter. Quarkspeisen kann man wunderbar variieren – mal süß, mal salzig. Auch Joghurt ist eine gute Basis für Desserts, Salatsaucen und zu manchen Reis- oder Linsengerichten. Obst ist zwar auch ein Süßlieferant, aber wenigstens ein natürlicher!

6. Kommst du tagsüber immer zum Essen oder snackst du eher?
So wie ich darf man es nicht machen! Als Ärztin sollte ich es besser wissen. Aber ein Wegweiser läuft auch nicht in die Richtung, in die er zeigt. Ich fülle jede Arbeitspause mit Espresso und Joghurt, früher Schokolade – ich snacke berufsbedingt also andauernd.

7. Welche kulinarische Sünde passiert bei euch in der Familie am ehesten? Was ist die größte Herausforderung?
Schokolade. Abends vor dem Schlafengehen ein kleines Stück – genau das Betthupferl, das man vermeiden soll. Jeder Zahnarzt empfiehlt den Kindern, direkt vor dem Schlafengehen auf Zucker zu verzichten. Wir schaffen das nicht immer, putzen danach aber wenigstens die Zähne ...

8. Welche Tiefkühl-Produkte sind bei dir und deiner Familie immer zu Hause und wieso?
Kleine Pizzen für Momente, in denen es superschnell gehen muss. Spinat für eine Lasagne. Krabben für ein Risotto. Und Erdbeeren für ein selbstgemachtes Sorbet.

9. Wie ernährt ihr eure Haustiere?
Unser Hund lässt fertiges Nassfutter oft stehen. Ich koche häufig für ihn – Reis mit Huhn oder Pute oder gemischtes Hackfleisch mit Karotten. Ohne Salz, das ist wichtig! Außerdem hat er immer eine Schale mit Wasser und eine mit Trockenfutter bereitstehen.

10. Kochst du zu Hause alleine oder ist das eine gemeinsame Aufgabe in der Familie?
Mein Mann kocht die Festessen, ich sorge für die Alltagskost. Das hat sich bewährt. Ich bin zu ungeduldig für ein kompliziertes Gericht, und mein Mann neigt dazu, den Geschmack über die Gesundheit zu stellen.

11. Welche Ernährungstrends siehst du in der Zukunft noch stärker kommen?
Man wird vom Fleisch abkommen. Das liegt auch an der CO2-Diskussion und an den Sünden, die in der Vergangenheit an Tieren begangen worden sind. Erst hat man die Hähnchen so lange mit Östrogenen gefüttert, bis männliche Konsumenten einen Busen bekamen. Dann hat man die Tiere mit Antibiotika behandelt, bis die Bakterien Resistenzen entwickelten und man sie bei Kranken nicht

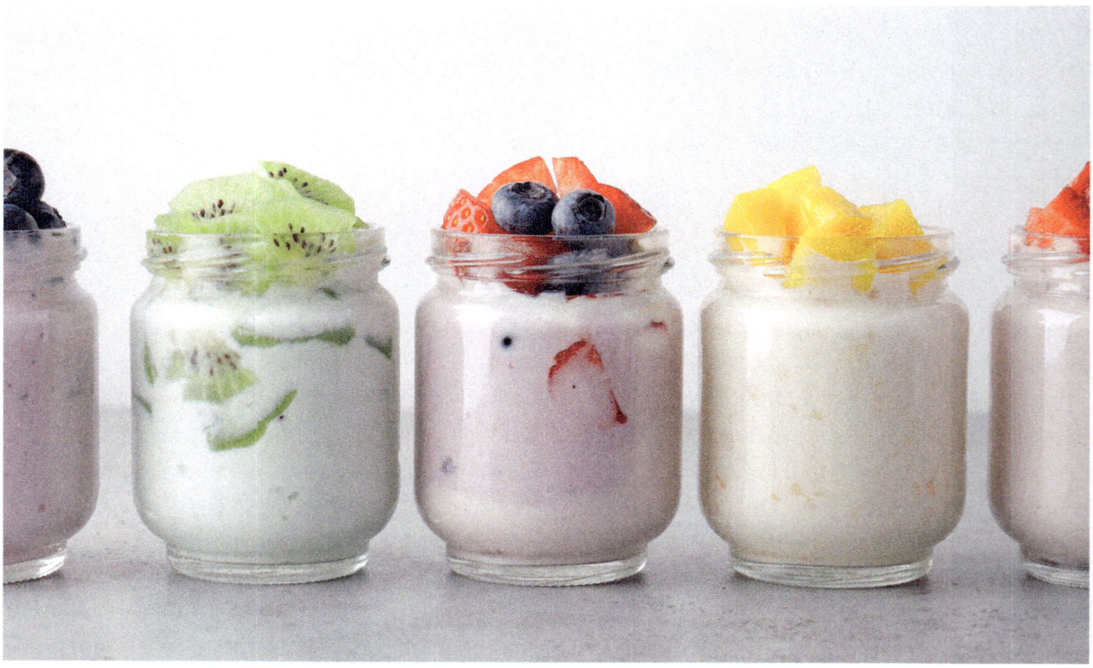

mehr einsetzen konnte. Und jetzt hat man festgestellt, dass die Rinder mit ihren Mägen zu viel CO2 produzieren.

Wenn es weniger Rinder gibt, wird auch die Milchwirtschaft zurückgehen. Das ist schade, weil Milch den Speisezettel des Menschen sehr bereichert hat. Ursprünglich war die Fähigkeit, Milchzucker zu spalten, nämlich auf Neugeborene beschränkt. Sie ging nach der Stillzeit verloren. Nur bei wenigen Menschen blieb genetisch bedingt die Fähigkeit, Milchzucker in großer Menge zu spalten, erhalten. Daraus ergab sich ein Ernährungsvorteil und eine bessere Calciumversorgung. Überall, wo Milchwirtschaft betrieben wird, ist Milchunverträglichkeit selten – „Survival of the fittest".

Kurz zusammengefasst – die Zukunft gehört den Vegetariern!

12. Was ist der größte Unterschied zwischen der Ernährung früher, als du selbst ein Kind warst, und deiner eigenen Ernährung heute?

Internationale Küche spielt eine größere Rolle. Meine Eltern sprachen, als sie auf ihrer Hochzeitsreise in Italien das erste Mal mit Pizza konfrontiert wurden, noch von „Tomatenkuchen". Mein Mann und ich kochen und essen inzwischen mediterran, indisch, japanisch, russisch und asiatisch.

13. Ist es für eine gesunde Ernährung wichtig, selbst zu kochen?

Ja! Um nur ein paar der Nachteile zu nennen: Fertiggerichte enthalten immer eine Menge Konservierungsmittel. Dafür sind sie arm an Eiweiß und Vitaminen. Vom Geschmack ganz zu schweigen!

14. Wenn du es mit unseren Leserinnen teilen magst: Gibt es eine besondere Erfahrung, wieso dir gesunde Ernährung auch persönlich wichtig ist?

Man merkt im Laufe des Lebens, dass es nicht gesund ist, sich von Fertiggerichten, Restaurantbesuchen und Kaffee zu ernähren. Mein Mann wurde immer runder und ich immer müder. Beides wurde durch die Ernährungsumstellung besser.

15. Welche 1-2 persönliche Tipps kannst du abschließend den Leserinnen und Lesern mitgeben?

1. Genieße die Vielfalt der heutigen Nahrungsmittel!

2. Mach dir klar, was dein Essen mit dir macht! So kannst du neue Essmoden besser einschätzen.

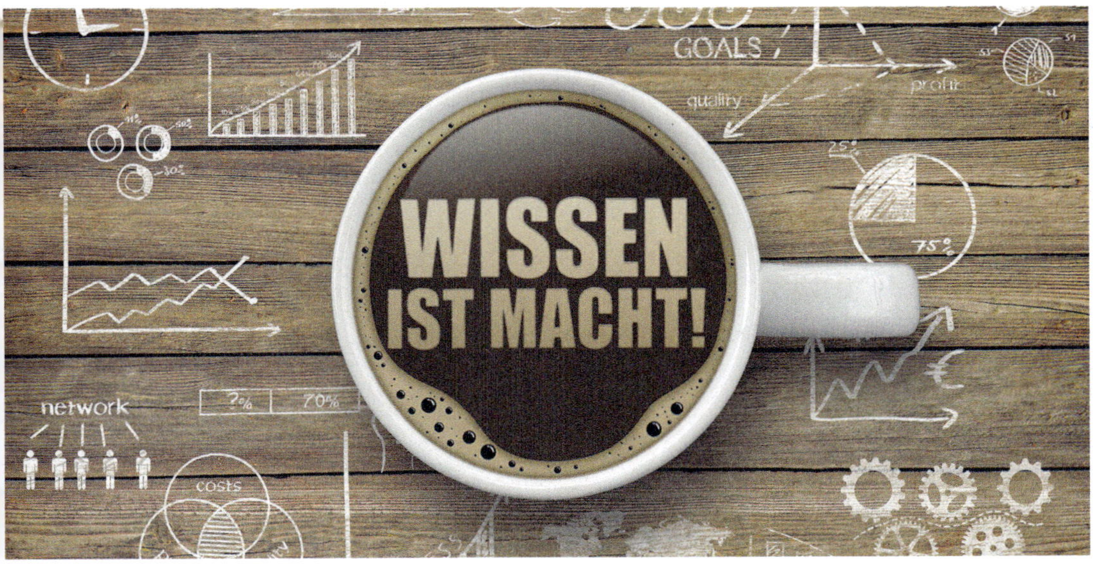

INTERVIEW MIT MICHAELA WEISS

***Michaela Weiß hat ebenfalls eine kleine Tochter,** gemeinsam mit ihrem Partner lebt die gebürtige Deutsche in Tirol. Sie ist **Dipl.-Ing. für Ernährung und Versorgungsmanagement und Yogalehrerin** und hat über 10 Jahre Berufserfahrung im In- und Ausland, ist Beitragende für einen Fastenblog und schreibt über ketogene Ernährung, Low Carb und Ayurveda.*

1. Was ist dein Lieblingsgericht und was ist das Lieblingsgericht deiner Familie?

Wir lieben Fisch! Ganz regelmäßig gibt es deshalb bei uns Seefisch oder Meerfisch. Unser Favorit ist gerade Saibling. Wir legen ihn vor dem Garen in eine Marinade aus frischen Kräutern (Rosmarin, Thymian, Oregano, Liebstöckel, Petersilie & Co wachsen bei uns auf dem Balkon), Olivenöl, Salz und Pfeffer ein. Dann schnippeln wir buntes Gemüse und Kartoffeln und legen den Fisch auf das Kräuterbeet in den Ofen.

2. Und was ist das Lieblingsgericht aus diesem Buch? Wieso?

Ich war früher oft in Asien und liebe Curry. Das Asiatische Curry mit Putenbrust, Sprossen und Limette schmeckt bei uns der ganzen Familie. Es ist schnell gemacht und angenehm scharf. Meine zweijährige Tochter klaut uns übrigens immer die Sprossen vom Teller. Für meinen Partner gibt es Vollkornreis dazu. Ich esse es aber meistens als Low-Carb-Gericht.

3. Empfiehlst du dein Lieblingsessen auch, wenn du Patientinnen, Patienten und Familie bei einer gesünderen Ernährung unterstützt?

Ein gutes Gemüsecurry kann ich fast jedem empfehlen. Außer es hat jemand einen empfindlichen Magen und kommt mit der Schärfe nicht zurecht. Und ich weise natürlich immer darauf hin, dass auch die vegetarische Variante ohne Fleisch superlecker ist.

4. Welche Lebensmittel hast du aus eurem Kühlschrank verbannt?

Light-Getränke, Salami und Fruchtjoghurt. Light-Getränke haben zwar offiziell kaum Kalorien, aber Süßstoffe sind schlecht für den Darm. Einige stehen sogar im Verdacht, krebserregend zu sein. Mein Ersatz ist ein kaltes Mineralwasser mit Zitronensaft und einigen Blättern Zitronenmelisse. Salami hat viel schlechtes Fett und gehört außerdem zu den Pökelwaren. Ich kaufe stattdessen jetzt immer lieber mageren Putenschinken.

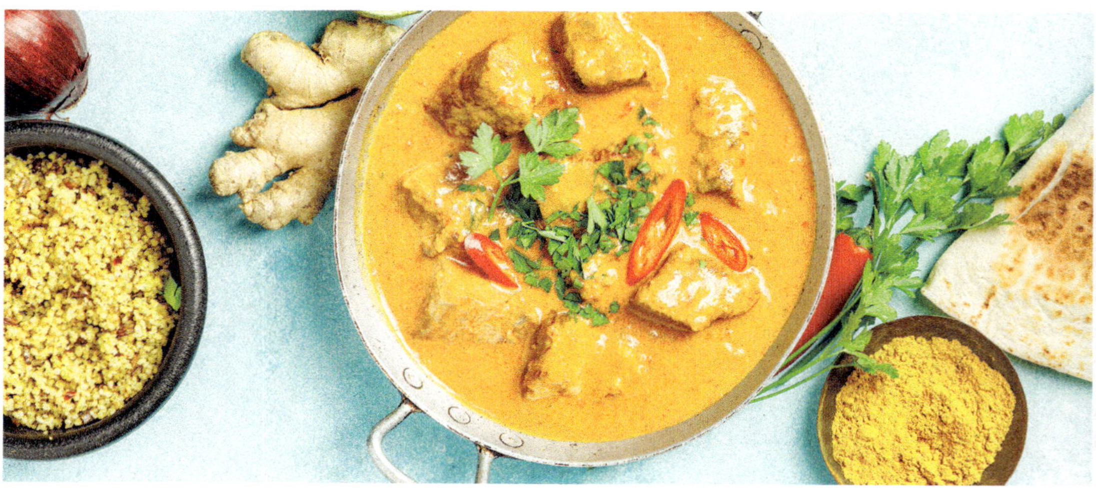

Fruchtjoghurt enthält oft viel zugesetzten Zucker. Ich ersetze ihn durch Magerquark mit Fruchtpüree oder Leinsamen.

5. Welche 3 Lebensmittel müssen bei euch unbedingt immer zu Haus sein?

Wir haben immer Tomaten als kleinen gesunden Snack, Zucchini als Nudelersatz für die Zoodles und Eier zuhause.

6. Kommst du tagsüber immer zum Essen oder snackst du eher?

Ich lasse meist das Frühstück weg und esse erst gegen Mittag eine Portion Magerquark, den ich mit Mineralwasser cremig schlage. Im Sommer gibt es frische Früchte dazu, ansonsten Leinsamen oder Kerne. Ich habe das Gefühl, dass ich während des Tages nicht mehr aufhören kann zu essen, wenn ich einmal angefangen habe. Also versuche ich, mich selbst auszutricksen. Und außerdem tut die lange Essenspause dem Körper gut, da er im Rahmen des autophagischen Prozesses abgestorbene Zellen entfernen kann.

7. Welche kulinarische Sünde passiert bei euch in der Familie am ehesten? Was ist die größte Herausforderung?

Das ist leider die Schokolade am Abend. Die Herausforderung ist es, sie beim Einkauf einfach nicht in den Wagen zu legen. Immerhin kaufe ich meistens die Zartbitterschokolade mit einem höheren Kakaoanteil und weniger Zucker.

8. Welche Tiefkühl-Produkte sind bei dir und deiner Familie immer zu Hause und wieso?

Wir haben immer ein gutes Stück Fleisch in der Tiefkühltruhe. Außerdem koche ich oft Suppen auf Vorrat. Auch tiefgekühlte Beeren oder Edamame sind eigentlich immer da.

9. Wie ernährt ihr eure Haustiere?

Wir sind ein tierfreier Haushalt und unsere Kuscheltiere leben zum Glück von Luft und der Liebe unserer kleinen Tochter.

10. Kochst du zu Hause alleine oder ist das eine gemeinsame Aufgaben in der Familie?

Diese Aufgabe teilen wir uns. Jeder hat seine Lieblingsgerichte. Die beste Tomatensauce macht definitiv mein Partner, und auch wenn es um die Marinade für Fisch geht, kann er das eindeutig besser. Dafür traut er sich nicht an die süßen Sachen ran, und für Nachtisch und Kuchen bin ich zuständig.

11. Welche Ernährungstrends siehst du in der Zukunft noch stärker kommen?

Ich glaube sehr an die die Idee der individuellen Ernährung. Denn jeder Mensch hat einen anderen Stoffwechsel. Wir wissen es alle: Es gibt Menschen, die können essen, was sie wollen, und es gibt Menschen, die nehmen zu, wenn sie die Sahnetorte nur anschauen. Es gibt verschiedene Forschergruppen auf der ganzen Welt, die an dem Thema arbeiten. Ich hoffe, dass es in Zukunft einfache Tests geben wird, die helfen, mehr über den eigenen Stoffwechsel zu erfahren, und uns allen helfen, uns gesünder und besser zu ernähren.

12. Was ist der größte Unterschied zwischen der Ernährung früher, als du selbst ein Kind warst, und deiner eigenen Ernährung heute?

Heute esse ich nicht mehr alles anstandslos alles auf. Ich versuche, die Gabel beiseitezulegen, wenn ich satt bin, und ich werde auch immer besser darin, die Reste meiner Tochter nicht aufzuessen. In meiner Familie galt früher die Devise: Der Teller muss leer sein. Zum Glück kann ich das heute selbst entscheiden.

13. Ist es für gesunde Ernährung wichtig, selbst zu kochen?

Ich denke schon! Denn das Kochen fängt schon beim Einkauf der Lebensmittel an. Wir haben zum Beispiel eine Gemüsekiste abonniert. Jeden Donnerstag kommt die Lieferung, und danach richtet sich zum Teil unser Speiseplan. Das zwingt uns geradezu, gesünder zu kochen und Neues auszuprobieren. Zugegeben musste ich am Anfang erst einmal recherchieren, was ich denn mit Schwarzwurzeln, Fenchel, Mangold oder Grünkohl alles machen kann. Das hat meinen kulinarischen Horizont sehr erweitert.

14. Wenn du es mit unseren Leserinnen teilen magst: Gibt es eine besondere Erfahrung, wieso dir gesunde Ernährung auch persönlich wichtig ist?

Während meiner Schwangerschaft wurde bei mir Gestationsdiabetes diagnostiziert. Das war im ersten Moment ein Schock. Zum Glück konnte ich den Schwangerschaftsdiabetes mit gesunder Ernährung im Zaum halten und musste kein Insulin spritzen. Nach der Schwangerschaft haben sich meine Blutzuckerwerte zum Glück wieder stabilisiert und ich halte momentan auch gut mein Normalgewicht. Trotzdem lässt mich das Thema Diabetes nicht mehr los. Zum einen, weil es eine folgenschwere Krankheit ist, die die Lebenserwartung massiv senken kann. Zum anderen, weil Menschen mit Typ 2 Diabetes so viel selbst tun können – Stichwort Ernährungsumstellung und Bewegung –, viele Betroffene das aber leider nicht selbst in die Hand nehmen.

15. Welche 1-2 persönliche Tipps kannst du abschließend den Leserinnen und Lesern mitgeben?

Wenn du deine Ernährung umstellen und gesünder leben willst, dann fange klein an. Wenn du zum Beispiel abnehmen möchtest, mache „Inventur“. Schreibe dir auf, was du den ganzen Tag über so isst und analysiere dann, wo es „Kalorieneinsparungspotenzial gibt“. Zum Beispiel:

- Ein Stück Obst am Nachmittag statt der halben Tafel Schokolade
- Statt der Flasche Cola ein spritziges Mineralwasser mit einem Stück Zitrone
- Statt der Pizza beim Italiener ein großer gemischter Salat

Sei ehrlich mit dir selbst, gestehe dir ein, wo du und deine Familie sündigst, und überlege, wie du das in Zukunft besser machen kannst!

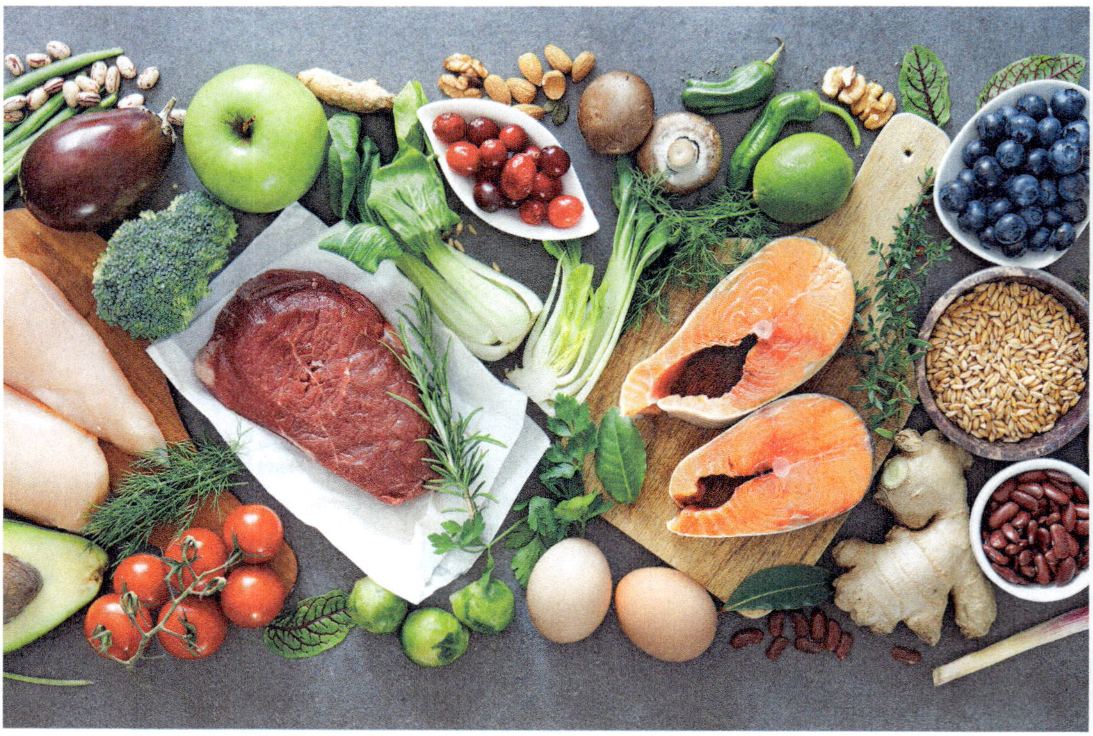

DU INTERESSIERST DICH FÜR WEITERE BÜCHER ZUM THEMA GESUNDE ERNÄHRUNG UND FAMILIE? DANN BIST DU RICHTIG BEI UNS!

WIR SUCHEN IMMER WIEDER TESTLESER FÜR VERSCHIEDENE NEUE BÜCHER. WIR LADEN GERNE TESTLESER VOR DER VERÖFFENTLICHUNG UNSERER BÜCHER EIN, UNS IHRE WÜNSCHE UND IHR FEEDBACK ZUM THEMA, INHALT UND DESIGN MITZUTEILEN.

WIR FREUEN UNS ÜBER DEIN INTERESSE UND DEINE NACHRICHT AN DER VERLAG UNTER TESTLESER@DAHEIM.IN!

WAS DU ÜBER DEINEN STOFFWECHSEL WISSEN SOLLTEST

Lass mich mit einem anschaulichen Vergleich starten: Der Körper agiert so, wie eine Weltregierung es tun sollte – er versucht Hunger, Unfällen und Krankheiten zu vermeiden. Das Immunsystem regelt wie ein Außenministerium die Kontakte zwischen Mensch und Umwelt. Es unterstützt günstige Kontakte und versucht, feindliche Bakterien, Viren, Pilze und Parasiten abzuwehren. Die Sinnesorgane melden die Risiken. Der Stoffwechsel produziert Energie. Wenn man seine Forderungen erfüllt, geht es dem Körper gut. Plötzliches Verlangen nach einem bestimmten Nahrungsmittel entsteht, wenn etwas Bestimmtes fehlt.

Wer seinen Stoffwechsel kennt und unterstützt, fühlt sich wohler und gesünder. Haut und Haare sind schöner, die Zähne gesund, die Muskulatur kräftiger und das Gewicht stimmt, passend zu den eigenen Wünschen.

PROTEINE (EIWEISSMOLEKÜLE) – MOTOR DES LEBENS

Eiweiß, auch bekannt als Protein, ist der erste der drei Makronährstoffe und lebenswichtig für den menschlichen Körper. Wir benötigen Eiweiß für den Aufbau von Muskeln und Knochen. Außerdem ist Eiweiß an vielen Prozessen im Körper beteiligt: wir benötigen es zum Beispiel für den Aufbau von Transportern, Rezeptoren und auch Erbgut. Im Blut findet sich unabhängig von der Ernährung immer dieselbe Menge an Eiweiß. In den Zellen werden Hormone aus Eiweiß hergestellt oder das Eiweiß in Kohlehydrate, Fette oder andere Eiweiße verwandelt.

Eiweiß besteht aus verschiedenen Aminosäuren. Man unterscheidet die nichtessentiellen, die der Körper selbst produzieren kann, von den essentiellen, die im Körper nicht hergestellt werden können und mit der Ernährung aufgenommen werden müssen. Deshalb sollten wir dem Körper durch eiweißreiche Ernährung genügend essentielle Aminosäuren anbieten.

Laut neueren Studien ist Eiweiß auch an der Regulation des Sättigungsgefühls beteiligt: Erst wenn du genug Eiweiß gegessen hast, wird der Körper aufhören, nach mehr Essen zu verlangen. Eiweiß macht dann auch lange satt und vermeidet rasche Heißhungerattacken, insbesondere nach dem Essen von kurzkettigen Kohlehydraten.

Bei einem Nährwert von im Durchschnitt 4 kcal pro Gramm wird eine tägliche Eiweißaufnahme von 0,8 g pro kg Körpergewicht empfohlen. Bei einer Frau mit einem Körpergewicht von 65 kg sind das beispielsweise etwa 52 g Eiweiß pro Tag. Das entspricht 250 g Magerquark und 125 g Lachs. Nicht nur bei Sportlern, sondern auch bei Kindern ist dieser Wert in unterschiedli-

Der Konsum von Eiweiß ist entscheidend für das Sättigungsgefühl und die Vermeidung von Heißhungerattacken. Eiweißreiche Kost (Quark, Hühnereiweiß, Joghurt) unterstützt den Muskelaufbau, die Stimmungsaufhellung und den Abbau von Fettpolstern. Insbesondere Nieren- und Leberkranke sollten aber mit ihrer Ärzt:in sprechen, bevor sie auf eiweißreiche Kost umstellen.

chen Phasen jedoch deutlich höher und sollte besonders stark durch gesundes Protein gedeckt werden.

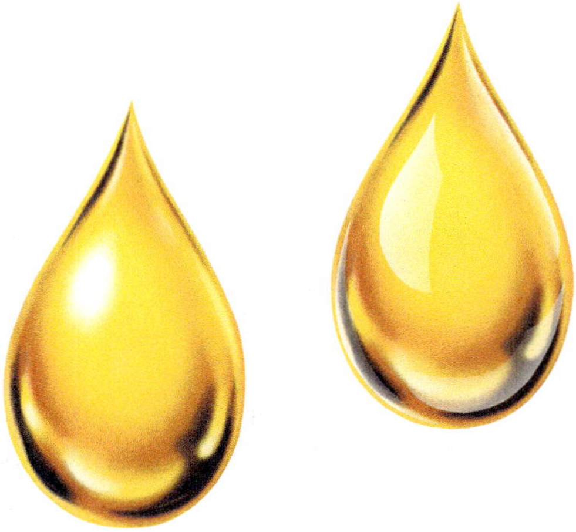

FETTE – WIE DER SPEICHER FUNKTIONIERT

Fett (Lipid) ist der zweite der drei Makronährstoffe. Fett ist ein wichtiger und unverzichtbarer Bestandteil der menschlichen Ernährung als Energiereserve, Botenstoff und Bauteil für Hormone und Zellwände. Es ist an vielen lebenswichtigen Vorgängen im menschlichen Körper beteiligt und zudem ein wichtiger Geschmacksträger, was leider die Verwendung von Fett im Überfluss und schlechter Qualität gerade in verarbeiteten Produkten oft begünstigt.

Fett besteht aus gesättigten und ungesättigten Fettsäuren, die in unterschiedlichen Mengen in Lebensmitteln vorkommen. Es gibt kaum ein Lebensmittel, welches in der Fettzusammensetzung nur gesättigte oder nur ungesättigte Fette beinhaltet. Generell sind Lebensmittel, die möglichst wenig gesättigte, aber reichlich ungesättigte Fettsäuren enthalten, zu bevorzugen. Vermeiden bzw. stark reduzieren solltest du die Transfette: Diese stehen im Verdacht, Herz-Kreislauf-Erkrankungen zu begünstigen, Entzündungsreaktionen auslösen und Gefäßablagerungen auszulösen.

Mit einem Brennwert von im Durchschnitt 9 kcal pro Gramm hat Fett einen wesentlich höheren Brennwert als Eiweiß oder Kohlenhydrate.

Lipide sind essentielle Bestandteile einer jeden lebenden Zelle. Sie bilden 40 % unseres Nervensystems. Die restlichen 60 % sind Organfett und die unbeliebten Fettdepots für Hungerzeiten. Die im Hungerzustand einsetzende Energiegewinnung durch Fettsäureabbau geht nicht ohne Verluste ab. Ihr Wirkungsgrad beträgt nur um die 40 %. In längeren Hungerzeiten verliert man deshalb viel Gewicht.

Deshalb „bunkert" der Körper so viel Energie wie möglich – und dagegen kämpft das Schlankheitsideal in den „fetten Zeiten" an. Früher war es ein Glück, wenn man „Fett ansetzte". Menschen mit bestimmten genetischen Merkmalen lebten länger, und deshalb setzten sich diese Gene in der Evolution durch. Denn die Jäger und Sammler der Stein-, Eisen- und Kupferzeit mussten aufgrund ihrer begrenzten Konservierungsmöglichkeiten lange Hungerzeiten und große Fressorgien überstehen können. Der Körper überwacht wie ein Buchhalter seine Energiebilanz. Deswegen bekommen wir Heißhunger, wenn wir zu lange nichts essen – für die Jäger und Sammler war es der deutliche Hinweis des Körpers, auf Nahrungssuche zu gehen.

Wer übermäßige und ungesunde Fette einspart, sorgt für einen schlanken Körper ohne überflüssige Fettdepots und reduziert damit sein Krebsrisiko.

UNGESÄTTIGTE FETTSÄUREN - WARUM EIGENTLICH UND WAS BEDEUTET DAS OMEGA?

Essentielle Fettsäuren müssen dem Körper von außen zugeführt werden. Deshalb wäre es falsch, über längere Zeit komplett auf Fett zu verzichten – das führt zu schuppiger Haut und

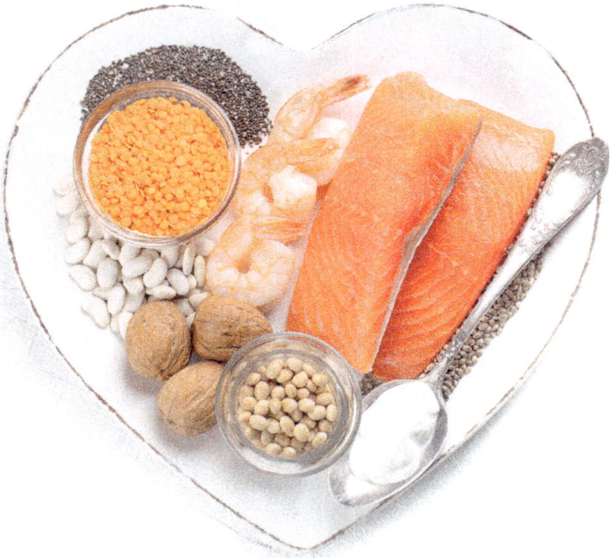

schlimmstenfalls zu Wachstumsstillstand und Störungen der Fruchtbarkeit.

„Ungesättigt" sind Fettsäuren dann, wenn chemisch Doppelbindungen vorliegen. Eine einfach ungesättigte Fettsäure ist zum Beispiel die Ölsäure.

Hochungesättigte Fettsäuren sollen den Cholesterinspiegel senken. Damit wird das sogenannte metabolische Syndrom bekämpft (Herzinfarkte, Bluthochdruck, Diabetes und ihre Folgen mit Schäden der Niere und der Augen).

Und was hat es mit dem Omega auf sich? Bei Omega-n-Fettsäuren gibt n die Position der ersten Doppelbindung der Fettsäure an, gezählt vom Omega-Ende. Das gegenüberliegende Ende ist eine sogenannte Carboxygruppe. Diese Zählweise ist zwar kompliziert, hat sich aber bewährt.

Omega-3-Fettsäuren sind also bestimmte ungesättigte Fettsäuren. In USA wurde der tägliche Bedarf mit 100 - 600 mg beziffert, in Europa einigte man sich bei der Europäischen Behörde für Lebensmittelsicherheit auf 250 mg.

Omega-6-Fettsäuren sind andere ungesättigte Fettsäuren. Sie sollen die günstigen Wirkungen der Omega-3-Säuren nicht haben.

KOHLENHYDRATE – VIELFÄLTIG UND INTERESSANT

Kohlenhydrate sind der dritte und letzte der Makronährstoffe. Kohlenhydrate sind aus unserer Ernährung nicht wegzudenken, obwohl sie im Gegensatz zu Fett und Eiweiß nicht lebensnotwendig sind. Wenn der Körper keine Kohlenhydrate bekommt, stellt sich der Stoffwechsel automatisch auf Ketose um und es werden Eiweiß und Fett zur Energiegewinnung herangezogen. Man spricht dabei von einer ketogenen Ernährung. In einer abwechslungsreichen und ausgewogenen Ernährung sind Kohlenhydrate aber ein wichtiger Pfeiler und mit im Durchschnitt 4 kcal pro Gramm ein wichtiger Energielieferant.

Pflanzen synthetisieren Kohlenhydrate selbst aus Licht – das ist die sogenannte Photosynthese. Das können wir Menschen leider nicht. Es würde das CO2-Problem lösen, denn Pflanzen erzeugen auf diesem Wege O2.

Kohlenhydrate bestehen aus unterschiedlichen Zuckermolekülen und werden nach deren Anzahl kategorisiert. Die kurzkettigen Einfachzucker (Monosaccharide) bestehen nur aus einem einzigen Zuckermolekül, zum Beispiel Traubenzucker (Glucose) oder Fruchtzucker (Fructose). Sie sind am schnellsten verdaut. Dabei bewirken sie ein rasches, aber kurzes

Wer ungesättigte Fettsäuren bevorzugt, senkt sein Herzinfarktrisiko, bekommt seltener Diabetes und sorgt für gute Laune. Ungesättigte Fettsäuren sind überwiegend in pflanzlichen Nahrungsmitteln wie Nüssen und Samen, Pflanzenölen und Ölfrüchten (z. B. Oliven), Nüssen und Samen sowie in fettem Fisch (z. B. Lachs, Hering und Makrele) enthalten.

Achtung: Starker Konsum von kurzkettigen Kohlenhydraten ist meist verantwortlich für deine Heißhungerattacken! Das Einsparen von Kohlehydraten und Zucker (Kuchen, süße Limonade, süße Säfte, Cocktails) führt außerdem zum Abbau von Fettdepots und entlastet die Bauchspeicheldrüse. Wer an der Volkskrankheit „Zucker" (Diabetes) leidet, nimmt Gewicht ab und verbessert sein Blutzuckertagesprofil. Viele Krebserkrankungen sind bei schlanken Menschen seltener.

Energie-Hoch, gefolgt von der nächsten Hungerattacke

Die Zweifachfachzucker (Disaccharide) bestehen aus zwei Zuckermolekülen und umfassen zum Beispiel Milchzucker (Laktose) oder Haushaltszucker (Saccharose). Die Mehrfach- oder Vielfachzucker (Oligosaccharide oder Polysaccharide) bestehen aus mehr als zwei Zuckermolekülen. Dazu zählen zum Beispiel Ballaststoffe, Glykogen, Maltodextrin und vor allem Stärke.

Die meisten Kohlenhydrate in unserer Ernährung sind Mehrfachzucker, die zuerst zerlegt und in Energie umgewandelt oder in der Leber als Glykogen gespeichert werden. Im Rahmen der sogenannten „Gluconeogenese" (Neubildung von Zucker) kann aus Glykogen wieder Glucose entstehen. Im Rahmen der sogenannte „Glykolyse" (Zuckerspaltung) wird ATP (Adenosintriphosphat) frei – das Hauptenergiemolekül unseres Körpers. Ein Adenosintriphosphat-Molekül hat übrigens 7 kcal. Je länger die Kohlenhydratketten sind, desto mehr Zucker werden bei der Verdauung aufgespalten. Dafür benötigt der Körper mehr Zeit, und der Zucker- und Insulinspiegel steigt langsamer an. Langkettige Kohlenhydrate sind nicht so süß, machen aber lange satt.

Was passiert mit überschüssigen Kohlenhydraten? Der Körper „bunkert" sie – in Form von Glykogen in Leber und Muskeln. Glykogen kann bis zu 10 Prozent unseres Körpergewichts ausmachen. Bei Hunger sinken diese „Vorräte" bis auf minimal 0,1 Prozent unseres Körpergewichts ab.

BALLASTSTOFFE – TRAINING FÜR DIE DARMMUSKULATUR

Ballaststoffe sind langkettige Kohlenhydrate. Es handelt sich dabei um weitgehend unverdauliche Nahrungsbestandteile aus pflanzlichen Lebensmitteln. Sie regen zum Kauen an und steigern das Sättigungsgefühl. Auch der Blutzuckerspiegel wird stabilisiert.

Ballaststoffe kann der Darm nicht vollständig aufspalten. Sie regen aber die Verdauung an und beugen damit einer Verstopfung vor – vorausgesetzt, du trinkst genug. Ballaststoffe werden über den Stuhlgang ausgeschieden, ohne dass sie wesentlich zur Energiebilanz des Körpers beigetragen haben. Neben weiteren positiven Eigenschaften senken sie das Risiko entzündlicher Krankheiten. Wenn du auf eine ausgewogene Ernährung mit viel Obst und Gemüse Wert legst, sind Ballaststoff somit ein wichtiger Bestandteil deiner Ernährung.

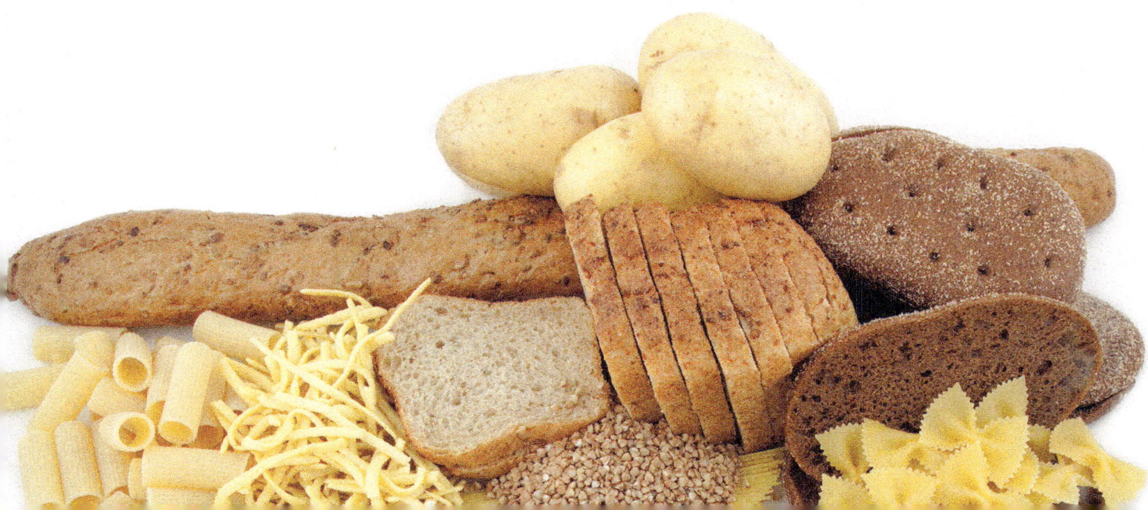

Übrigens kann der Konsum von Ballaststoffen und das damit verbundene „Training des Darms" eine Alterserkrankung des Menschen, die sogenannte Divertikelkrankheit vermeiden oder lindern. Ballaststoffreiche Kost macht auch satt. Deswegen haben wir in diesem Kochbuch besonders ballaststoffreiche Gerichte extra gekennzeichnet.

VITAMINE – WIR SIND KEINE SELBSTVERSORGER

Vitamine sind organische Verbindungen, die der menschliche Körper nicht selbst produzieren kann und die er nicht als Energieträger nutzt, sondern für andere lebenswichtige Funktionen. Ascorbinsäure (Vitamin C) können wir zum Beispiel nicht selbst herstellen, weil uns ein Enzym fehlt, über das viele Tierarten verfügen. Vitamin C ist ein Radikalfänger und schützt uns vor Infektionen. Vitamin A beeinflusst unsere Sehkraft, Vitamin D sorgt für die Stabilität unserer Knochen, Vitamin E wird im Immunsystem gebraucht und Vitamin K sorgt für eine funktionierende Blutgerinnung. Auch die B-Vitamine sind überall im Stoffwechsel unentbehrlich.

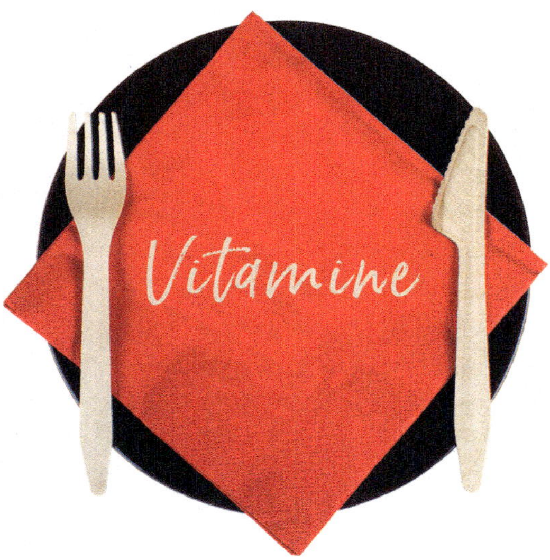

MINERALSTOFFE – LEBENSNOTWENDIGE NÄHRSTOFFE

Mineralstoffe sind lebensnotwendige Nährstoffe, die im Körper selbst nicht gebildet werden können und zugeführt werden müssen. Dabei erfüllen sie wichtige Funktionen wie die Aufrechterhaltung des Energie- und Zellstoffwechsels.

Dabei unterscheidet man Spurenelemente, die als Bestandteil unserer Enzyme und Hormone unverzichtbar sind. Eisen, Jod, Zink, Selen, Fluorid und Mangan sind in einer gesunden Mischkost reichlich vorhanden.

Mengenelemente sind im Gegensatz dazu im Körper in relativ großen Mengen vorhanden. Dazu gehören Kalzium, Natrium, Kalium, Phosphor und Magnesium.

WASSER – IST LEBEN UND WARUM WIR TROTZDEM KEIN MEERWASSER TRINKEN KÖNNEN

Manche Lebewesen können ohne Licht oder Sauerstoff existieren, aber ohne das Lösungsmittel Wasser hält es niemand aus. Die Zelle braucht Wasser, und zwischen den Zellen braucht es auch Wasser. Dabei findet ein ständiger Austausch statt.

Stark vereinfach dargestellt wird dabei der Wassergehalt der Zellen letztlich durch den Salzgehalt des Körpers gesteuert. Das Wasser folgt dem Salz. Bei Salzverlust befindet sich zu wenig Salz außerhalb der Zelle und das Wasser wandert nach außen. Die Zellen schrumpfen und werden krank.

Bei Wasserüberschuss blähen sich die Zelle und der Raum zwischen den Zellen auf. Irgendwann platzt die Zelle. Ist hingegen zu viel Salz da, wird die Zelle kleiner und krank.

Meerwasser ist salzreich. Wenn man es trinkt, wird das Salz über den Darm aufgenommen

Wer Salz in der Nahrung reduziert, ist nicht nur als Leberkranker besser dran. Übermäßig salzige Kost führt zu Blutdrucksteigerung und macht höllischen Durst. Wasser ist wichtig – trinke 1,5 - 2 l Wasser oder ungesüßten Tee am Tag, bei heißem Wetter oder körperlicher Aktivität natürlich mehr. Die tatsächliche notwendige Menge ist zwar deutlich größer, wird aber durch das Wasser in Obst, Gemüse und anderen Lebensmitteln ergänzt.

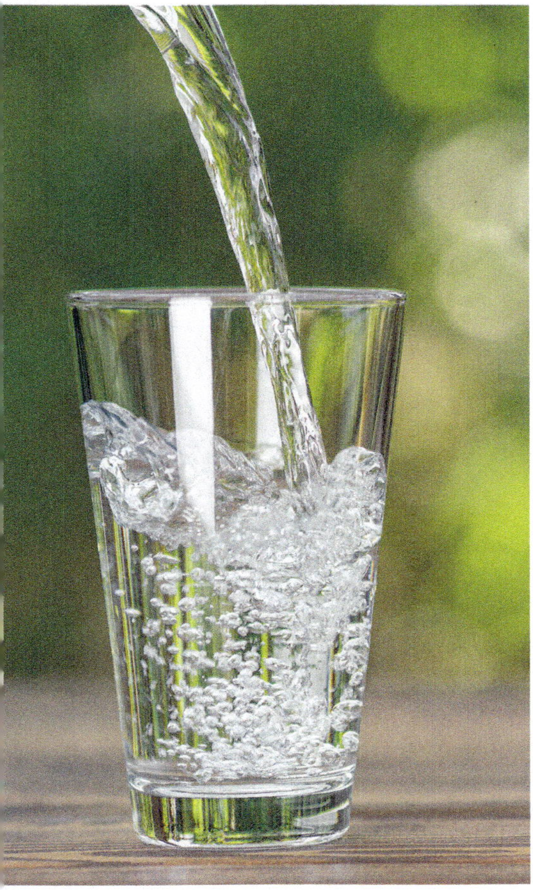

und gelangt ins Blut. Von dort zieht es das Wasser aus den Zellen. Sie schrumpfen und werden geschädigt. Der Raum zwischen den Zellen wächst und wächst, aber der Wasserhaushalt kommt immer mehr durcheinander, weil das Wasser seiner Funktion gar nicht nachkommen kann. Der Durst wird immer schlimmer, die Zellen immer kleiner und der Teufelskreis bleibt in Gang.

KALIUM – WAS MACHT ES IM KÖRPER?

Kalium spielt eine große Rolle für die Funktion der Muskeln. Einen Kaliummangel oder -überschuss spürt man deshalb vor allem am Herzmuskel. Zu viel Kalium führt zu künstlich sehr langsamem, unregelmäßigem Herzschlag, zu wenig Kalium zu schnellen Herzrhythmusstörungen. Aber das ist kein Grund zur Sorge – bei Gesunden regelt der Körper den Kaliumspiegel unter Mithilfe verschiedener Organe (Darm, Niere) selbst. Nur bei Leber- und vor allem bei Nierenerkrankungen oder bei Einnahme harntreibender Medikamente kann es sinnvoll sein, den Kaliumspiegel im Blut regelmäßig zu kontrollieren und zu steuern. Kaliumreiche oder kaliumarme Kost ist dabei nur ein Werkzeug von vielen. Kaliumreich sind zum Beispiel Bananen, aber auch Nüsse, Gemüse, Kartoffeln und Vollkornprodukte, kaliumarm hingegen polierter Reis, Teigwaren, Öle, Zucker und Weißmehl.

CALCIUM UND MAGNESIUM – WOFÜR EIGENTLICH?

Ein Mangel an Magnesium kann reizbar und traurig machen und Muskelzittern, Krämpfe und Gefühlsstörungen auslösen. Zuviel Magnesium macht müde und schwach. So lange die Nieren gesund sind, gibt es aber in der Regel keine Störungen des Magnesiumspiegels. Magnesiumreich sind z. B. Weizenkleie und Kürbiskerne. Gemüse, Salat und Obst sind magnesiumarm.

Wenn du nieren- oder leberkrank bist oder wenn du harntreibende Medikamente einnehmen musst, solltest du unbedingt mit deinem Arzt sprechen, bevor du den Kaliumgehalt deiner Ernährung steigern. Zu viel oder zu wenig Kalium kann lebensgefährliche Herzrhythmusstörungen auslösen. Wenn du gesund bist, brauchst du auf Kalium nicht zu achten.

Wer zu Muskelkrämpfen neigt, kann sich mit Calcium und Magnesium helfen. Wer calciumreich isst und in Maßen sonnenbadet, sorgt für gesunde Knochen.

Calciumüberschuss führt zu einer gesteigerten Urinausscheidung, Herzrhythmusstörungen, Muskelschwäche und Nierenschäden. Calciumreich sind die meisten Milchprodukte und bestimmte Gemüse- und Obstsorten (Brombeeren, Wirsing, Rhabarber, Kohlrabi, grüne Bohnen, Broccoli, Walnüsse, Kichererbsen, Petersilie, getrocknete Feigen, Mohn und Spinat).

Zusammen mit Vitamin D ist Calcium wertvoll für die Knochen. Deshalb sollte man im Winter in die Sonne und im Sommer nach draußen gehen – auch wenn man sich im Schatten besser gegen Hautkrebs schützt. Wirksames Vitamin D entsteht in der Haut durch natürliches Licht. Wer sich zu wenig Calcium zuführt, dessen Knochen können brüchig werden.

Bei einigen Krankheiten muss man aber Calcium einsparen. Da aber in vielen Lebensmitteln Calcium enthalten ist, ist es gar nicht so einfach, gleichzeitig ausgewogen und calciumarm zu essen. Helfen kann man sich mit den sogenannten Calciumräubern – das sind phosphathaltige Nahrungsmittel. Phosphat bindet dann Calcium im Darm, sodass es nicht aufgenommen werden kann. Phosphatreich sind Fertiggerichte, Fast Food, Fleisch und Wurst.

ALKOHOL – DER FEIND NR. 1?

Gelegentlich schmeckt ein Gläschen Wein zum Essen. Oder ein Bier zur Brotzeit, ein Cocktail im Sommer, ein Jägertee im Winter. Aber am besten fährt man, wenn man den Alkohol auf den Platz verweist, auf den er eigentlich gehört.

Alkohol ist ein Zell- und Nervengift, das einen berauscht. C2H5OH wird zum Teil schon im Magen neutralisiert, aber es gelangt noch genug ins Blut. Die Leber muss versuchen, den

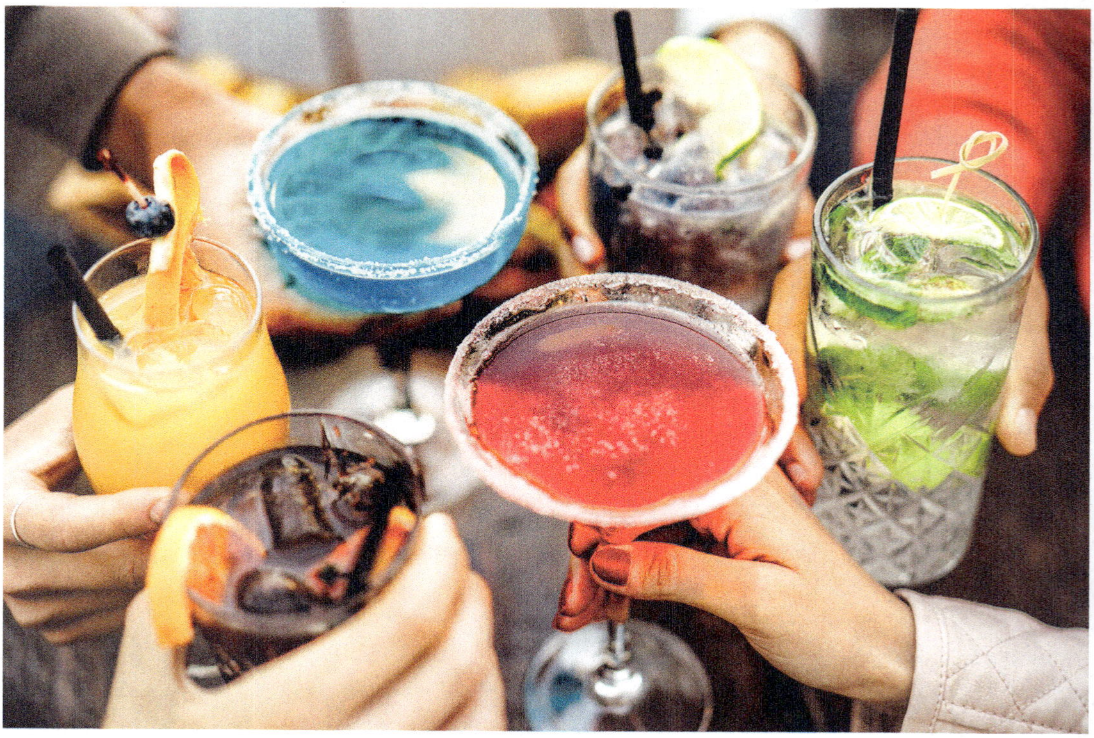

Eine Frau sollte am Tag maximal ein Glas Wein oder Bier trinken, ein Mann maximal zwei. Alkohol in großen Mengen ist, so hart es klingt, ein Zell- und Nervengift, das man in Grenzen genießen sollte. Alkohol berauscht, schadet Magen, Bauchspeicheldrüse und Leber, erzeugt Krebs und macht dumm. Ohne Alkohol schläfst du auch besser!

Alkohol abzubauen, ohne selbst Schaden zu nehmen – was ihr nicht immer gelingt!

Die sicher unschädliche Alkoholmenge gibt es nicht. Eine Frau sollte am Tag maximal ein Glas Wein oder Bier trinken, ein Mann maximal zwei. Wird Alkohol abends genossen, kann man zunächst prima einschlafen. Aber man wacht schnell wieder auf, und dann fällt das Wiedereinschlafen schwer.

Alkohol in größeren Mengen führt zu Magenschmerzen, Entzündungen der Bauchspeicheldrüse, Leber- und Nervenschäden. Viele Krebsarten treten bei hohem Alkoholkonsum öfter auf.

WIESO UNTERSTÜTZT GESÜNDERE ERNÄHRUNG DAS OPTIMALE KÖRPERGEWICHT?

Auch wenn es manchmal kompliziert wird – man weiß schon sehr viel über den Einfluss der Ernährung auf die Gesundheit. Wenn man sich auf die molekulare Ebene begibt, gibt es aber eine große Vielfalt von Reaktionen im Körper. Die Leber ist der Chef im Stoffwechsel. Galle, Bauchspeicheldrüse, Magen und Dünndarm produzieren die Verdauungssäfte, der Dickdarm spart Wasser und spielt Müllabfuhr, und die Niere beschäftigt sich mit dem Abwasser.

Alle diese Prozesse lassen sich auf die molekulare Ebene verfolgen, und so ist und wird es immer einfacher werden, individualisiert Nährstoffe für jeden einzelnen herzustellen und sie gefällig verpackt abzuliefern. Das liegt noch in weiter Ferne, und es wird sich auch die Frage stellen, ob wir das überhaupt wollen werden – nichts Frisches mehr, alles bloß künstlich produziert.

Heute ist es sowieso noch nicht so weit, und der Mensch von heute kann gar nicht alle Regeln befolgen. Es stehen zwar wirklich viele Inhaltsstoffe auf den Packungen, aber ein tägliches Menü, dessen Bestandteile genau denen der Empfehlungen der Ernährungsgesellschaften entspricht, beschäftigt den Kopf den ganzen Tag, den Verdauungsapparat gar nicht, und der Geschmack wird Beschwerden einreichen.

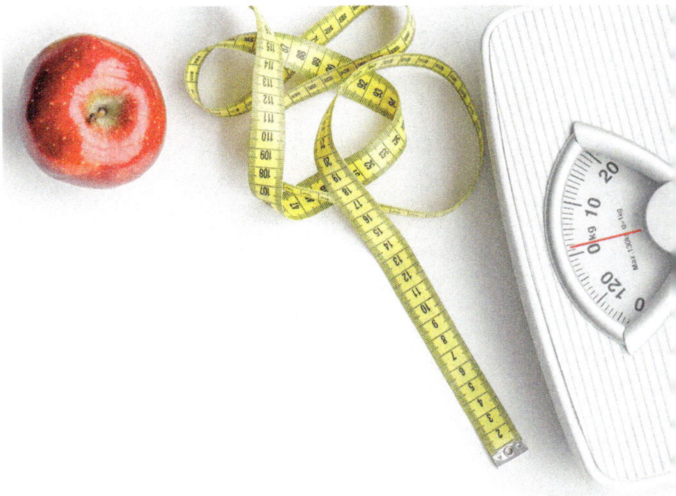

Iss vielfältig, ausgewogen und schmackhaft. Viele gesunde Gerichte sind leicht zu kochen. Sie enthalten meistens nicht zu viel Salz, mehr richtige Fette als falsche und sind eher zuckerreduziert. Iss langsam, genieße dein Menü und bedenke, dass das Sättigungsgefühl erst nach 20 Minuten einsetzt.

GLOSSAR DER GESUNDEN ERNÄHRUNG

Wenn du kenntnisreich und kritisch durch die Welt gehst, macht Kochen und Essen leichter Freude. Das gesunde Kochen wird einfacher, die Ernährung ausgewogener, vielfältiger und doch so lecker, und das Wörtchen „Nein" wird nur mehr einen untergeordneten Platz haben. Gerade bei gesunder Ernährung bedeutet Wissen auch vollen Geschmack für dich und deine Familie!

Manchmal besteht eine empfohlene Ernährung oder Diät aus zahlreichen Verboten, Geboten und Regeln. Viele Regeln verderben nicht nur den Spaß, oft sind diese Regeln nicht einmal klar, da sich selbst die Wissenschaft uneinig ist.

Wusstest du zum Beispiel, dass Spinat in Wirklichkeit gar nicht viel Eisen enthält? Ein einziger Tippfehler in den Messergebnissen hat ganze Generationen in ihrer Ernährung beeinflusst. Und die in bester Absicht die Kinder mit Spinat im Übermaß beglückt und so manchem Kind leider den Genuss von Spinat auf Dauer verdorben. Was wäre aus Popeye ohne diesen Messfehler geworden?

Ernährung kann und muss unbedingt auch Spaß machen und ein Genuss sein. Das eigene Wissen erleichtert es dir, dass du dich mit deiner Familie, ausgewogen und gesund ernährst, ohne in einem Meer an Verboten, Geboten und Regeln unterzugehen. Was also ist dran an so manchen Schlagwörtern, die du tagaus und tagein liest und hörst? Lasse uns gemeinsam hinter die Fassade schauen und ein paar wichtige Begriffe aus dem Bereich der (gesunden) Ernährung kennenlernen.

KALORIE (KCAL) – VERALTET, GEHASST UND DOCH UNENTBEHRLICH

Jeder kennt die Kalorie. Damit wird die Energie gemessen, die man dem Körper zuführt. Eigentlich ist diese Maßeinheit veraltet, aber weil sie jeder kennt, werden die Nährwerte unserer Lebensmittel auch heute noch sowohl in der gebräuchlichen Einheit Kilojoule als auch in Kalorien angegeben.

1948 wurde die Kalorie in Deutschland abgeschafft und durch die internationale SI-Einheit Joule ersetzt. Die EU brachte die Kalorie zurück. Laut Lebensmittelinformationsverord-

Kalorienbedarf in kcal für einen durchschnittlichen Mann pro Tag:

- *Unter 30 Minuten Bewegung am Tag: ca. 2100-2500*
- *30 bis 60 Minuten körperliche Aktivität: ca. 2500-2700*
- *Mehr als eine Stunde Bewegung: ca. 3000-3500*

Kalorienbedarf in kcal für eine durchschnittliche Frau pro Tag:

- *Weniger als 30 Minuten Bewegung am Tag: ca. 1800-2000*
- *30 bis 60 Minuten körperliche Aktivität: ca. 2000-2200*
- *Mehr als eine Stunde Bewegung: ca. 2400-2800*

Du solltest idealerweise deinen eigenen Kalorienbedarf und den Kalorienbedarf der Familie kennen. Du kannst diesen selbst näherungsweise bestimmen. Dafür gibt es verschiedene Online-Rechner für deine eigene Berechnung, oder du sprichst mit deiner Ärztin oder Ernährungsberaterin.

nung muss im neuen Jahrtausend auf jeder Packung die Zahl der Kilokalorien in Klammern hinter der Zahl der Kilojoule angegeben sein.

Kalorien werden auch genutzt, um den Grundumsatz zu berechnen. Das ist die Menge an Kalorien, die unser Körper benötigt, um sich selbst zu erhalten, abhängig von Geschlecht, Größe, Gewicht und Alter. Zu dem sich ergebenden Grundumsatz wird das Ausmaß an Bewegung während des Tages, der Leistungsumsatz, gezählt.

BODY MASS INDEX (BMI) – NEU, NICHT PERFEKT UND DOCH WICHTIG

Deinen BMI kannst du mit der Formel „Körpergewicht in Kilogramm geteilt durch Größe in Metern zum Quadrat" ausrechnen. Das Ergebnis ist die gebräuchlichste Maßzahl zur Beurteilung von Unter-, Normal- oder Übergewicht. Alter und Geschlecht spielen bei der Interpretation des BMI eine große Rolle. Er ist ohne weitere Analyse nur bedingt aussagekräftig, da er nichts über die Körperzusammensetzung der Person aussagt. Laut Weltgesundheitsorganisation gelten Werte über 30 als Adipositas, über 25 als Übergewicht und unter 18,5 als Untergewicht. Normalgewicht liegt demnach bei einem BMI zwischen 18,5 und 24,9 vor.

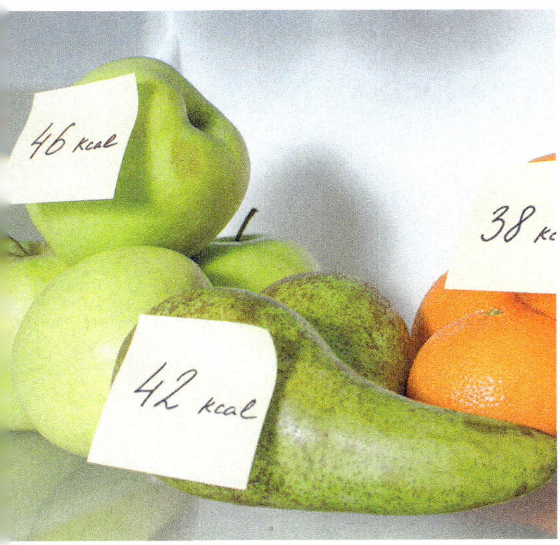

Trotz der angeführten Schwächen ist der BMI bis heute die am meisten genutzte Maßzahl zur Beurteilung des Gewichts. Auch wir empfehlen, den BMI zu berücksichtigen, ihn aber zum Beispiel auch mit der Kennzahl für den Taillenumfang zu verbinden.

TAILLENUMFANG – DIE ERGÄNZUNG ZUM BMI

Seit der Erfindung des BMI wurden zahlreiche andere Kennzahlen neu erfunden, berechnet und wieder abgewandelt. Viele dieser Kennzahlen haben aber gemeinsam, dass sie wesentlich auf den Taillenumfang achten.

Die Deutsche Gesellschaft für Ernährung (DGE) empfiehlt dabei die direkte Messung des Taillenumfangs als einfaches Maß zur Beurteilung des Risikos für Stoffwechsel- und Herz-Kreislauf-Komplikationen. Insbesondere, wenn dein BMI über 25 liegt, solltest du auf folgende Grenzwerte achten:

TAILLENUMFANG	ERHÖHTES RISIKO	DEUTLICH ERHÖHTES RISIKO
Männer	*> 94 cm*	*> 102 cm*
Frauen	*> 80 cm*	*> 88 cm*

BMI und Taillenumfang inklusive der angegebenen Werte dienen nur zur groben Einschätzung deiner gesundheitlichen Risiken. Nur deine Ärztin kann verlässliche Aussagen zur Gefährdung deiner Gesundheit treffen und dabei auch andere Faktoren mitberücksichtigen.

SUPERFOOD – FLUCH UND SEGEN

Der Begriff „Superfood" ist nicht eindeutig definiert. Das Marketing verwendet den Begriff sehr gerne vielseitig, um Lebensmitteln vorteilhafte Eigenschaften zuzuschreiben. Mal sind es Chia-Samen, dann wieder die Avocado oder auch die heimischen Blaubeeren. Auch Grünkohl, den man früher gar nicht mochte, ist zum neuen Superfood avanciert und schmeckt einem doch gleich viel besser. Ist also Superfood Segen oder Fluch?

Wir raten dir, nicht in die Falle zu tappen. Lege nicht jedes Produkt, das als Superfood beworben wird, gleich in den Einkaufskorb. Oft sind damit vor allem höhere Preise verbunden als für das gleiche Produkt bei den regulären Gemüse- und Obstsorten. Manchmal basiert die Bezeichnung Superfood auch nicht einmal auf wissenschaftlich erwiesenen Zusammenhängen.

Manchmal finden traditionelle und gesunde Lebensmittel aber erst im neuen Mantel der Bezeichnung als Superfood Einzug in die Ernährung. Grünkohl als Superfood wird gerne gegessen? Dann bringst du weiterhin das sogenannte Superfood auf die Teller deiner Familie!

LAKTOSE – ANPASSUNG AN DIE MILCHWIRTSCHAFT

Laktose oder Milchzucker wird nicht von allen Menschen gut vertragen. Die sogenannte Laktoseintoleranz betrifft in Asien und Afrika fast 90 % der Bevölkerung. In Europa sind dagegen nur 15 % vom Mangel des Enzymes Laktase im Darm betroffen und leiden dann oft an Blähungen und Bauchschmerzen, unter Übelkeit bis hin zu Erbrechen oder unter Kopfschmerzen und allgemeinem Unwohlsein. Der Grund für die regionalen Unterschiede in der Verträglichkeit von Laktose dürfte eine Genmutation sein.

Bei einer Laktoseintoleranz müssen Betroffene ihre Ernährung auf mittlerweile weit verbreitete laktosefreie Milchprodukte umstellen oder Laktasetabletten aus der Apotheke einnehmen. Diese ersetzen das fehlende Enzym im Körper und spalten die Laktose in die leichter verträgliche Glucose und Galactose auf.

GLUTEN – EIN FEHLER DER MENSCHHEIT

Die Klebereiweiße von bestimmten Getreiden wie Weizen, Gerste, Roggen oder Hafer nennt man Gluten. Gluten verursachen bei manchen Menschen eine chronische Darmentzündung namens Zöliakie. Bei einer Zöliakie können die entzündeten Darmzotten die Nährstoffe aus der Nahrung nicht mehr richtig aufnehmen.
In der Folge kann es zu einer Malabsorption, d.h., zu einer Unterversorgung mit Nährstoffen kommen. Durch eine lebenslange Ernährung ohne Gluten lässt sich die Erkrankung vollständig heilen. Heute gibt es zum Glück von Nudeln über Brot bis hin zu Süßigkeiten viele glutenfreie Produkte. Wer eine Glutenunverträglichkeit hat, der sollte außerdem besonders auf Mais, Reis und Buchweizen setzen.

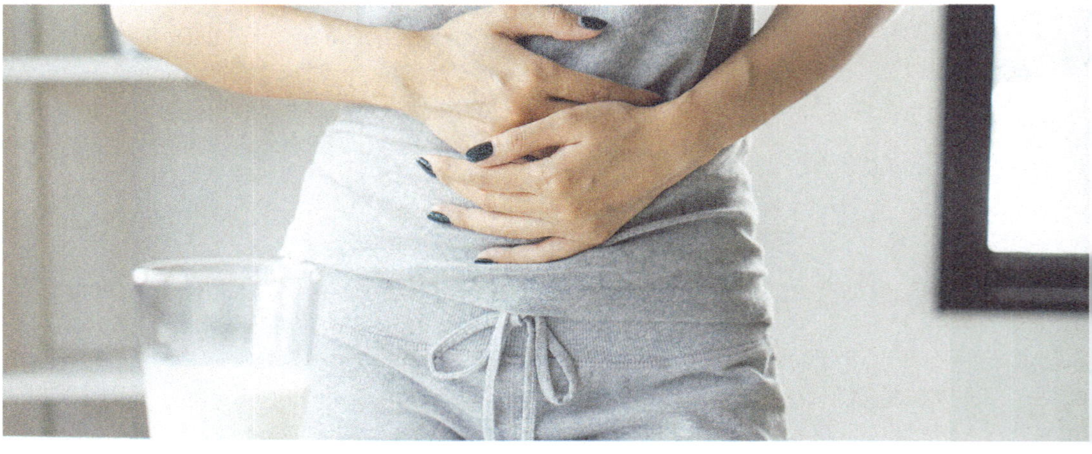

HISTAMIN – IN DER ABWEHR AKTIV

Histamin ist ein Eiweißstoff, der vom Körper gebildet und bei der Immunreaktion freigesetzt wird und auch mit der Nahrung aufgenommen wird. Bei einer Histaminintoleranz kann der Körper Histamin nicht abbauen. Ein Überschuss im Organismus entsteht und löst Beschwerden aus. Besonders lange gereifte Produkte wie Rotwein und Hartkäse, aber auch Erdbeeren, Käse, Tomaten, Bananen und Schokolade können dies verursachen. Häufige Reaktionen sind Kopfschmerzen, Hautreaktionen und Schwellungen, Müdigkeit oder auch Herzrhythmusstörungen.

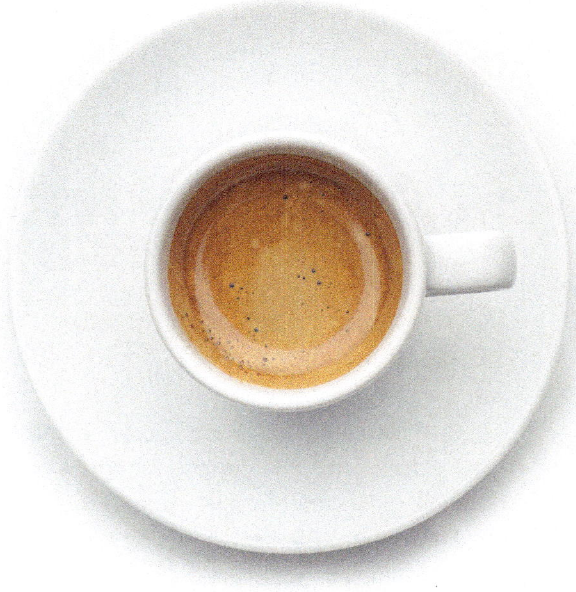

BITTERSTOFFE – SCHMACKHAFT UND NÖTIG

Bitterstoffe machen entgegen manchem Vorurteil Gerichte oft schmackhaft und sind gut für die Verdauung. Der bittere Geschmack hindert Gifte und Schlacken daran, sich im Körper abzusetzen und stärkt so das Immunsystem. Gleichzeitig regen Bitterstoffe Magen und Darm an, die aufgenommene Nahrung weiterzuverarbeiten, wobei oft Blähungen und Krämpfe verschwinden. Auch Bakterien, Pilze, Viren und Parasiten haben weniger Chancen, sich im Körper niederzulassen. Bitterstoffe reinigen das Blut, regen den Appetit an und helfen der Leber, Giftstoffe abzubauen.

In der Tat werden sie noch viel zu wenig beachtet! Denke das nächste Mal daran, wenn du bitteres Gemüse wie Artischocken, Brokkoli, Chicorée, Endivien, Pfefferminze, Radicchio, Rucola, Rosenkohl oder Brokkoli essen: Sie entfalten eine großartige Wirkung in deinem Körper.

SALZ – DAS SALZ DER ERDE

Salz ist für den Körper lebenswichtig. Salz ist an der Regulation des Wasserhaushalts und des Blutdrucks beteiligt und ist auch essenziell für die Weiterleitung von Nervenimpulsen. Zuviel Salz kann den Körper aber schädigen und zu Bluthochdruck und in der Folge zu einem Schlaganfall sowie Herz-Kreislaufkrankheiten führen. Auch Nierenkrankheiten werden durch einen zu hohen Salzkonsum begünstigt. Während die WHO maximal 5 Gramm Salz pro Tag empfiehlt, deutet eine aktuelle kanadische Studie mit knapp 100.000 Teilnehmern darauf hin, dass ein Salzkonsum bis zu einer Menge von 12 Gramm pro Tag unbedenklich ist.

Wichtig ist jedenfalls, dass wir etwa drei Viertel der täglichen Salzmenge durch Backwaren sowie stark verarbeitete und industriell gefertigte Lebensmittel zu uns nehmen und uns dabei die Möglichkeit verlorengeht, unseren Salzkonsum selbst zu steuern.

Zur Reduktion des Salzgehaltes ist somit die Kontrolle über die Salzzufuhr durch die Reduktion von verarbeiteten Lebensmitteln, das bewusste Auseinandersetzen mit Inhaltsstoffen und das achtsame eigene Würzen entscheidend. Wie in unseren Rezepten und in den 10 Prinzipien der gesunden Ernährung ausgeführt, gibt es viele Möglichkeiten, mit anderen Zubereitungsmethoden und anderen Gewürzen noch überzeugenderen Geschmack auf den Teller zu bringen.

EIN BLICK HINTER HÄUFIGE ERNÄHRUNGSMYTHEN

KAFFEE GEHÖRT NICHT IN DIE TÄGLICHE TRINKBILANZ

FALSCH! Diverse Studien belegen, dass Kaffee dem Körper zwar eine geringe Menge Wasser entzieht, diese jedoch zu vernachlässigen ist. Du darfst also ohne schlechtes Gewissen deinen morgendlichen Kaffee in deine Trinkbilanz aufnehmen. Bis zu vier Tassen pro Tag sind für einen Erwachsenen kein Problem.

Allerdings wirkt sich zu viel Kaffee negativ auf unseren Körper aus. Schlafstörungen oder Bluthochdruck können die Folgen sein. Du willst nicht auf das „schwarze Gold" verzichten? Versuche doch einmal eine Tasse Lupinenkaffee. Kennst du nicht? Dann solltest du diese koffeinfreie Variante aus Süßlupinen unbedingt kennenlernen. Vielleicht wirst auch du und dein Partner sein nussiges Aroma lieben!

MINDESTENS 3 LITER WASSER

FALSCH! Gehörst du auch zu den Menschen, die jetzt denken: „Puh, Glück gehabt! Das schaffe ich sowieso nie." Da müssen wir dich enttäuschen, ganz so einfach ist es leider nicht. Allerdings ist die pauschale Menge von 3 Litern so nicht haltbar. Wir bestehen zu 60 - 70 % aus Wasser. Allein dies verdeutlicht bereits die enorme Wichtigkeit dieses Lebensmittels für uns. Wasser übernimmt mannigfaltige Aufgaben in unserem Organismus. Als Lösungs- und Transportmittel transportiert es die Nährstoffe aus unserem Essen ins Blut sowie den Sauerstoff zu den Zellen. Wasser übernimmt außerdem die Wärmeregulation für uns. Das macht unser Körper ganz von selbst. Wir müssen nichts dafür tun, außer regelmäßig „Löschmittel" nachgießen. Aber wie viel sollten du und deine Familie denn nun täglich trinken? Das hängt in erster Linie von deinem Gewicht ab.

Ein gesunder Erwachsener benötigt pro kg Körpergewicht und Tag ca. 30 - 40 ml Wasser. Eine 70 kg schwere Person sollte daher ca. 2,5 Liter Flüssigkeit zu sich nehmen. Diese Menge setzt sich aus Getränken wie Wasser, ungesüßten Tees und, wie oben bereits erwähnt, auch Kaffee sowie fester Nahrung zusammen. Denke beispielsweise an Obst, Gemüse oder

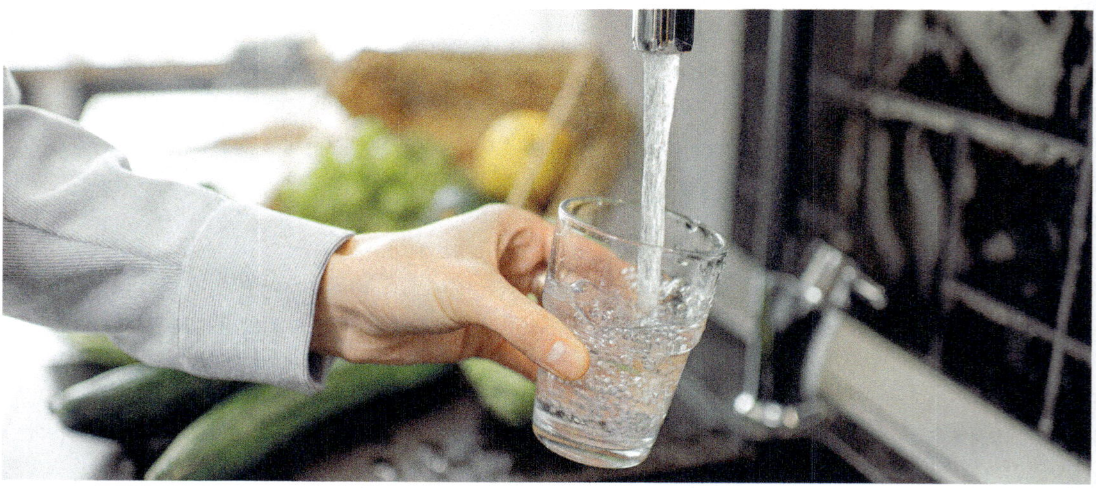

Suppen. Auch damit nimmst du einen nicht zu unterschätzenden Teil Flüssigkeit zu sich. Bei Fieber, Erbrechen und Durchfall oder während der Stillzeit erhöht sich der Bedarf jedoch entsprechend. Auch bei sehr starkem Übergewicht und Herz- oder Nierenproblemen ist diese Formel nicht anwendbar.

Kinder benötigen übrigens im Verhältnis zum Körpergewicht sogar noch mehr Flüssigkeit als Erwachsene. Du hast auch weniger Möglichkeiten, etwaige Durststrecken zu überwinden, daher ist es noch wichtiger, regelmäßig und ausreichend zu trinken als bei Erwachsenen. Das ideale Getränk für Kinder ist Wasser ohne Kohlensäure, ungesüßte Kräuter- und Früchtetees sind natürlich genauso gut geeignet. Bei einem Verdacht auf Austrocknung, insbesondere bei Erkrankungen wie Durchfall, solltest du aber umgehend eine Ärztin aufsuchen.

EIER FÜHREN ZU EINEM HOHEN CHOLESTERINSPIEGEL

FALSCH! Cholesterin erfüllt lebensnotwendige Zwecke und wird von unserem Körper selbst gebildet. So ist Cholesterin u. a. beim Aufbau verschiedenster Hormone beteiligt sowie bei der Bildung von Gallensäuren. Bei der Aufnahme von Cholesterin über tierische Nahrungsmittel sind stoffwechselgesunde Körper in der Lage, die Eigenproduktion entsprechend zu regulieren. Überschüssiges Cholesterin wird mit Hilfe von Ballaststoffen gebunden und ausgeschieden. Das Eieressen allein führt also nicht zu einem erhöhten Cholesterinspiegel. Eier liefern wertvolle Vitamine. Du kannst dir ruhig jeden Tag ein Frühstücksei gönnen – und sonntags auch mal zwei.

KOHLENHYDRATE NACH 18 UHR MACHEN DICK

FALSCH! Ob du's glaubst oder nicht, aber Kalorien können die Uhr nicht lesen. Kohlenhydrate sind per se nichts, was unter allen

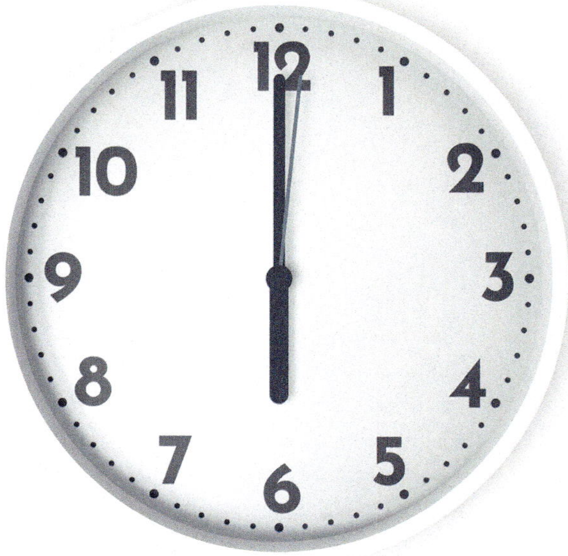

Umständen auf dem Teller vermieden werden muss. Kohlenhydrate sind unser Benzin. Wenn wir Nahrung zu uns nehmen, spaltet unser Körper die darin enthaltenen Mehrfachzucker zu Einfachzuckern (Glucose) auf. Vereinfacht ausgedrückt, wandert die Glukose anschließend in die Körperzellen und schenkt uns sofort Energie. Gerade unser Gehirn benötigt massenhaft Glucose. Sind unsere Zellen bereits gut gefüllt, baut unser Körper die Glucose um und speichert sie in Leber und Muskeln. Diese stille Energie ist nun bei Bedarf jederzeit abrufbar.

Aber die Speicher in Leber und Muskulatur sind begrenzt. Und genau hier ist der Knackpunkt. Sind Leber und Muskeln „voll", verwandelt der Körper die überschüssige Glucose in Fett und speichert diese in unseren Fettdepots. Wie du sicherlich weißt, ist unser Fettgewebe sehr ergiebig und zu unserem Leidwesen stetig befüllbar. Übergewicht ist die Folge.

Der Prozess des Kohlenhydratstoffwechsels passiert ständig in unserem Körper. Es ist daher zum einen völlig unerheblich, zu welcher Uhrzeit die Kohlenhydrate konsumiert werden, und zum anderen sind sie für uns sogar lebensnotwendig. Baue bevorzugt komplexe Kohlenhydrate aus Vollkornprodukten in deinen Speiseplan ein – gerne auch abends.

ZITRONEN ENTHALTEN DAS MEISTE VITAMIN C

FALSCH! Vitamin C wird auch als Ascorbinsäure bezeichnet und automatisch mit Zitrusfrüchten wie Zitronen oder Orangen in Verbindung gebracht. Es steht außer Frage, dass 100 g Zitronen mit ihren 50 mg Vitamin C bereits ca. 50 % des Tagesbedarfs eines Erwachsenen decken und damit ein sehr guter Lieferant sind. Aber geht das noch besser? Acerola-Saft (100 g verzehrbarer Anteil) liefert sage und schreibe 1000 mg Vitamin C. Moment mal, ein Erwachsener soll doch nur 100 mg pro Tag zu sich nehmen. Keine Panik! Vitamin C ist wasserlöslich und wird bei übermäßigem Verzehr einfach über den Urin ausgeschieden. Weitere, sehr gute Lieferanten sind beispielsweise Erdbeeren, Kiwis, Brokkoli oder Spinat.

KARTOFFELN SIND DICKMACHER

FALSCH! 100 g Kartoffeln schlagen mit 73 kcal zu Buche, was sie zu einer wunderbaren Sättigungsbeilage macht (Weizennudeln liefern doppelt so viele Kalorien). Zusätzlich sind sie sehr nährstoffreich und können sogar zaubern.

Ja, da hast du richtig gelesen. Hast du schon einmal etwas von der biologischen Wertigkeit eines Lebensmittels gehört? Nein? Keine Sorge, die genaue Definition werden wir dir an dieser Stelle ersparen. Es sei dazu nur so viel gesagt: Eiweiß ist ein sättigender und wichtiger Baustein für unseren Körper. Die biologische Wertigkeit gibt je Lebensmittel an, zu wie viel Prozent das Nahrungseiweiß in körpereigenes Eiweiß umgebaut werden kann. Je höher dieser Prozentanteil ist, desto besser.

Die clevere Kombination von Lebensmitteln ermöglicht es uns, diesen Prozentanteil signifikant zu erhöhen. Salzkartoffeln mit Spiegelei oder Kräuterquark sind beispielsweise solche cleveren Kombinationen. Du musst jetzt allerdings nicht zum Ernährungsexperten werden. Wenn du dich abwechslungsreich ernährst, machst du dir diesen biologischen Vorgang bereits ganz automatisch zunutze.

FETT MACHT FETT

JEIN! Wie immer gilt auch hier: Die Dosis macht das Gift. Fett enthält pro Gramm 9,3 Kalorien. Und ja, wenn du über einen längeren Zeitraum mehr Kalorien zu sich nimmst, als du verbrauchst, dann macht Fett fett. Dieser Makronährstoff ist für uns jedoch essenziell und übernimmt verschiedene wertvolle Aufgaben in unserem Körper. Er ist u. a. Energielieferant, Geschmacksträger und unentbehrlich für den Transport und die Aufnahme fettlöslicher Vitamine.

Nicht jedes Fett ist gleich gesund. Gesättigte Fettsäuren sowie Transfettsäuren sollten vermieden werden, das können wir nicht oft genug wiederholen. Und wo sind diese nochmals zu finden? Genau, in Süßkram sowie frittierten Speisen. Übermäßiger Verzehr führt zu Herz-Kreislauf-Erkrankungen. Achte im Supermarkt auch gerne einmal auf Deklarationen wie „Pflanzenfett, partiell gehärtet“ oder „teilweise gehärtet“ und lass am besten die Finger davon.

Es gibt nämlich wunderbare Alternativen: die einfach und mehrfach ungesättigten Fette. Greife nach Möglichkeit zu mehrfach ungesättigten Fettsäuren. Sie schützen vor Gefäßverkalkungen, senken Cholesterinspiegel und Blutdruck und sind eine natürliche Feuerwehr gegen Entzündungsprozesse im Körper. Gute Lieferanten mehrfach ungesättigter Fettsäuren sind u. a. Leinöl, Kürbiskernöl oder Walnussöl. Diese sind allerdings nur für die kalte Küche geeignet. Hervorragend zum Braten ist z. B. das Kokosöl. Es gehört zwar nicht zu den Omega-3-reichen Ölen, allerdings ist es sehr hitzestabil.

Experimentiere mit unterschiedlichen Ölen. Gerade die hochpreisigen Nussöle gibt es häufig in kleinen Flaschen zu kaufen. So bekommst du Abwechslung in deine Küche. Mache öfter mal einen Ölwechsel!

EIN VERDAUUNGSSCHNAPS GEHT IMMER UND KÄSE SCHLIESST DEN MAGEN

JEIN! Du kennst das sicher: Du hast dich beim Kochen mal wieder selbst übertroffen. Und jetzt sitzen deine Gäste träge am Tisch, weil das Essen schwer im Magen liegt wie der Wackerstein im Bauch des bösen Wolfes. Stimmen nach einem Verdauungsschnaps werden laut. Aber ist das wirklich eine gute Idee?

Was viele nicht wissen: Alkohol ist mit knapp 7 Kalorien pro Gramm fast so gehaltvoll wie pures Fett. Unser Körper ist zuerst damit beschäftigt, den Alkohol zu verdauen. Dies belastet den gesamten Prozess. Das hat zur Folge, dass das (schwere) Essen noch länger im Magen verbleibt. Dabei vernebelt Alkohol nicht nur bei übertriebenem Konsum unser Gehirn, sondern macht auch unseren Magen träge. Lediglich das wohlig warme Gefühl in der Magengegend nach dem Schnapsgenuss lässt uns glauben, etwas Gutes für uns getan zu haben. Leider ein Irrglaube.

Aber Käse ist doch bestimmt ein guter Abschluss nach einem schweren Essen. Käse „verschließt“ im übertragenen Sinn durch seine organische Struktur den Magenausgang Richtung Darm und verlangsamt somit die Magentätigkeit. Natürlich nicht wie ein Korken, aber doch etwas vergleichbar. Der Magen kann nun gründlicher verdauen. Zusätzlich melden hormonähnliche Substanzen, die bei der Verdauung des Käses entstehen, dem Gehirn, dass wir satt sind. Greife also lieber zu etwas Käse.

Hin und wieder ist ein guter Tropfen in geselliger Runde aber natürlich auch aus Sicht einer Ernährungsberaterin erlaubt. Bitte erwarte dir davon allerdings keine Verdauungswunder!

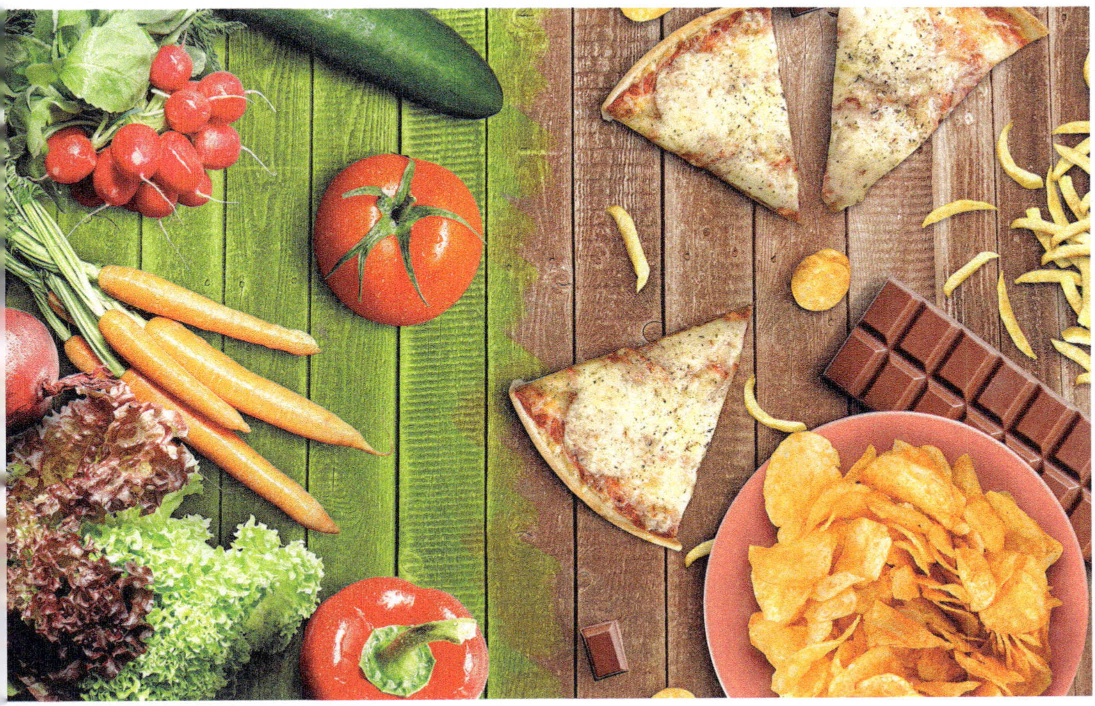

DIE HERAUSFORDERUNG BEI DER GESUNDEN ERNÄHRUNG IN DER FAMILIE

Eine sehr gute Entscheidung: Du hast dich für die gesündere Ernährung für dich selbst und deine Familie entschieden. Wer auf den Zug der gesunden Ernährung aufspringt und diesen weiter verfolgt, möchte es natürlich richtig machen. Dabei lauern aber die verschiedensten Herausforderungen: Das Wichtigste an dieser Stelle vorweg: Lebensmittel sind nicht per se „gut" oder „böse".

ALLES-ODER-NICHTS-PRINZIP

Gerade Diäten zwingen uns häufig einseitige Ernährungspläne auf, weil man diverse Lebensmittel angeblich vermeiden müsste. Langfristig kann diese einseitige Ernährung zu Mangelerscheinungen führen. Menschen, die einer expliziten Ernährungsweise folgen, leben häufig nach dem fatalen Alles-oder-nichts-Prinzip. Soll heißen, sie verbieten sich bestimmte Gruppen von Lebensmitteln, z. B. Süßigkeiten, weil diese im Verdacht stehen, dick zu machen, oder ungesund sind. Aber seien wir mal ehrlich: Kann man wirklich strikt auf Dauer verzichten? Schwierig!

Was passiert also? Man kommt abends gehetzt von der Arbeit heim, weil der Bus wieder einmal Verspätung hatte. Schokolade muss her! Und weil es dann auch schon egal ist, verputzt man gleich die ganze Tafel. Hier liegt die Krux: Besser als das Alles-oder-nichts-Prinzip ist das Pareto-Prinzip: Zu 80 % hält man sich an eine gesunde, ausgewogene Ernährung, und zu 20 % darf es dann auch mal Pommes oder Schokolade sein.

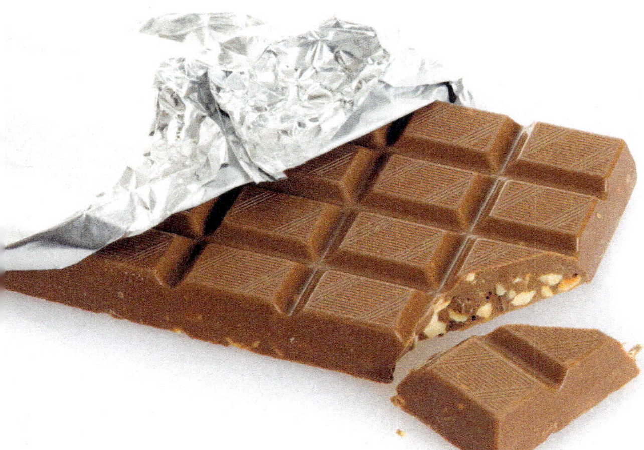

MENSCH STATT MASCHINE

Und wenn dann leider doch der innere Schweinehund wieder gesiegt hat, du alleine den zweiten Schokopudding auslöffelst, dich mit deinem Partner, wenn die Kinder bereits im Bett sind, über Kartoffelchips und Schokolade hermachst oder beim Einkaufen im Einkaufszentrum doch der Sünde vom Wiener Schnitzel mit Pommes verfallen bist?

Nun, die Erfahrung zeigt, dass solche Situationen einfach jeden treffen können und auch seltener oder häufiger jeden treffen. Aber vergesse nicht: Du hast es trotzdem geschafft, das du deine Familie sich immer wieder gesund ernähr! Selbst wenn du vielleicht weit weg von den gewünschten 80 % der gesunden Ernährung warst, dann eine herzliche Gratulation – du hast der gesunden Ernährung noch immer den größtmöglichen Platz überhaupt gegeben, und das war für dich, deine Familie und deine Lebensumstände das bestmögliche. Du und deine Familie sind keine Maschinen, die 7 Tage die Woche im Mehrschichtbetrieb perfekt funktionieren, ohne hin und wieder auch einmal Ausschuss zu produzieren.

STOLZ AUF ERFOLG STATT ÄRGERN ÜBER DIE SÜNDE

Jeder kleine Schritt, jede Zutat und jedes gesunde Rezept, das du nutzt, ist ein Schritt in die richtige Richtung. Studien zeigen ganz klar: Wer sich seiner eigenen Erfolge, insbesondere auch der kleinen, laufenden Erfolge und nicht nur der großen, bewusst wird, diese schätzt und vielleicht sogar feiert, der geht oft den Weg der gesunden Ernährung erfolgreich weiter. Denke selbst doch einmal darüber nach, wie sich deine Ernährung in den letzten Tagen, den letzten Wochen oder den letzten Jahren verändert hat. Mache dir bewusst, welche kleinen Änderungen zur gesünderen Ernährung du schon geschafft haben, welche Hürden du in der Familie vielleicht überwunden hast – und sei stolz auf dich!

UNTERSTÜTZE DEINE EIGENE ACHTSAMKEIT

Übrigens: Während einer Ernährungsumstellung, in Zeiten von Gewichtsschwankungen oder bei diversen Erkrankungen möchten wir dir das Führen eines Ernährungstagebuches sehr ans Herz legen. Das Aufzeichnen der wesentlichsten Punkte der eigenen Ernährung und die der Familie, der sportlichen Aktivitäten und gesundheitlichen Aspekte sowie auch Besonderheiten bei der Arbeit, in der Schule und der Familie im Allgemeinen, liefern häufig wichtige Grundlagen, um Muster und Gewohnheiten selbst zu erkennen und diese einzuordnen

Wann ernähre ich mich bzw. meine Familie sich gesund? Wann leider eher ungesund? In welchen Situationen und bei welchen Gegebenheiten muss ich achtsam sein? Und was kann ich vielleicht in diesen Situationen tun, damit wir nicht erneut in die Falle tappen und der Schweinehund die Oberhand gewinnt? Natürlich ersetzt das keinen eventuell notwendigen medizinische Beratung, aber auch die Ärztin wird dankbar sein, wenn du hier schon gute Beobachtungen mitbringst.

BÄH GEMÜSE – ODER WIE?

Zurück zu deiner aktuellen Ernährung. Hand aufs Herz! Isst auch du zu wenig Gemüse? Die Antworten – und vor allem die Ausreden – auf diese Frage sind mannigfaltig. „Gemüse schmeckt langweilig." „Gemüse ist aufwendig in der Zubereitung." „Gemüse ist zu teuer." Na, hast du diese Aussagen auch schon von deiner Familie gehört? Oder sind dies vielleicht sogar hin und wieder deine eigenen Gedanken?

Die Deutsche Gesellschaft für Ernährung empfiehlt 3 Portionen Gemüse täglich, wobei eine Portion einer Faustgröße entspricht. Wie

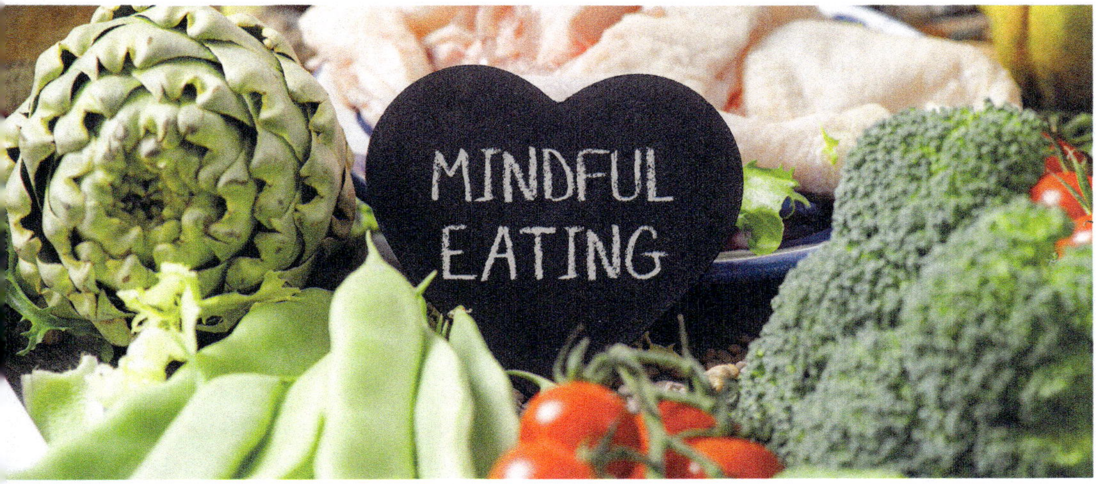

erreichen wir nun diese Menge? Wichtig ist: Gemüse muss so zubereitet werden, dass es schmeckt. Nur dann essen wir es auch. Und nur dann kann unser Körper die vielen Vorteile ausschöpfen, die Gemüse mit sich bringt: Ballaststoffe für eine gesunde Darmflora, Vitamine, Mineralstoffe und sekundäre Pflanzenstoffe für einen intakten Stoffwechsel und ein starkes Abwehrsystem. Schon bei unseren 10 Prinzipien der ausgewogenen Ernährung haben wir einen Schwerpunkt auf den Geschmack gelegt, insbesondere durch im Alltag ideale Zubereitungsarten und viele spannende Möglichkeiten für Zucker- und Salzalternativen. Durch diese Kniffe lassen sich wohlschmeckende Gerichte zaubern, die du auch leicht bei vielen deiner gewohnten Rezepte einsetzen kannst.

Probiere unbedingt unsere vegetarischen Rezepte oder unsere Rezepte mit hohem Gemüseanteil: Saftiges Zucchinibrot mit Kresseaufstrich und nussigem Aroma oder den einfach großartigen Frühstückstoast mit Avocado! Beim Mittagessen haben wir ein herrliches Rezept für eine Spinat-Ricotta-Lasagne oder gerade für die Kinder auch die Gemüsestäbchen italienischer Art mit feiner Tomatensoße. Wir sind überzeugt, du wirst für dich, deinen Partner und deine Kinder herrliche Vorschläge für unterschiedliche Geschmäcker mit mehr Gemüse finden!

DIE VERLOCKUNGEN AUS DER TÜTE

Eine weitere Herausforderung sind die vollen Supermarktregale mit industriell hergestellten und sehr stark verarbeiteten Lebensmitteln. Lange Zutatenlisten mit Wörtern, die Otto Normalverbraucher kaum auszusprechen vermag, verwirren zusätzlich. Einer Studie zufolge erhöht der Konsum von Fertigprodukten und stark verarbeiteten Lebensmitteln sogar das Sterberisiko. Diese Art von Produkten enthalten im Vergleich zu ihren natürlichen und unverarbeiteten Vertretern u. a. mehr Kalorien und Salz und gleichzeitig weniger Nährstoffe.

Die Folge aus dem Übermaß an industriell hergestellten Produkten führt uns direkt zu einem weiteren Problem. Zucker- und fettreiche Lebensmittel landen viel zu häufig auf unseren Tellern, eiweißreiche Lebensmittel dagegen zu

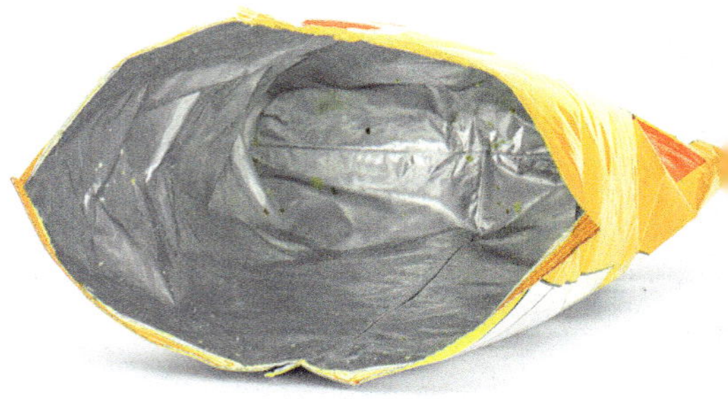

wenig. Ein zu hoher Zucker- und Fettkonsum hat langfristig nicht nur Übergewicht zur Folge, sondern kann uns auch das Herz brechen. Das Fatale dabei ist, dass wir häufig gar nicht vermuten, worin diese Stoffe überall stecken. Weil die Zutatenlisten sehr diffus sind, weil wir uns im stressigen Alltag nicht die Zeit nehmen (können), genau nachzulesen, und weil wir nicht alle Ernährungsexperten sein können und müssen.

Mit drei einfachen Tipps wirst auch du zum Detektiv in deiner Speisekammer:

1. Kaufe bevorzugt Produkte, die maximal 5 Zutaten enthalten, die wiederum möglichst eines natürlichen Ursprungs sind. Diese Strategie kann im Lebensmittelmeer für dich ein guter Anker sein. Grundsätzlich gilt: Je kürzer die Zutatenliste eines Produkts, desto weniger ist es verarbeitet.

2. Drehe die Produkte um und suche auf der Zutatenliste nach Wörtern mit Endungen auf „-ose“. Glucose, Dextrose oder Saccharose sind nur drei von vielen möglichen Zuckerzusätzen.

3. Achte (zumindest meistens) darauf, dass das Produkt keinen zu hohen Zuckeranteil hat. Ab einem Anteil von 10-12 g Zucker pro 100 g

Lege genau jetzt dieses Buch zur Seite und begib dich auf die spannende Reise der Lebensmittelinhaltsstoffe. Die gute Nachricht ist, du musst dir diese Arbeit genau einmal machen.

Wenn du „deinen" Pool an Lebensmitteln erst gefunden haben, musst du dir über deren Inhaltsstoffe keine Gedanken mehr machen. Vielleicht entsteht dabei aber auch ein Automatismus, der sich als Routine bei deinem Wocheneinkauf widerspiegelt. Sei gespannt, probiere mutig neue Produkte aus und lass dir vor allem auch die Ausnahmen richtig gut schmecken – mit Genuss und Balance!

empfehlen wir, das Produkt bewusst zu hinterfragen und gegebenenfalls nach zuckerärmeren Alternativen zu forschen.

4. Prüfe den Anteil der ungesättigten Fettsäuren. Sollten lediglich der Gesamtfettanteil sowie die gesättigten Fette aufgeführt sein, bilde davon die Differenz. Diese Menge sollte größer sein als die der gesättigten Fette.

ICH HAB ABER JETZT HUNGER!

Oh, das kennen wir natürlich selbst. Und das auch noch zwischen den sogenannten Hauptmahlzeiten. Aber ist das eine gute Idee, zwischendurch dem Drang nach Essen nachzugeben?

Grundsätzlich ist der Mensch von der Natur nicht dazu geschaffen, alle paar Minuten Nahrung zu sich zu nehmen. Die Jäger und Sammler hatten in der Regel nur alle paar Tage eine riesengroße Mahlzeit, und dazwischen herrschte oft Ebbe im Magen. Gerade kohlenhydrathaltige Snacks regen die Insulinausschüttung und damit den Appetit an, und genau das wollen wir ja eigentlich gar nicht.

Aber wenn Körper und Seele schon ganz laut nach Essen rufen und die Zeit bis zur nächsten Mahlzeit einfach lang wird, braucht man einen Snack. Unsere Antwort: Das ist gar kein Problem. Mit unseren Rezepten darfst du dir hin und wieder auch einen Snack gönnen, ganz ohne schlechtes Gewissen.

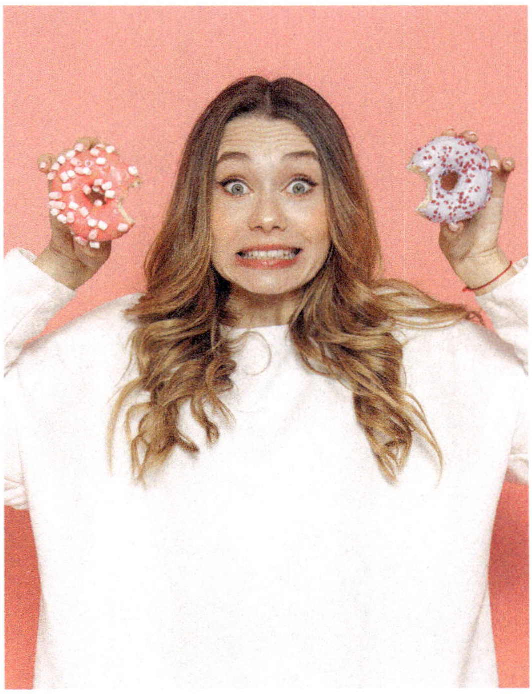

Wir haben daher für dich 14 Rezepte für gesündere Snacks und Kleinigkeiten für die unterschiedlichsten Geschmäcker in der Familie angefügt: von den Snack-Champignons mit Knoblauch bis hin zu Couscous-Bällchen mit Sesam, von der zahnfreundlichen Erdbeerkonfitüre bis hin zur Himbeer-Schoko-Torte fast ohne Backen.

Aber Achtung: Genieße bewusst und mit allen Sinnen ein Stück der wunderbaren Himbeer-Schoko-Torte. Nimm dir Zeit. Damit schenkest du deinem Körper und deiner Seele nicht nur eine schnelle Befriedigung, sondern auch Achtsamkeit im Trubel des Alltags.

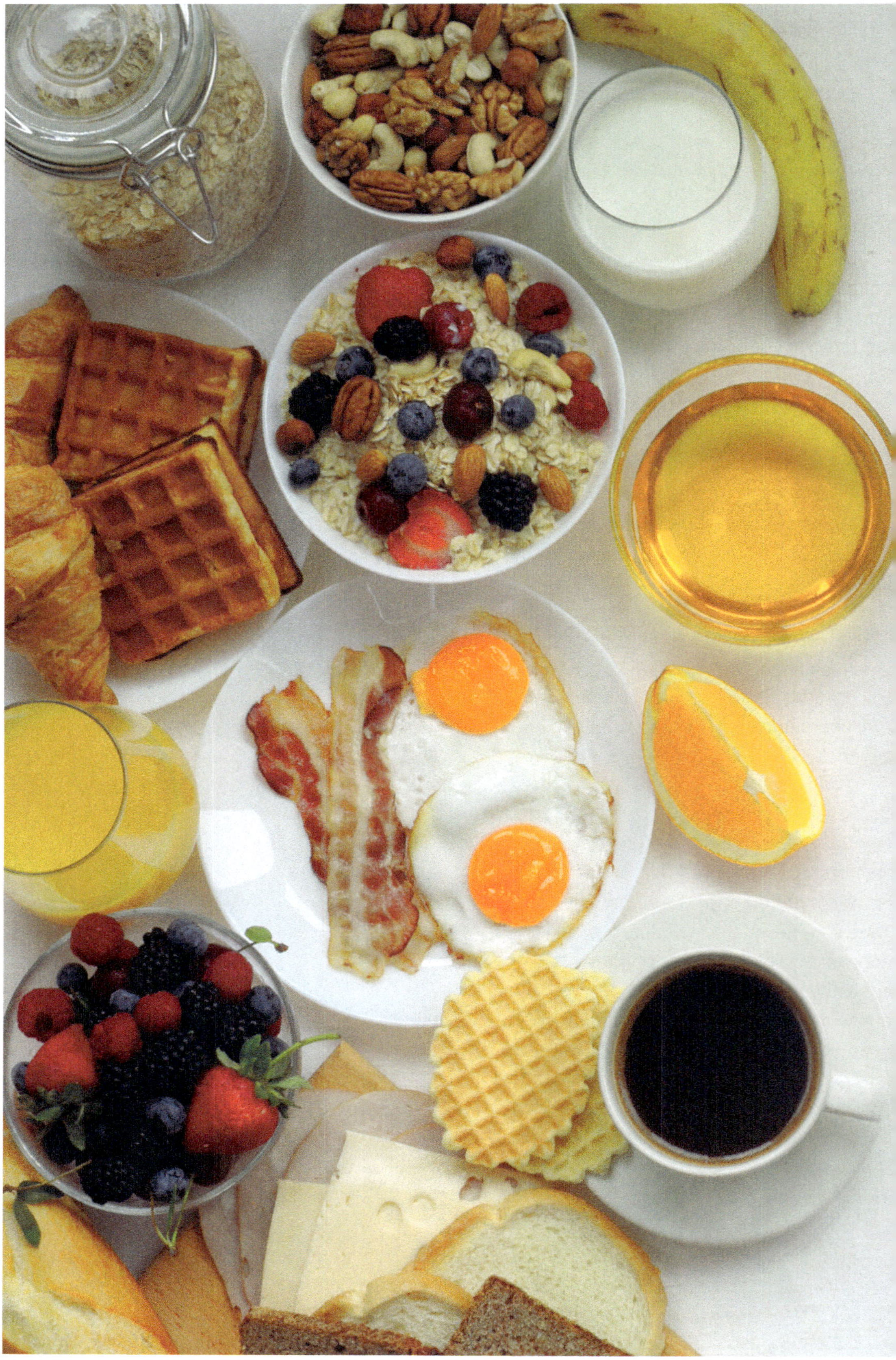

FRÜHSTÜCK

Manchmal hat man in der Früh Gewohnheiten und Routinen, und denkt nicht daran, dass gesunde Ernährung schon beim Start in den Tag mit dem Frühstück anfängt. Deswegen haben wir wunderbar praktische und leckere Rezepte für die verschiedenen Geschmäcker und Gelegenheiten gesammelt:

Von der Frittata mit Schafkäse und Basilikum bis zum vegetarischen Tofu-Rührei mit asiatischem Couch gibt es für alle, die eher herzhaft und angelehnt an klassischer Rezepte starten wollen, großartige Vorschläge. Wenn du dir etwas mehr Zeit zum Frühstücke mit deiner Familie nimmst, sind unser Frühstücksburrito und der Frühstückstoast mit Avocado ein wirklicher Genuss.

Wer es eher süß mag, wird zum Beispiel bei der Erdbeer-Smoothie-Bowl mit Mandeln und Samen fündig. Die Bananen-Pancakes mit frischem Beerenjoghurt sind vielleicht schon das nächste Lieblingsfrühstück deiner Kinder? Probere unbedingt auch die cremige Schoko-Frühstücks-Bowl, um beim Frühstück gesunde Ernährung und Genuss zu verbinden! Manche unserer Gerichte erinnern stark an klassische beliebte Frühstücksgerichte, andere verwenden Zutaten, die vielleicht noch nicht so üblich bei dir sind?

Blätter durch die nächsten Seiten und probiere dich durch die wunderbare Welt der gesunden Frühstücke!

ERDBEER-SMOOTHIE-BOWL
mit Mandeln und Samen

PRO PORTION CA.
254 kcal – 2 g EW, 28 g KH,
14 g F, 1 g BST

REICH AN BALLASTSTOFFEN
REICH AN VITAMINEN

FÜR 4 PORTIONEN:
10 Minuten

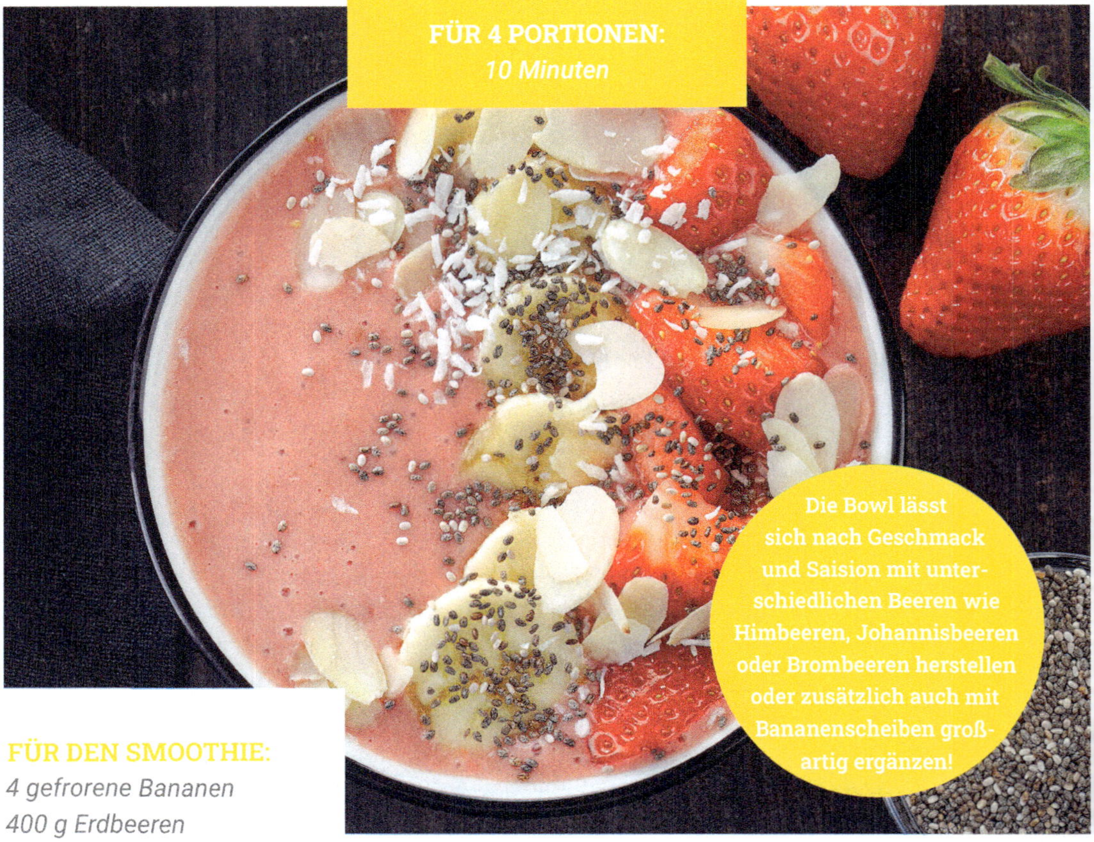

Die Bowl lässt sich nach Geschmack und Saision mit unterschiedlichen Beeren wie Himbeeren, Johannisbeeren oder Brombeeren herstellen oder zusätzlich auch mit Bananenscheiben großartig ergänzen!

FÜR DEN SMOOTHIE:
4 gefrorene Bananen
400 g Erdbeeren
400 ml Vollmilch
2 EL Mandelmus
2 EL Leinsamen

FÜR DIE GARNITUR:
100 g Heidelbeeren
50 g Mandelblättchen
2 EL Chiasamen

1. Am Vorabend die Bananen in Stücke schneiden und über Nacht einfrieren.
2. Am nächsten Morgen Erdbeeren waschen und zusammen mit den Bananen und der Milch mixen. Mit Heidelbeeren, Leinsamen und Mandelmus verrühren.
3. Für die Garnitur Erdbeeren schneiden und gemeinsam mit Chiasamen und Mandelblättchen auf dem Smoothie verteilen.

ERNÄHRUNGS-TIPP:
Der Smoothie ist reich an gesunden pflanzlichen Inhaltsstoffen wie Polyphenolen, den Vitaminen A, C und E sowie Eisen.

FRITTATA
mit Schafskäse und Basilikum

PRO PORTION CA.
270 kcal – 20 g EW, 5 g KH, 18 g F, 1 g BST

GUT ZUM MITNEHMEN
VEGETARISCH

FÜR 4 PORTIONEN:
15 Minuten

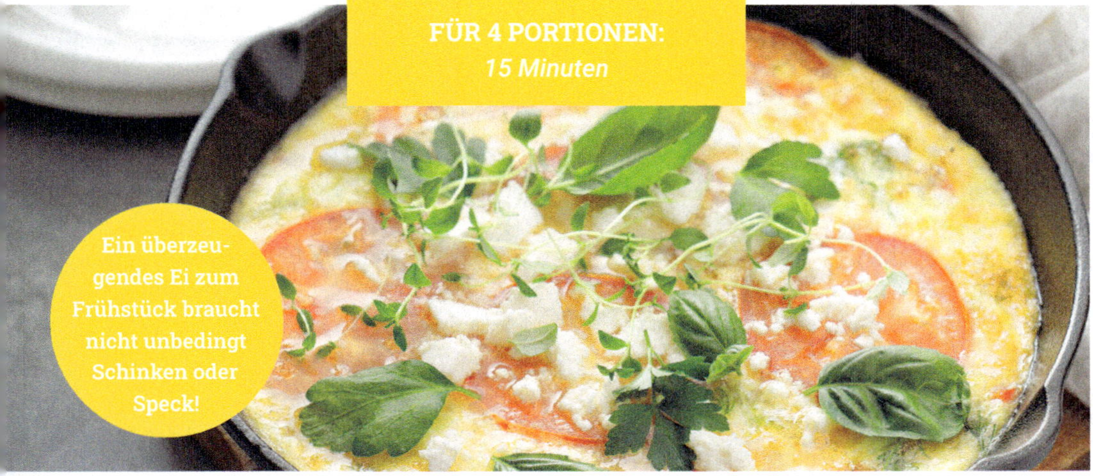

Ein überzeugendes Ei zum Frühstück braucht nicht unbedingt Schinken oder Speck!

ZUTATEN:

8 große Bio-Eier
4 Frühlingszwiebeln
2 mittelgroße Tomaten
1 EL Olivenöl
100 g Schafskäse
4 EL Vollmilch
1 Handvoll Oliven
Salz, Pfeffer
½ TL Oregano
½ TL Thymian
einige Blätter frischer Basilikum
einige Spritzer Tabasco
4 Scheiben Vollkornbrot

1. Den Backofen auf 200 °C Umluft vorheizen.
2. Die Frühlingszwiebeln waschen und in dünne Scheiben schneiden. Die Tomaten waschen, vom Strunk befreien und in Scheiben schneiden. Die Oliven in kleine Stücke schneiden. Den Schafkäse mit einer Gabel zerbröseln.
3. Öl in einer beschichteten Pfanne erhitzen, Frühlingszwiebeln bei mittlerer Hitze kurz anbraten.
4. Eier und Milch mit einem Schneebesen verquirlen, mit Oliven verrühren. Mit Salz und Pfeffer würzen und in eine Auflaufform mit Antihaft-Effekt füllen. Dann die Tomatenscheiben darauf verteilen. Dann Im vorgeheizten Backofen ca. 15 Minuten backen.
5. Aus dem Backofen holen und auf einzelnen Tellern servieren. Mit Basilikum, zerbröseltem Schafskäse und nach Geschmack mit einigen Spritzern Tabasco garnieren. Dazu dunkles Vollkornbrot reichen.

ERNÄHRUNGS-TIPP:

Frittata gibt Energie am Morgen, ohne den Blutzuckerspiegel zu belasten. Eier sollten aufgrund ihres Fett- und Cholesteringehaltes nicht täglich auf dem Speiseplan stehen. Bio-Eier enthalten gegenüber Eiern aus konventioneller Haltung mehr Omega-3-Fettsäuren und haben ein besseres Aroma.

BANANEN-PANCAKES
mit frischem Himbeeryoghurt

PRO PORTION CA.
350 kcal – 12 g EW, 42 g KH,
12 g F, 9 g BST

GUT ZUM MITNEHMEN
VEGAN

FÜR 4 PORTIONEN:
15 Minuten

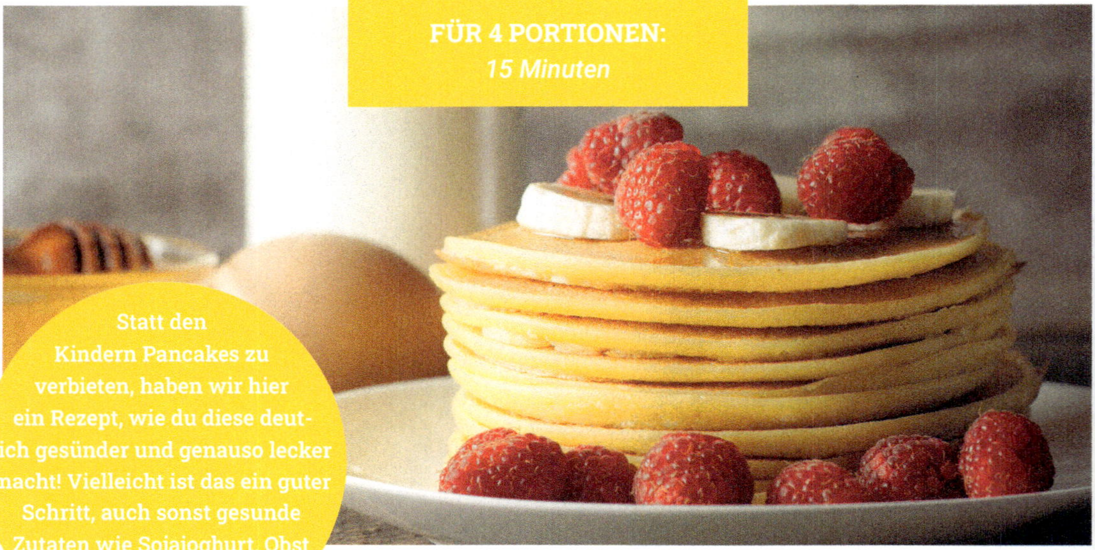

Statt den Kindern Pancakes zu verbieten, haben wir hier ein Rezept, wie du diese deutlich gesünder und genauso lecker machst! Vielleicht ist das ein guter Schritt, auch sonst gesunde Zutaten wie Sojajoghurt, Obst und Kräuter häufiger zu verwenden?

ZUTATEN:
400 g TK-Himbeeren
4 große Bio-Eier
4 reife Bananen
2 TL Backpulver
2 EL Rapsöl
400 g Sojajoghurt
Minzblätter

1. Die Himbeeren über Nacht im Kühlschrank auftauen lassen.
2. Am Morgen die Eier in eine Rührschüssel aufschlagen. Die Bananen schälen und zusammen mit dem Backpulver zu einem glatten Teig rühren.
3. Das Öl in einer beschichteten Pfanne erhitzen und mit einem großen Löffel die erste Portion Teig hineingeben.
4. Die Pancakes nun portionsweise erst auf hoher Stufe anbacken und dann auf mittlerer Stufe unter einem Deckel weiterbacken. Die Pancakes wenden und auf der anderen Seite bis zur gewünschten Bräunung fertigbacken.
5. In der Zwischenzeit die Beeren waschen und zusammen mit dem Joghurt mit dem Stabmixer mischen.
6. Die Pancakes zusammen mit Bananenscheiben und Himbeeren auf einem Tellern anrichten und mit dem Himbeer-Joghurt servieren.

ERNÄHRUNGS-TIPP:
Die Bananen-Pancakes sind deutlich leichter verdaulich als herkömmliche Pfannkuchen und liefern darüber hinaus Vitamin B6, Folsäure, Kalium und Magnesium.

FRÜHSTÜCKSTOAST
mit Avocado

PRO PORTION CA.
466 kcal – 19 g EW, 22 g KH,
31 g F, 3 g BST

GUTE FETTSÄUREN
GUT VORZUBEREITEN

FÜR 4 PORTIONEN:
10 Minuten

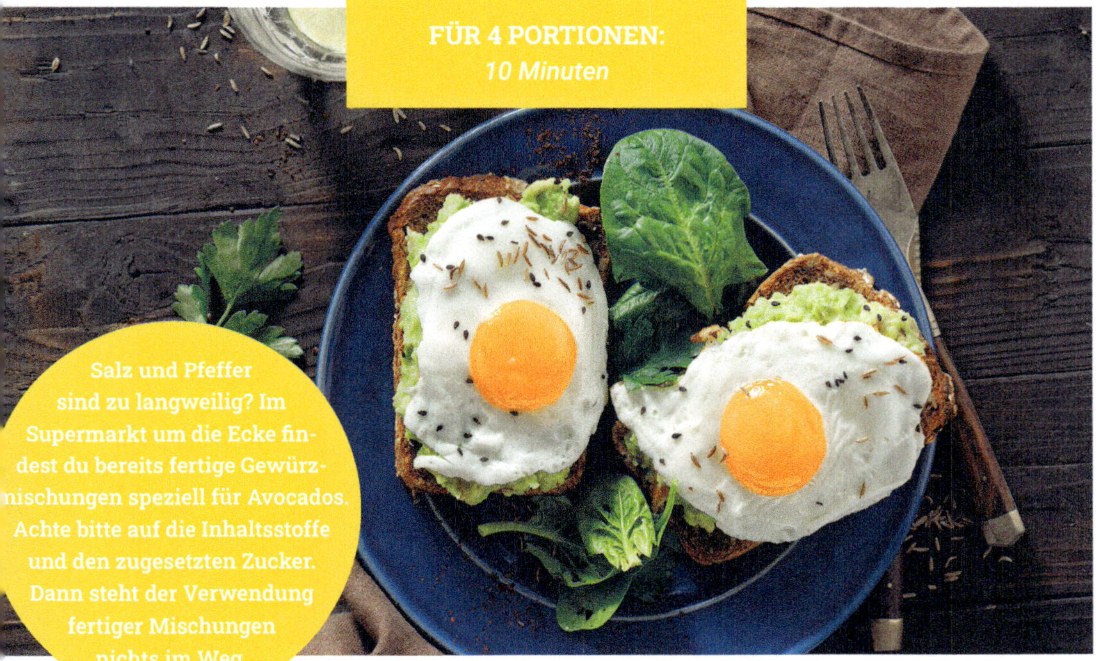

Salz und Pfeffer sind zu langweilig? Im Supermarkt um die Ecke findest du bereits fertige Gewürzmischungen speziell für Avocados. Achte bitte auf die Inhaltsstoffe und den zugesetzten Zucker. Dann steht der Verwendung fertiger Mischungen nichts im Weg.

ZUTATEN:
4 Scheiben Vollkorntoast
1 EL Kokosöl
4 Eier
125 g geräucherte Schinkenwürfel
2 Avocados
Salz und Pfeffer

1. Die Toastscheiben im Toaster goldbraun rösten.
2. Das Kokosöl in einer Pfanne erhitzen, vier Spiegeleier braten und mit Salz und Pfeffer würzen.
3. In einer zweiten Pfanne die Schinkenwürfel ohne Öl anbraten.
4. Die zwei Avocados halbieren, die Steine entfernen, das Fruchtfleisch mit einem Löffel entnehmen und mit Salz und Pfeffer würzen.
5. Die Avocados als Brotaufstrich auf den Toastscheiben verteilen, jeweils ein Spiegelei daraufsetzen und die Schinkenwürfel darüberstreuen.

ERNÄHRUNGS-TIPP:
Avocados besitzen eine Menge gesunder Inhaltsstoffe. Sie liefern unter anderem gesunde Fettsäuren, Vitamin E sowie Kalium und Folsäure. Avocados sind damit ein wunderbares Nahrungsmittel bei Bluthochdruck, in der Schwangerschaft oder bei Kinderwunsch sowie bei dem Wunsch, sich anti-entzündlich und herzfreundlich zu ernähren.

ZUCCHINIBROT
mit Kresse-Radieschen-Aufstrich

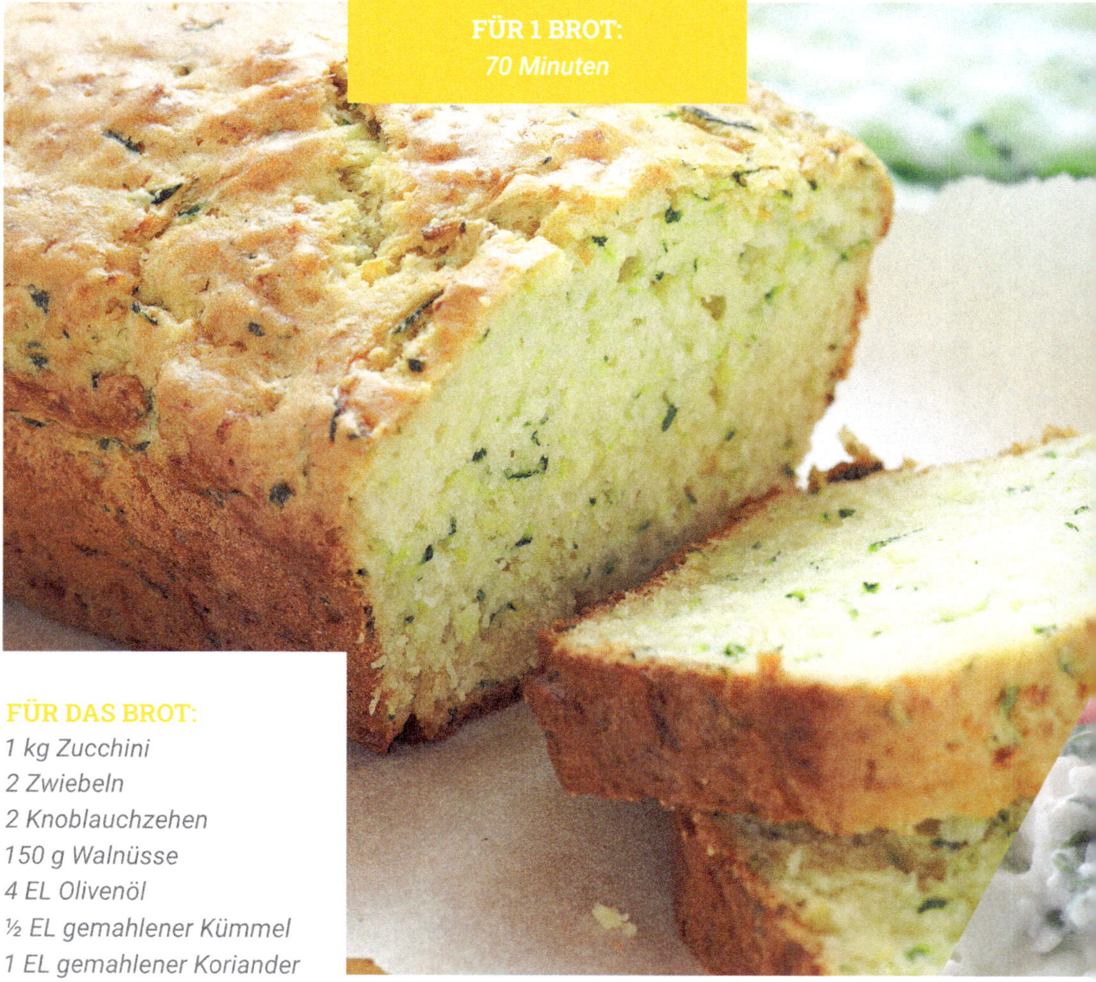

FÜR 1 BROT:
70 Minuten

FÜR DAS BROT:
1 kg Zucchini
2 Zwiebeln
2 Knoblauchzehen
150 g Walnüsse
4 EL Olivenöl
½ EL gemahlener Kümmel
1 EL gemahlener Koriander
150 g gehobelte Mandeln
100 g Dinkelmehl
80 ml Vollmilch
1 EL Salz
1 Prise Pfeffer
150 ml Wasser
Butter für die Form

FÜR DEN AUFSTRICH:
3 EL Kresse
5 Radieschen
200 g Frischkäse
Salz
Pfeffer

1. Den Ofen auf 200 °C Ober- und Unterhitze vorheizen.
2. Die Zucchini waschen und in kleine Würfel schneiden. Zwiebeln und Knoblauch schälen und ebenfalls klein hacken, Walnüsse kleinschneiden.
3. Das Öl in einer Pfanne erhitzen und die Zwiebeln darin anschwitzen. Nach kurzer Zeit den Knoblauch ebenfalls kurz mit anschwitzen. Nun auch den Kümmel und den Koriander für ca. 30 Sekunden mitdünsten.
4. Die Mischung in eine große Schüssel geben. Die Pfanne kurz auswischen und nun mit etwas Öl die Zucchini anbraten, bis diese leicht braun werden. Die gebratenen Zucchiniwürfel, die Mandeln und das Dinkelmehl ebenfalls in die Schüssel geben und alles gut durchmischen.

PRO PORTION CA.
380 kcal – 12 g EW, 13 g KH, 31 g F, 40 g BST

REICH AN BALLASTSTOFFEN
GUT AUFZUBEWAHREN

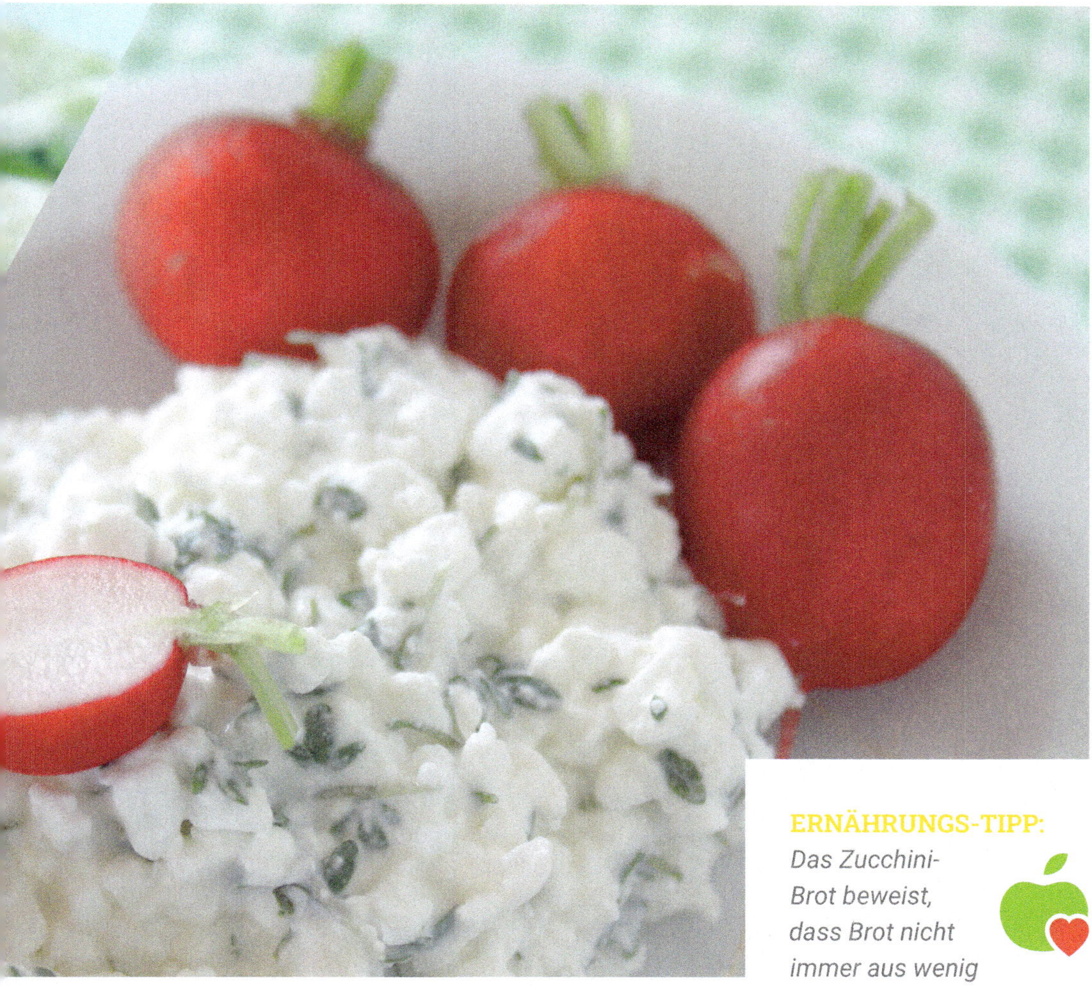

5. Eine Kastenform mit etwas Butter einfetten und die Zucchinimasse in die Form füllen. Nun alles für ca. 40 bis 50 Minuten im Backofen backen.
6. In der Zwischenzeit für den Aufstrich die Kresse waschen und abtrocknen lassen. Die Radieschen waschen und die Stielansätze entfernen. Die Radieschen ganz fein reiben und die Kresse hacken.
7. Beides mit dem Frischkäse vermischen und – wenn gewünscht – mit Salz und Pfeffer abschmecken.
8. Das Brot nach der Backzeit aus dem Ofen nehmen, aus der Form auf ein Kuchengitter stürzen und kurz auskühlen lassen. Mit dem Kresse-Radieschen-Aufstrich bestreichen.

ERNÄHRUNGS-TIPP:
Das Zucchini-Brot beweist, dass Brot nicht immer aus wenig nahrhaftem Weißmehl sein muss, sondern auch aus gesundem Gemüse, Mandeln und Nüssen bestehen kann. Nüsse können positiv auf unser Gehirn wirken, da Sie Lecithin und viele B-Vitamine enthalten. Mandeln haben eine appetitzügelnde Wirkung und enthalten die wichtigen Spurenelemente Zink und Selen.

CREMIG GERÜHRTER MAGERQUARK
mit Beerenpüree und Kokosflocken

PRO PORTION CA.
250 kcal – 28 g EW, 16 g KH,
1 g F, 3 g BST

EIWEIßREICH
GUT AUFZUBEWAHREN

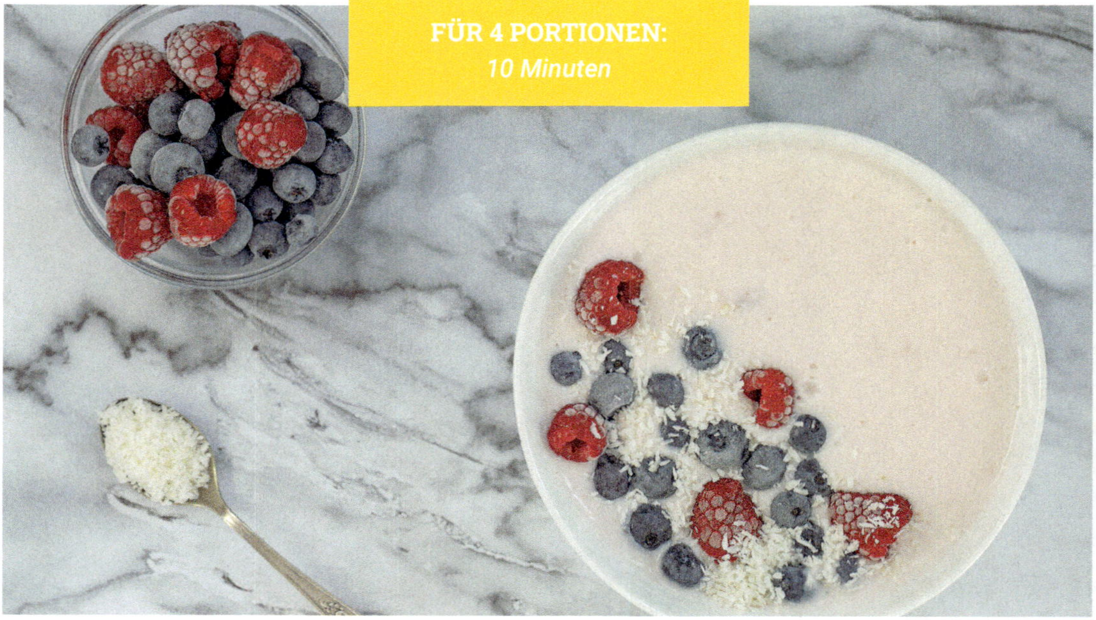

FÜR 4 PORTIONEN:
10 Minuten

ZUTATEN:
200 g TK-Beerenmix
1 Zitrone
800 g Magerquark
150 ml Mineralwasser
2 EL Kokosflocken

1. Die TK-Beeren in einem Sieb etwas antauen lassen.
2. Die Schale der Zitrone abreiben und eine Hälfte der Zitrone auspressen.
3. Den Magerquark, das Mineralwasser, den Zitronenabrieb und den Zitronensaft in einer Rührschüssel mit einem Schneebesen verrühren, bis es eine cremige Konsistenz hat. Wenn die Konsistenz noch etwas flüssiger sein soll, einfach noch einen Schuss Mineralwasser dazugeben.
4. Anschließend die angetauten Beeren mit einem Mixer pürieren. Das Püree unter den Quark heben, in Müslischalen füllen und mit Kokosflocken und restlichen Beeren bestreuen.

ERNÄHRUNGS-TIPP:
Dieses Rezept enthält einen guten Mix aus hochwertigem Protein und gesunden Vitaminen aus den Beeren ohne gichtfördernde Purine. In einem Mix aus Brombeeren, Himbeeren, Johannisbeeren und Heidelbeeren sind zum Beispiel die Vitamine A, C und E sowie Kalzium, Carotin, Kalium, Phosphor, Folsäure, Anthocyane, Eisen, Magnesium und Zink enthalten.

TOFU-RÜHREI
mit asiatischem Touch

PRO PORTION CA.
164 kcal – 18 g EW, 3 g KH, 9 g F, 3 g BST

VEGAN
ZUCKERARM
GUT ZUM MITNEHMEN

FÜR 4 PORTIONEN:
20 Minuten

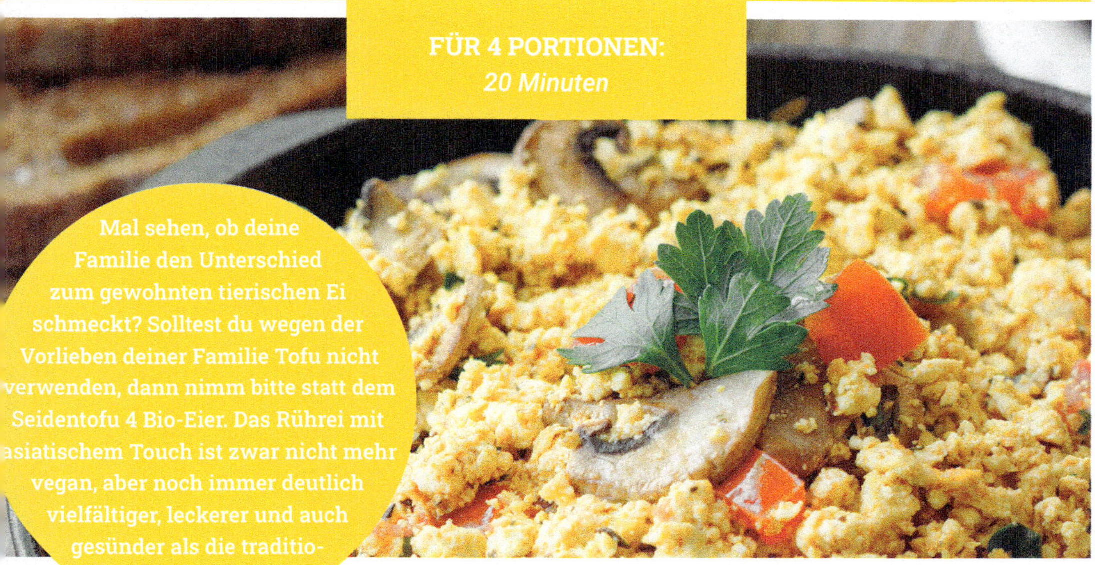

Mal sehen, ob deine Familie den Unterschied zum gewohnten tierischen Ei schmeckt? Solltest du wegen der Vorlieben deiner Familie Tofu nicht verwenden, dann nimm bitte statt dem Seidentofu 4 Bio-Eier. Das Rührei mit asiatischem Touch ist zwar nicht mehr vegan, aber noch immer deutlich vielfältiger, leckerer und auch gesünder als die traditionelle Eierspeise!

ZUTATEN:
1 rote Zwiebel
2 Knoblauchzehen
400 g Seidentofu
250 g Cocktailtomaten
150 g Champignons
2 EL Olivenöl
1 TL Kurkuma
Salz und Pfeffer
1 Handvoll frische Petersilie

1. Die Zwiebel und den Knoblauch schälen und beides in ganz feine Würfel schneiden. Den Seidentofu aus der Verpackung nehmen, anschließend in einem Sieb abtropfen lassen und in grobe Würfel schneiden.
2. Die Tomaten waschen und halbieren, die Champignons putzen und in dünne Scheiben schneiden.
3. Etwas Olivenöl in einer beschichteten Pfanne erhitzen und die Zwiebel auf mittlerer Stufe anschwitzen. Nach kurzer Zeit den Knoblauch ebenfalls mit anschwitzen. Nun Kurkuma, Seidentofu, Cocktailtomaten und die Champignons dazugeben.
4. Das Rührei so lange rühren, bis ein großer Teil der Flüssigkeit verdampft ist und alles gut verbunden ist.
5. Auf Tellern anrichten und mit den Petersilienblättern garnieren.

ERNÄHRUNGS-TIPP:
Das vegane Rührei belastet den Blutzuckerspiegel nicht und gibt dabei dennoch Energie am Morgen. Außerdem ist es im Gegensatz zum herkömmlichen Rührei frei von Cholesterin. Seidentofu ist darüber hinaus reich an Eiweiß, B-Vitaminen und Vitamin E und enthält Eisen, Calcium, Zink und Magnesium.

GRÜNE FRÜHSTÜCKS-SMOOTHIE-BOWL

PRO PORTION CA.
310 kcal – 6 g EW, 38 g KH, 11 g F, 11 g BST

REICH AN BALLASTSTOFFEN
REICH AN VITAMINEN

FÜR 4 PORTIONEN:
10 Minuten

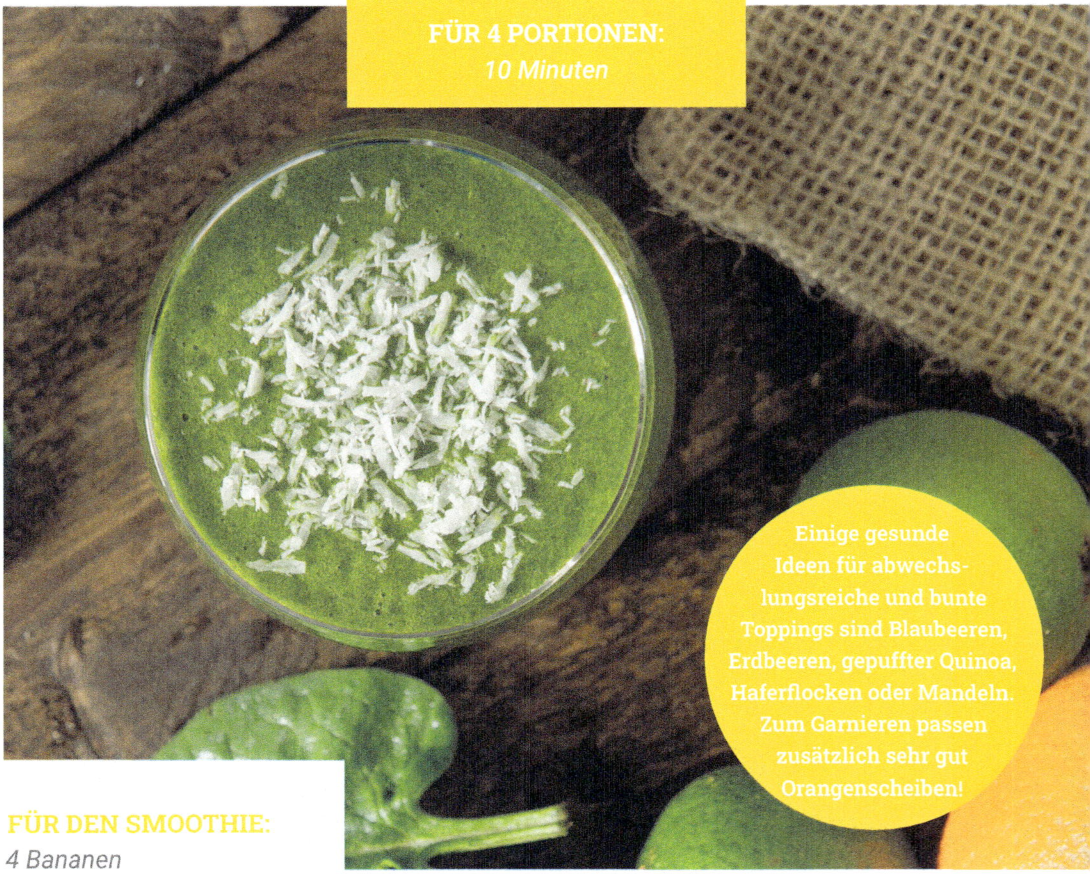

Einige gesunde Ideen für abwechslungsreiche und bunte Toppings sind Blaubeeren, Erdbeeren, gepuffter Quinoa, Haferflocken oder Mandeln. Zum Garnieren passen zusätzlich sehr gut Orangenscheiben!

FÜR DEN SMOOTHIE:
4 Bananen
4 Äpfel
200 g TK-Spinat

FÜR DAS TOPPING:
2 Kiwis
2 EL Kokosflocken
2 TL Chiasamen

1. Banane bereits am Vortag in Stücke schneiden und einfrieren.
2. Am nächsten Tag den Apfel kleinschneiden und zusammen mit den Bananen und dem Spinat in einen Standmixer geben.
3. Die Kiwi schälen und in Scheiben schneiden.
4. Den Smoothie in Schälchen füllen
5. Mit Chiasamen und den Kokosflocken garnieren.

ERNÄHRUNGS-TIPP:
Die Bowl ermöglicht einen Kickstart in den Tag. Denn Kiwis sind reich an Vitamin C, Folsäure, Magnesium und Kalium, Spinat liefert wertvolle B-Vitamine und Beta-Carotin und Chiasamen fördern die Verdauung und regulieren den Blutzucker.

CREMIGE SCHOKO-FRÜHSTÜCKS-BOWL

PRO PORTION CA.
459 kcal – 10 g EW, 53 g KH,
20 g F, 10 g BST

REICH AN VITAMINEN
BALLASTSTOFFREICH

FÜR 4 PORTIONEN:
130 Minuten

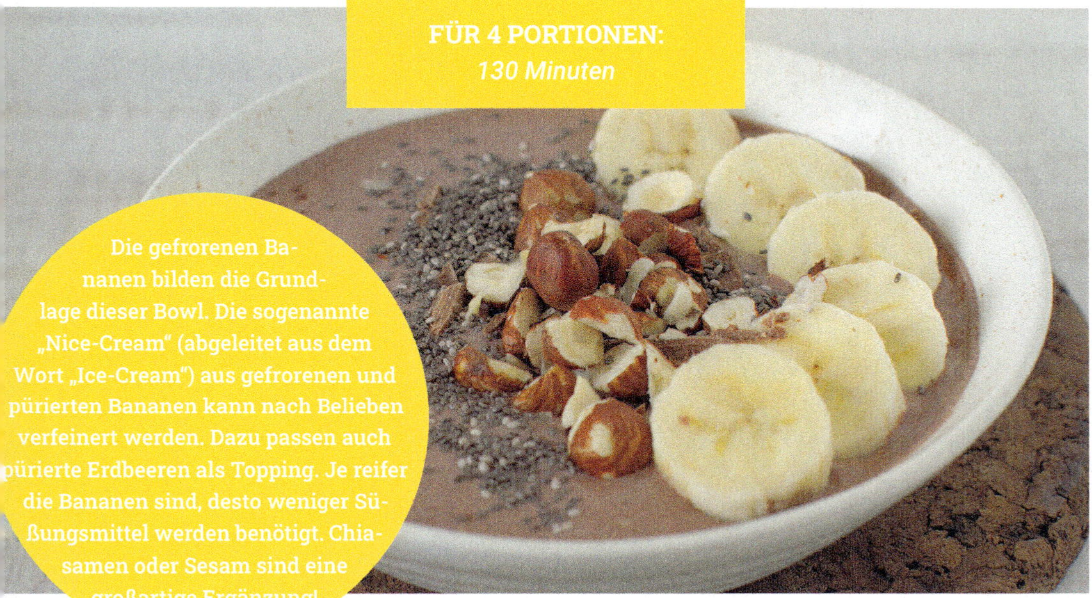

Die gefrorenen Bananen bilden die Grundlage dieser Bowl. Die sogenannte „Nice-Cream" (abgeleitet aus dem Wort „Ice-Cream") aus gefrorenen und pürierten Bananen kann nach Belieben verfeinert werden. Dazu passen auch pürierte Erdbeeren als Topping. Je reifer die Bananen sind, desto weniger Süßungsmittel werden benötigt. Chiasamen oder Sesam sind eine großartige Ergänzung!

ZUTATEN:

6 Bananen
80 g Haselnüsse
40 g Kakaopulver stark entölt
400 ml Milch
40 g Datteln
20 g Zartbitterschokolade
20 g Kakaonibs

1. Vier Bananen grob zerteilen und für ca. 2 Stunden tiefkühlen. Haselnüsse hacken und beiseitestellen.
2. Die gefrorenen Bananen zusammen mit der Hälfte der gehackten Haselnüsse in einem Hochleistungsmixer oder mit dem Pürierstab zu einer möglichst glatten Masse pürieren. Ggf. bereits etwas Milch zugeben, dann geht es etwas leichter.
3. Anschließend die Datteln zugeben und nochmals pürieren.
4. Die Zartbitterschokolade fein hacken oder raspeln. Gemeinsam mit dem Kakaopulver und der restlichen Milch hinzufügen und gut verrühren. Die zwei übrigen Bananen in Scheiben schneiden.
5. Den cremigen Smoothie auf vier kleine Schälchen verteilen und mit den Bananenscheiben und den übrigen Haselnüssen garnieren.

ERNÄHRUNGS-TIPP:

Perfekt für kleine Schokomäulchen und erfrischend kühl an warmen Sommertagen, kommt dieses Rezept ohne extra Zucker aus. Datteln liefern eine angenehme Süße, die auch noch einwandfrei mit dem Schokoladenaroma harmoniert. Die „Früchte des Orients" sind wahre Nährstoffbomben und versorgen unseren Körper mit Vitamin A, sämtlichen B-Vitaminen sowie Kalium und Magnesium.

GOLDENE HAFERFLOCKEN
mit Frischkäse

PRO PORTION CA.
472 kcal – 28 g EW, 38 g KH,
21 g F, 21 g BST

BALLASTSTOFFREICH
EIWEIẞREICH

FÜR 4 PORTIONEN:
10 Minuten

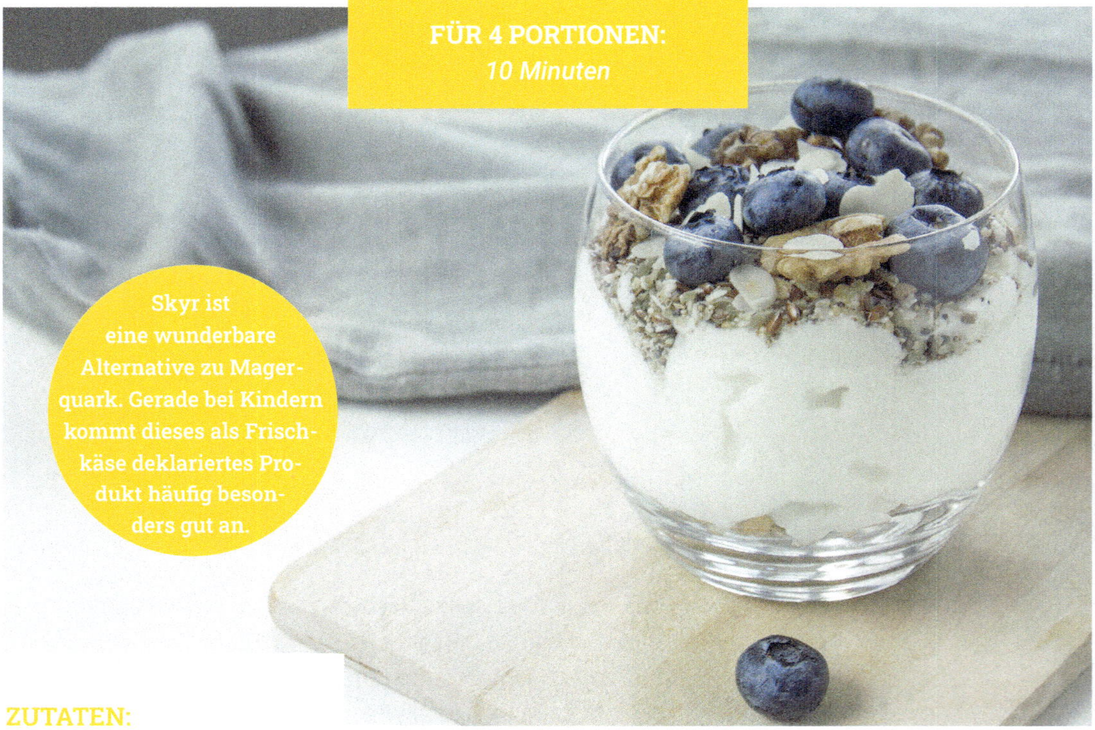

Skyr ist eine wunderbare Alternative zu Magerquark. Gerade bei Kindern kommt dieses als Frischkäse deklariertes Produkt häufig besonders gut an.

ZUTATEN:
80 g Walnüsse
120 g Haferflocken
400 g körniger Frischkäse
200 g Skyr
400 g Himbeeren
1 EL Kurkuma
2 TL Zimt
4 EL Honig

1. Walnüsse hacken und zusammen mit den Haferflocken in einer Pfanne ohne Fett anrösten. Dabei regelmäßig umrühren.
2. Frischkäse, Skyr und Beeren vermischen und mit den Gewürzen abschmecken.
3. Die Walnuss-Haferflocken-Mischung vorsichtig unterheben.
4. Nach Belieben mit Honig oder einer zuckerfreien Alternative süßen und mit restlichen Zutaten dekorieren.

ERNÄHRUNGS-TIPP:
Kurkuma gehört zu den Ingwergewächsen, wird sowohl als Gewürz als auch als Nahrungsergänzungsmittel verwendet und hat mannigfaltige positive Eigenschaften auf unseren Körper und unsere Gesundheit. Das goldene Pulver wirkt entzündungshemmend, antioxidativ und entgiftend. Schummele also so oft es geht einen Teelöffel davon in dein Porridge, in deine Suppe oder in deinen Brotaufstrich.

CHIA-PUDDING
mit Blaubeeren und Kokos

PRO PORTION CA.
687 kcal – 15 g EW, 50 g KH,
44 g F, 24 g BST

BALLASTSTOFFREICH
EIWEIßREICH
GUT VORZUBEREITEN

FÜR 4 PORTIONEN:
20 Minuten

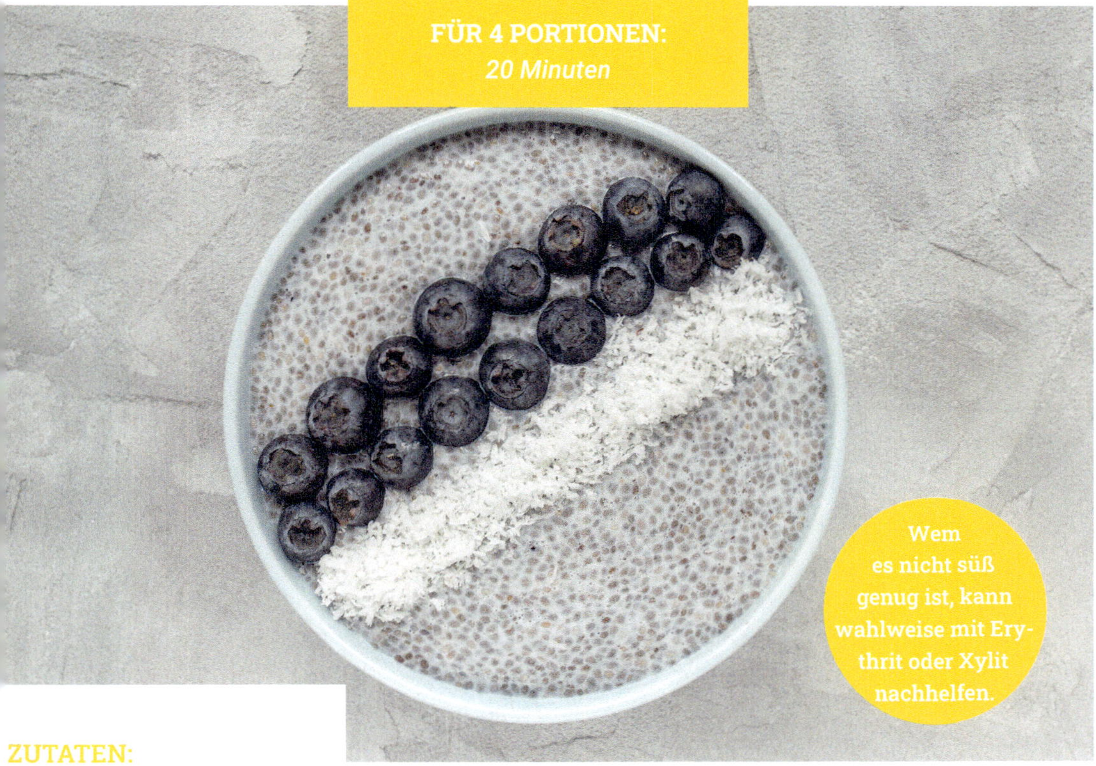

Wem es nicht süß genug ist, kann wahlweise mit Erythrit oder Xylit nachhelfen.

ZUTATEN:
80 g Chiasamen
600 ml Kokosmilch fettreduziert
200 g Amaranth gepufft
800 g Blaubeeren (frisch oder tiefgekühlt)
80 g Kokosraspeln
½ Bund Minze

1. Die Chiasamen mit der Kokosmilch vermengen und für ca. 15 Minuten quellen lassen.
2. In der Zwischenzeit die Beeren in einem Topf erhitzen, bis sie zerfallen und ein Mus entsteht.
3. Anschließend den Chiapudding, den gepufften Amaranth, und das Beerenmus vermischen. Mit restlichen Beeren, Kokosraspeln und Minze garnieren.

ERNÄHRUNGS-TIPP:
Kokosmilch ist eine wahre Vitaminbombe. Sie stärkt Leber und Herz, beeinflusst den Aufbau und den Erhalt von Muskeln positiv und unterstützt den Stoffwechsel. Studien belegen, dass die in der Kokosmilch enthaltene Laurinsäure sogar gegen Krankheitserreger wie z.B. Bakterien wirkt.

OVERNIGHT PUDDING

PRO PORTION CA.
*355 kcal – 26 g EW, 12 g KH,
21 g F, 26 g BST*

**BALLASTSTOFFREICH
EIWEIẞREICH
GUT VORZUBEREITEN**

FÜR 4 PORTIONEN–3 STUNDEN:
15 Minuten

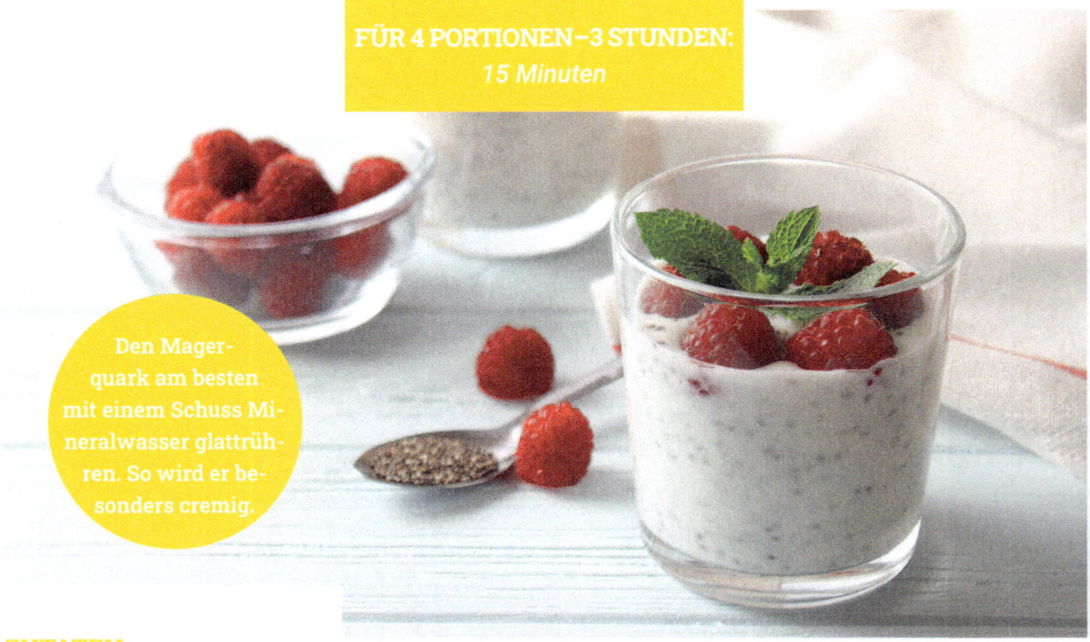

Den Magerquark am besten mit einem Schuss Mineralwasser glattrühren. So wird er besonders cremig.

ZUTATEN:

100 g Mandeln
250 g Himbeeren (frisch oder tiefgekühlt)
400 g Magerquark
300 ml Milch
70 g Chiasamen
½ Bund Minze

1. Die Mandeln hacken und aufbewahren. Die Himbeeren verlesen, waschen und trocken tupfen.
2. Den Quark mit der Milch, den Chiasamen und 4 EL der gehackten Mandeln glattrühren und auf 4 Gläser verteilen.
3. Mit den Himbeeren und den restlichen Mandeln garnieren und über Nacht (mindestens 3 Stunden) im Kühlschrank kaltstellen.
4. Mit restlichen Himbeeren und Minze garnieren.

ERNÄHRUNGS-TIPP:

Für die Süßen: Jeweils ein EL Honig, Kokosblütensirup oder Agavendicksaft verleiht dem Pudding eine süße Note. Aber Vorsicht! Das treibt die Kalorien und Kohlenhydrate in die Höhe. Besser geeignet ist beispielsweise das nahezu kalorienlose Erythrit. Es handelt sich dabei um ein natürliches Produkt und entsteht bei der Fermentation von Traubenzucker. Der Vorteil beim Verzehr besteht darin, dass Erythrit fast vollständig und unverdaut vom Körper ausgeschieden wird. Wenn du Erythrit bisher noch nicht verwendet haben, solltest du dich vorsichtig herantasten, da es bei übertriebenem Konsum unter Umständen zu Verdauungsbeschwerden führen kann und man es daher insbesondere am Anfang nur in kleinen Mengen nutzen sollte. Dabei unbedingt den Empfehlungen auf den jeweiligen Produkten folgen.

NUSSIGES PORRIDGE

PRO PORTION CA.
441kcal - 16 g EW, 44 g KH, 20 g F, 25 g BST

BALLASTSTOFFREICH
GUT MITZUNEHMEN

FÜR 4 PORTIONEN:
15 Minuten

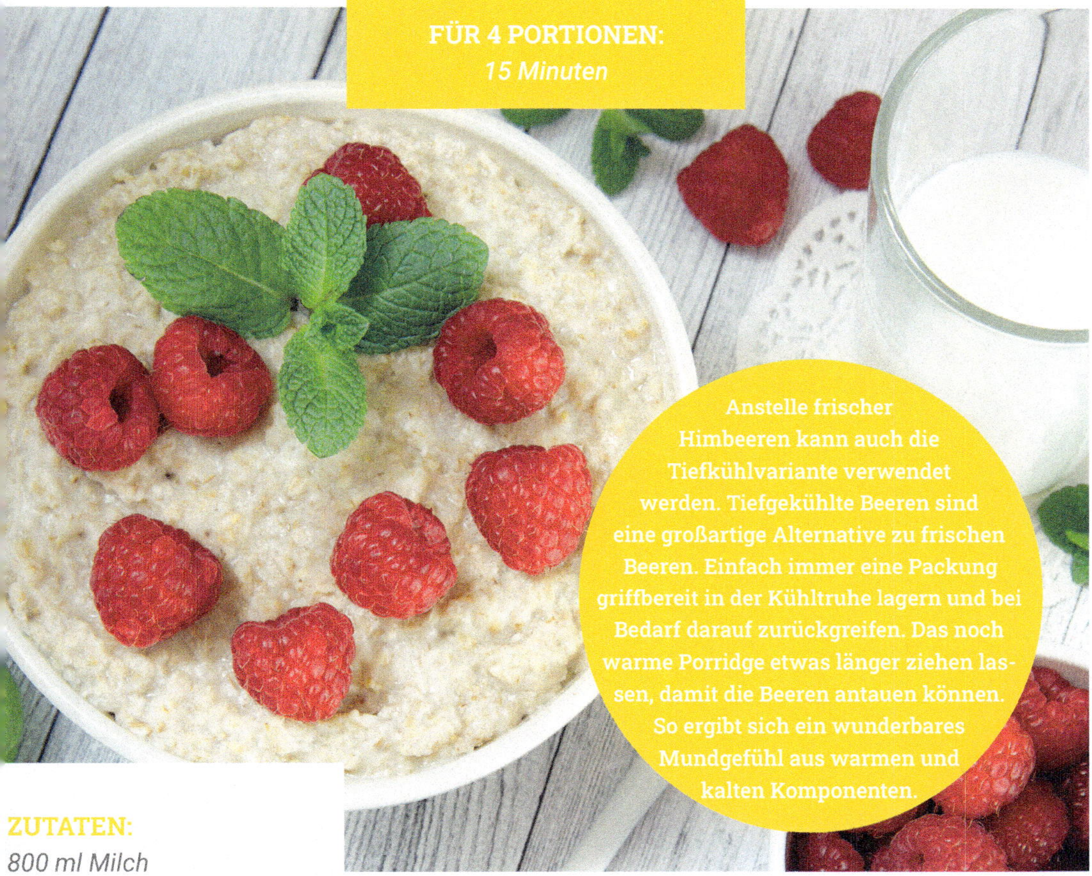

Anstelle frischer Himbeeren kann auch die Tiefkühlvariante verwendet werden. Tiefgekühlte Beeren sind eine großartige Alternative zu frischen Beeren. Einfach immer eine Packung griffbereit in der Kühltruhe lagern und bei Bedarf darauf zurückgreifen. Das noch warme Porridge etwas länger ziehen lassen, damit die Beeren antauen können. So ergibt sich ein wunderbares Mundgefühl aus warmen und kalten Komponenten.

ZUTATEN:
800 ml Milch
160 g Haferflocken
Salz
8 EL Haselnussmus
2 EL Honig
500 g Himbeeren (frisch oder tiefgekühlt)

1. Die Milch in einem kleinen Topf aufkochen lassen, anschließend vom Herd nehmen, die Haferflocken einrühren und 10 Minuten quellen lassen. Eine Prise Salz zugeben und verrühren.
2. Das Nussmus und den Honig in den Haferflockenbrei rühren und die Himbeeren vorsichtig unterheben.

ERNÄHRUNGS-TIPP:
Eine Hand voll Nüsse täglich gehört durchaus zu einer gesunden Ernährung dazu. Nüsse liefern hochwertige Fette und auch als Eiweißlieferanten sind sie nicht zu unterschätzen. Die verschiedenen Nussmus sind hier eine wunderbare Möglichkeit, abwechslungsreiche Speisen zu zaubern. Es sollte aber darauf geachtet werden, dass das Mus zu 100 % aus Nüssen besteht.

FRÜHSTÜCKSBURRITO

FÜR 4 PORTIONEN:
20 Minuten

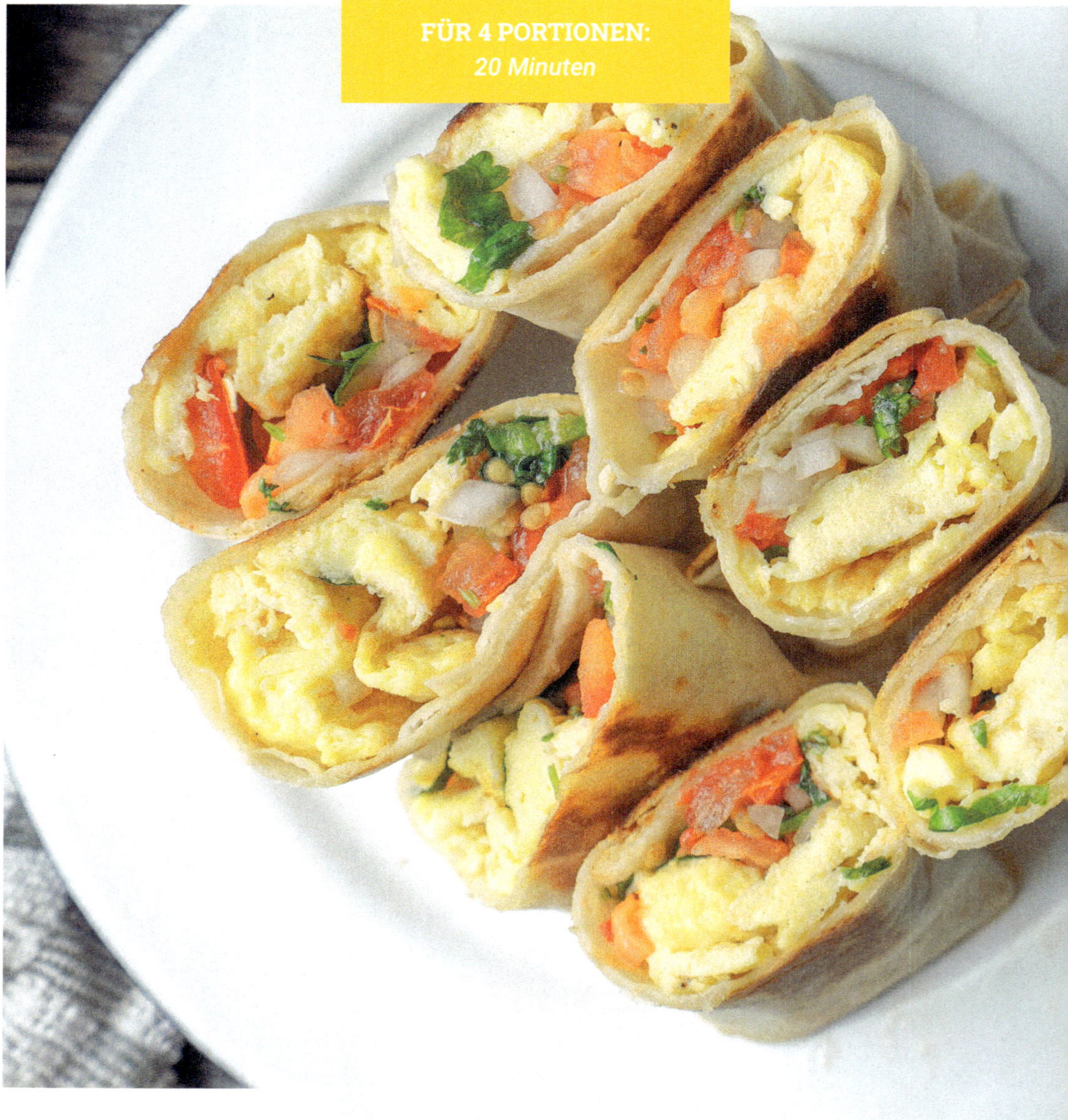

ZUTATEN:

8 Eier
Salz und Pfeffer
250 g Tomaten
1 EL Kokosöl
2 EL Zitronensaft
4 Vollkornwraps
120 g Kochschinken
80 g Emmentaler

1. Die Eier in einer Schüssel verquirlen und mit Salz und Pfeffer würzen.
2. Die Tomaten waschen, vom Strunk befreien und in kleine Würfel schneiden.
3. Das Kokosöl in der Pfanne erhitzen, die Tomaten kurz anbraten, anschließend den Zitronensaft sowie die Eier zugeben und für ca. 4 Minuten braten. Das Omelett mit dem Pfannenwender wenden und für weitere 3 Minuten braten.

PRO PORTION CA.

*512 kcal – 34 g EW, 36 g KH,
25 g F, 2 g BST*

EIWEIẞREICH
GUT ZUM MITNEHMEN

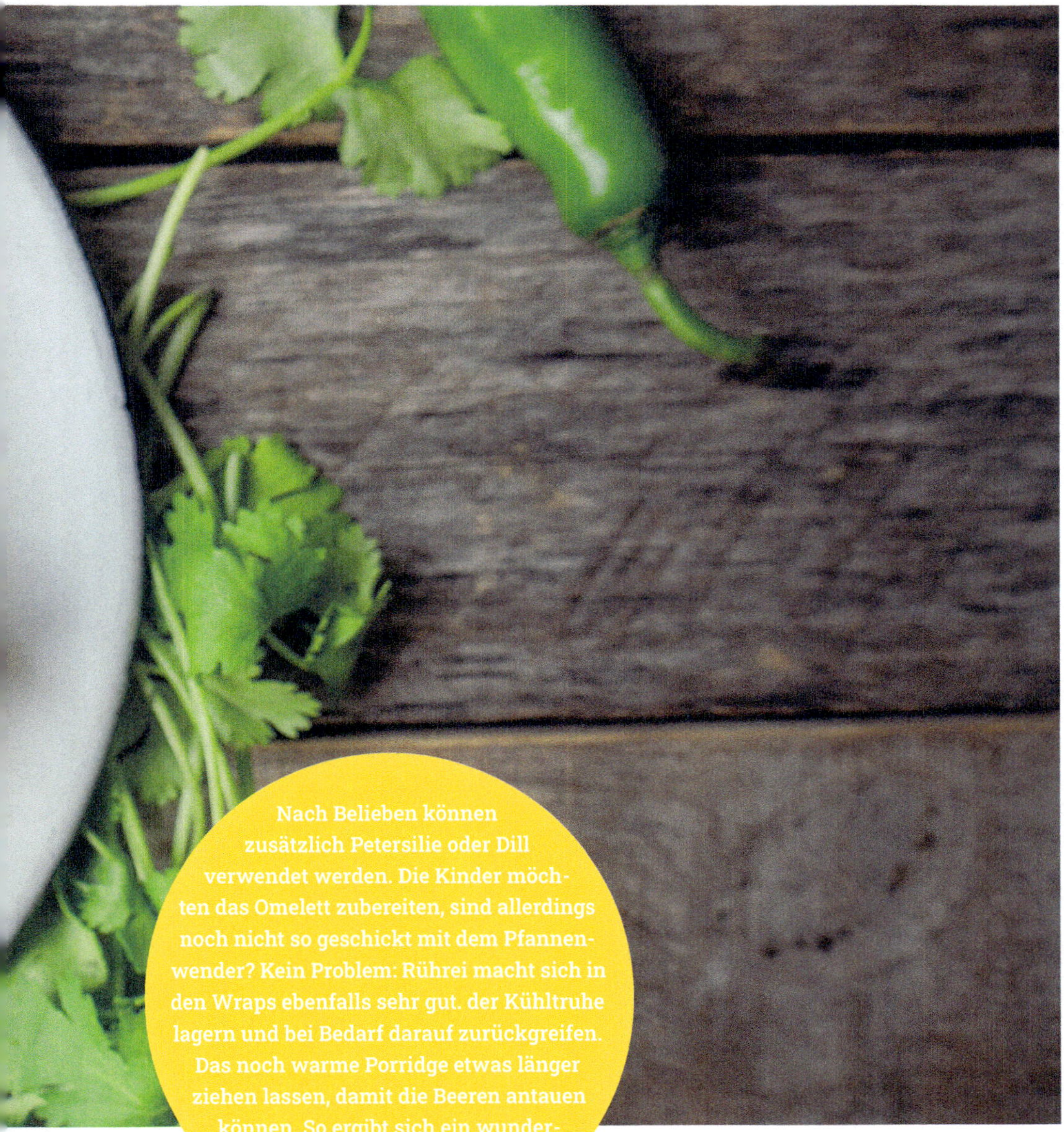

Nach Belieben können zusätzlich Petersilie oder Dill verwendet werden. Die Kinder möchten das Omelett zubereiten, sind allerdings noch nicht so geschickt mit dem Pfannenwender? Kein Problem: Rührei macht sich in den Wraps ebenfalls sehr gut. der Kühltruhe lagern und bei Bedarf darauf zurückgreifen. Das noch warme Porridge etwas länger ziehen lassen, damit die Beeren antauen können. So ergibt sich ein wunderbares Mundgefühl aus warmen und kalten Komponenten.

4. Die Vollkornwraps nach Packungsanleitung im Backofen erwärmen.
5. Die Tomaten-Ei-Masse sowie den Kochschinken auf die Wraps verteilen. Den Käse mit den Händen grob zerteilen und ebenfalls darüberlegen. Nun die Wraps falten und genießen.

ERNÄHRUNGS-TIPP:

Eier versorgen uns mit viel Eiweiß und reichlich Vitaminen. Sie lassen uns gut gesättigt in den Tag starten.

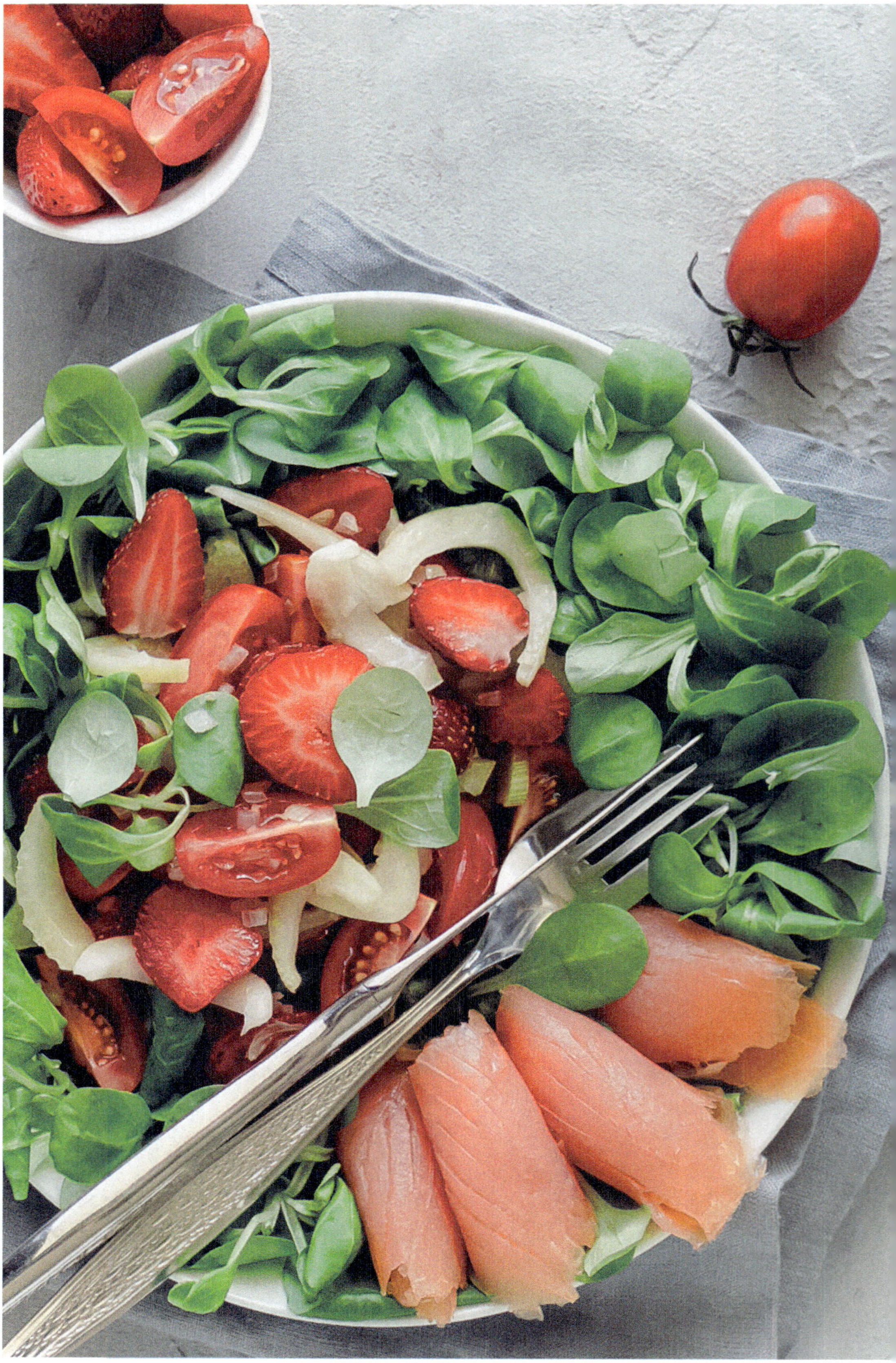

HAUPTGERICHTE

Auch unsere Hauptgerichte sind Rezepte für gesunde Ernährung mit vollem Genuss. Wir laden dich ein: Probiere sie mit deiner Familie zum Beispiel die herrliche Zucchini-Ricotta-Lasagne. Genießt und schlemmt auch deine Familie bei diesem wunderbaren Gericht, ohne an die nicht enthaltenen Hartweizen-Nudeln zu denken?

Aber natürlich haben wir nicht nur vegane und vegetarische Gerichte, genauso haben wir wunderbare Gerichte mit Schweinefleisch und Rindfleisch, Hähnchen und Fisch. Dabei haben wir manch typisch deutschen Gerichte in einer wunderbaren gesunden Variante, und andere großartige Gerichte mit neueren Zutaten und neuen Rezepten um für möglichst unterschiedliche Wünsche tolle Rezepte für die ganz Familie zu haben.

Wir wünschen dir einen viel Spaß wieder beim Schmökern, Nachkochen und viel Freude beim gesunden Genießen!

GEFÜLLTE GRILLPILZE
mit Frischkäse-Bärlauchcreme und Salat

FÜR 4 PORTIONEN:
30 Minuten

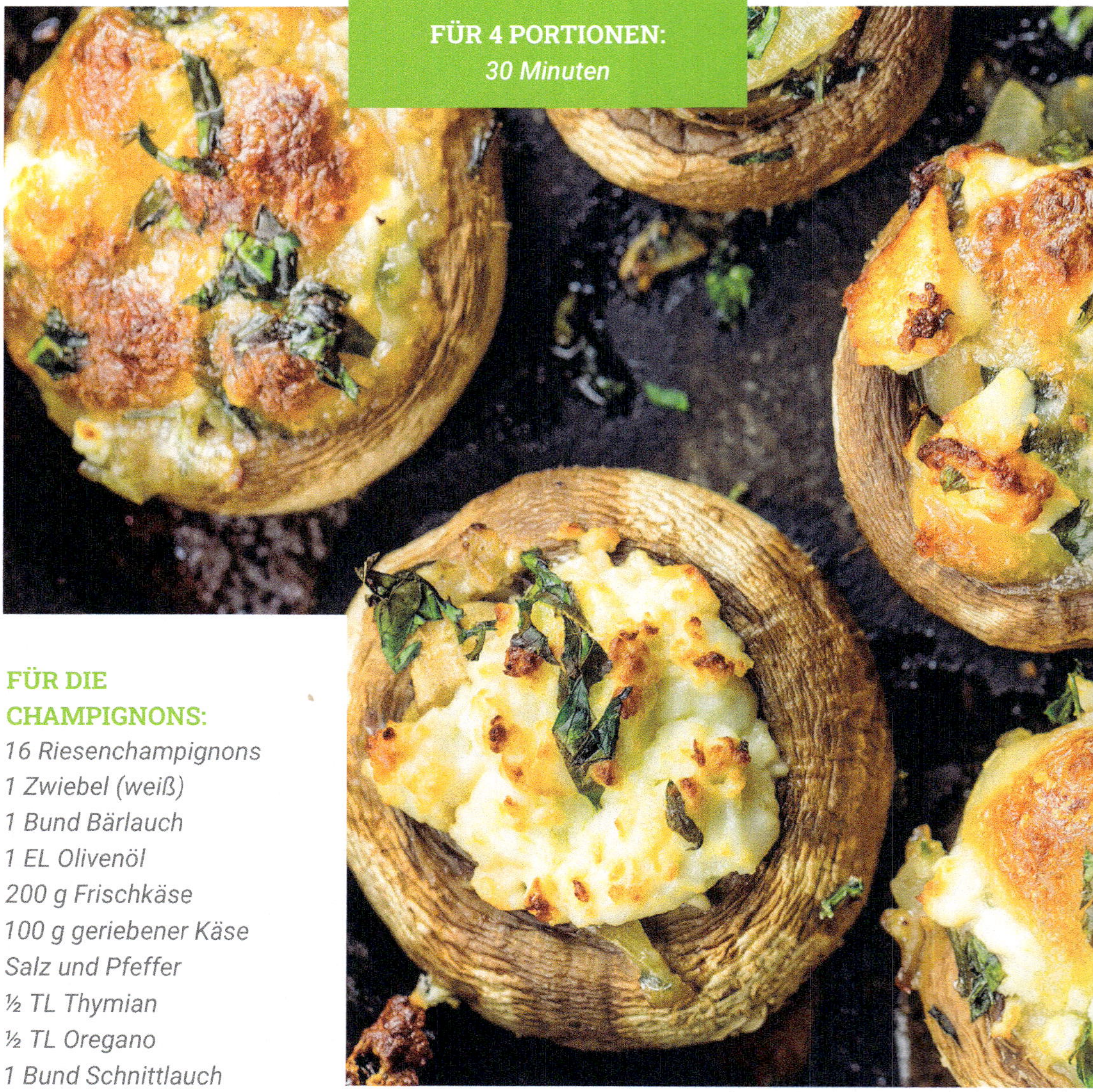

FÜR DIE CHAMPIGNONS:
16 Riesenchampignons
1 Zwiebel (weiß)
1 Bund Bärlauch
1 EL Olivenöl
200 g Frischkäse
100 g geriebener Käse
Salz und Pfeffer
½ TL Thymian
½ TL Oregano
1 Bund Schnittlauch

FÜR DEN SALAT:
1 Bund Pflücksalat
200 g Cherrytomaten
½ Bund Radieschen
3 EL Olivenöl
3 EL weißer Balsamicoessig
Salz und Pfeffer
1 TL gemischte Kräuter
2 EL Salatkerne

1. Den Backofen auf 180 °C Ober- und Unterhitze vorheizen.
2. Die Riesenchampignons putzen. Wenn Stile vorhanden sind, diese entfernen und klein schneiden. Die Pilze mit dem Deckel nach unten auf ein mit Backpapier ausgelegtes Backblech legen.
3. Zwiebel schälen und in kleine Würfel schneiden. Den Bärlauch waschen, verlesen und fein hacken. In einer Pfanne Olivenöl erhitzen und die klein geschnittenen Pilzstile und Zwiebelwürfel anbraten. Den Bärlauch dazugeben und kurz mit anschwitzen.
4. Den Frischkäse in eine Schüssel geben und die Zwiebel-Bärlauch-Mischung dazugeben. Mit Salz, Pfeffer, Thymian und Ore-

PRO PORTION CA.
*423 kcal – 18 g EW, 4 g KH,
35 g F, 9 g BST*

GUT VORZUBEREITEN
REICH AN VITAMINEN

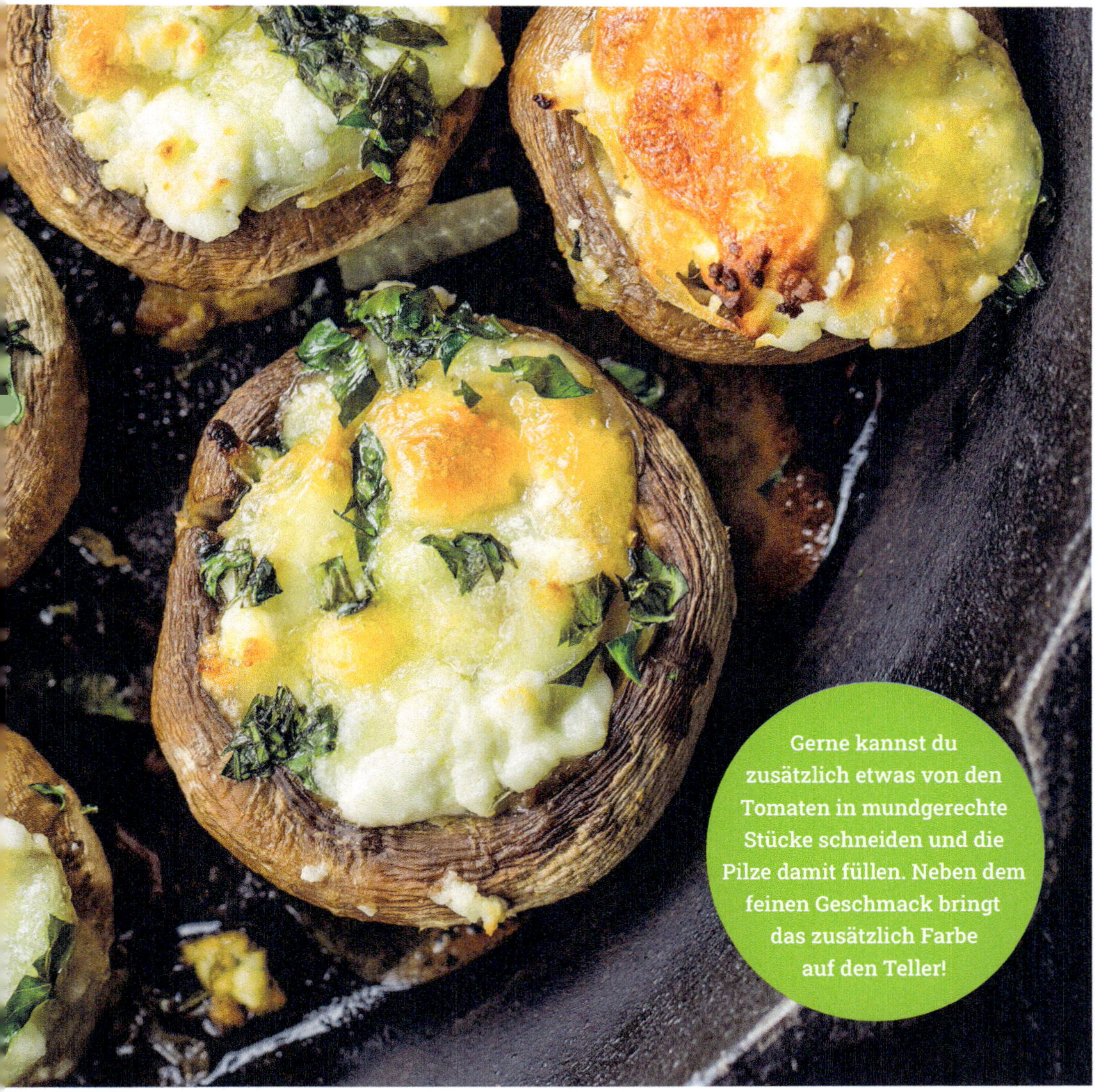

Gerne kannst du zusätzlich etwas von den Tomaten in mundgerechte Stücke schneiden und die Pilze damit füllen. Neben dem feinen Geschmack bringt das zusätzlich Farbe auf den Teller!

gano abschmecken. Die Frischkäse-Creme in die Pilze füllen, mit dem geriebenen Käse bestreuen und ca. 15 Minuten lang im Ofen backen.

5. Währenddessen den Salat waschen und in einem Sieb abtropfen lassen. Tomaten waschen und halbieren. Die Radieschen ebenfalls waschen und in feine Scheiben schneiden.

6. Aus Olivenöl, Essig, Salz, Pfeffer und Kräutern ein Dressing mischen und über den Salat geben. Mit Salatkernen bestreuen.

7. Die Champignons aus dem Ofen nehmen und vor dem Servieren mit Schnittlauch bestreuen.

ERNÄHRUNGS-TIPP:
Champignons sind nicht nur kalorienarm, sondern enthalten die Vitamine D, B2 und Biotin und das Coenzym Niacin.

LINSENSALAT RATZFATZ

PRO PORTION CA.
328 kcal – 20 g EW, 40 g KH, 6 g F, 6 g BST

EIWEIẞREICH
GUT VORZUBEREITEN

FÜR 4 PORTIONEN:
30 Minuten

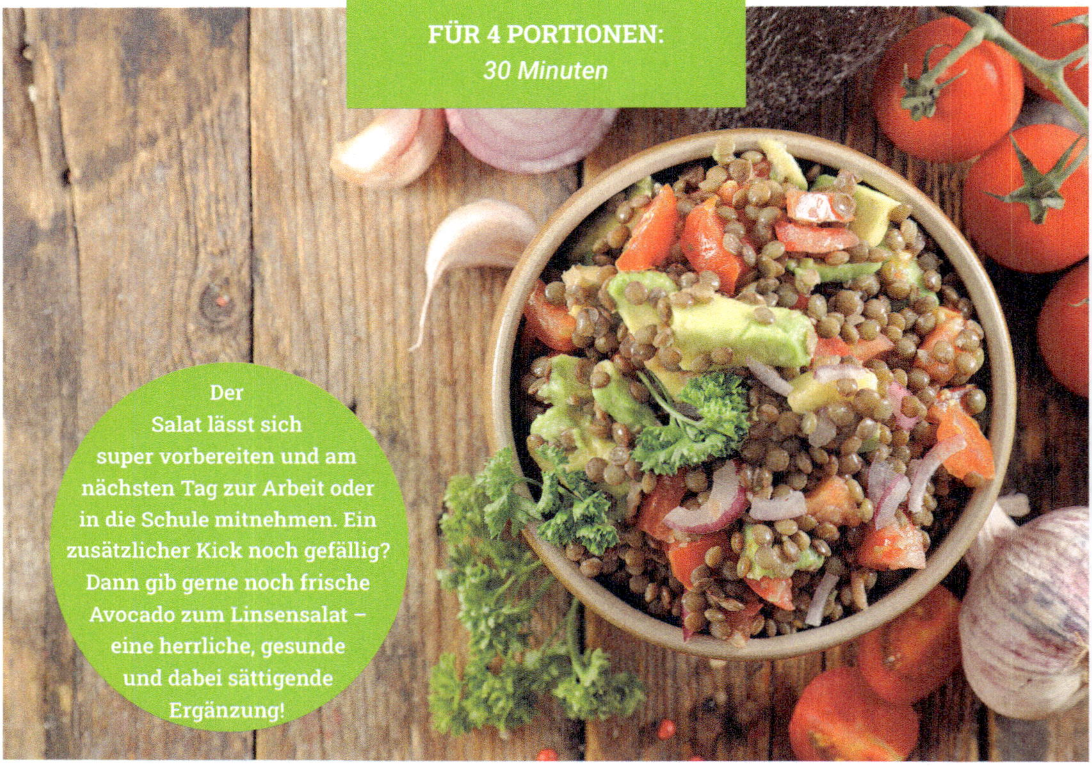

Der Salat lässt sich super vorbereiten und am nächsten Tag zur Arbeit oder in die Schule mitnehmen. Ein zusätzlicher Kick noch gefällig? Dann gib gerne noch frische Avocado zum Linsensalat – eine herrliche, gesunde und dabei sättigende Ergänzung!

ZUTATEN:
300 g Tellerlinsen
800 ml Gemüsebrühe
150 g Zwiebeln
2 Knoblauchzehen
2 EL Zitronensaft
2 EL Olivenöl
Salz und Pfeffer
300 g Tomaten
1 Bund Petersilie

1. Die Linsen in der Gemüsebrühe nach Packungsanweisung garen.
2. Die Zwiebeln schälen, fein würfeln und in eine Salatschüssel geben. Den Knoblauch schälen und dazu pressen. Zitronensaft und Olivenöl hinzugeben, gut mischen und mit Salz und Pfeffer kräftig würzen.
3. Die Tomaten waschen, vierteln, in die Schüssel geben und gut vermengen.
4. Die Linsen zusammen mit etwas Garflüssigkeit hinzugeben und nach Belieben mit Petersilie abschmecken.

ERNÄHRUNGS-TIPP:
Die eiweißreichen Linsen machen den Salat sehr sättigend. Eine Scheibe Vollkornbrot dazu rundet ihn wunderbar ab.

ZUCCHINI-RICOTTA-LASAGNE

PRO PORTION CA.
390 kcal – 23 g EW, 6 g KH,
31 g F, 1 g BST

REICH AN EIWEIß
ZUCKERARM
VEGAN

FÜR 4 PORTIONEN:
60 Minuten

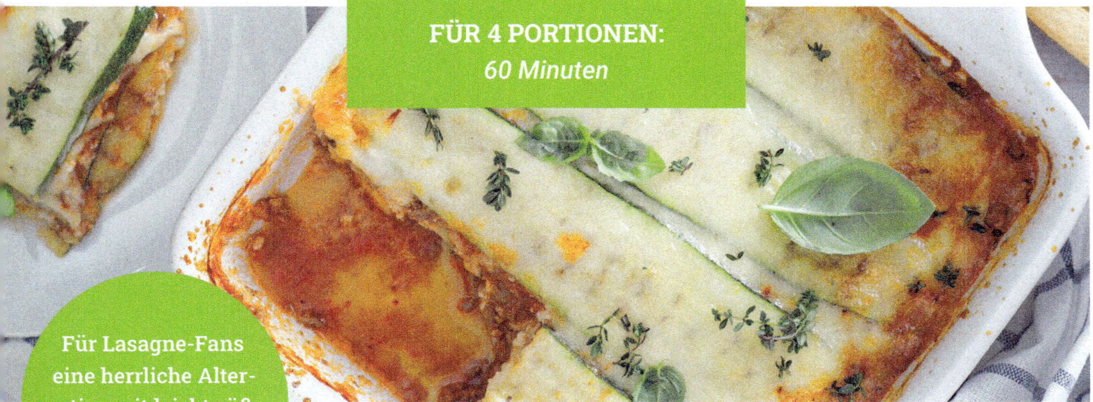

Für Lasagne-Fans eine herrliche Alternative mit leicht süßlichem und doch kräftigem Geschmack

ZUTATEN:
4 Zucchini
1 Zwiebel (rot)
1 Knoblauchzehe
1 EL Olivenöl
1 EL Tomatenmark
400 g passierte Tomaten
1 TL italienische Kräuter
Salz und Pfeffer
250 g Ricotta
2 Bio-Eier
150 g geriebener Käse

1. Den Backofen auf 180 °C Grad Ober- und Unterhitze vorheizen.
2. Zwiebel und Knoblauch schälen und klein hacken.
3. Die Zucchini mit einem Sparschäler in dünne Scheiben schneiden und mit etwas Öl in einer Pfanne von beiden Seiten anbraten. Zum Abtropfen auf ein Küchenpapier legen.
4. Für die Tomatensauce etwas Öl in einer Pfanne erhitzen. Zwiebeln und Knoblauch darin anbraten, die passierten Tomaten dazugeben. Mit Salz, Pfeffer und den italienischen Kräutern abschmecken und ca. 15 Minuten köcheln lassen.
5. Den Ricotta mit 4 EL Käse und den beiden Eiern in einer Schüssel mischen und mit Salz und Pfeffer würzen.
6. Eine Auflaufform mit etwas Butter ausstreichen und mit dem Schichten der Lasagne beginnen. Dabei zuerst einen großen Löffel Sauce auf dem Boden verteilen und die Zucchinischeiben darauflegen. Diese mit der Ricottamischung bestreichen und etwas geriebenen Käse darauf verteilen. Schicht für Schicht so verfahren, und die Lasagne am Ende mit Käse bestreuen. Ergibt etwa drei bis vier Schichten.
7. Ca. 30 Minuten im vorgeheizten Backofen backen.

ERNÄHRUNGS-TIPP:
Mit Zucchini kannst du in vielen Gerichten die Nudeln ersetzen, um Kalorien zu sparen. Dabei hat das kalorienarme Gemüse eine gute Kombination aus Vitaminen und Nährstoffen, zum Beispiel Calcium, Magnesium, Eisen, B-Vitamine, Vitamin A und Vitamin C.

GEBACKENER LACHS
mit buntem Ofengemüse

FÜR 4 PORTIONEN:
40 Minuten

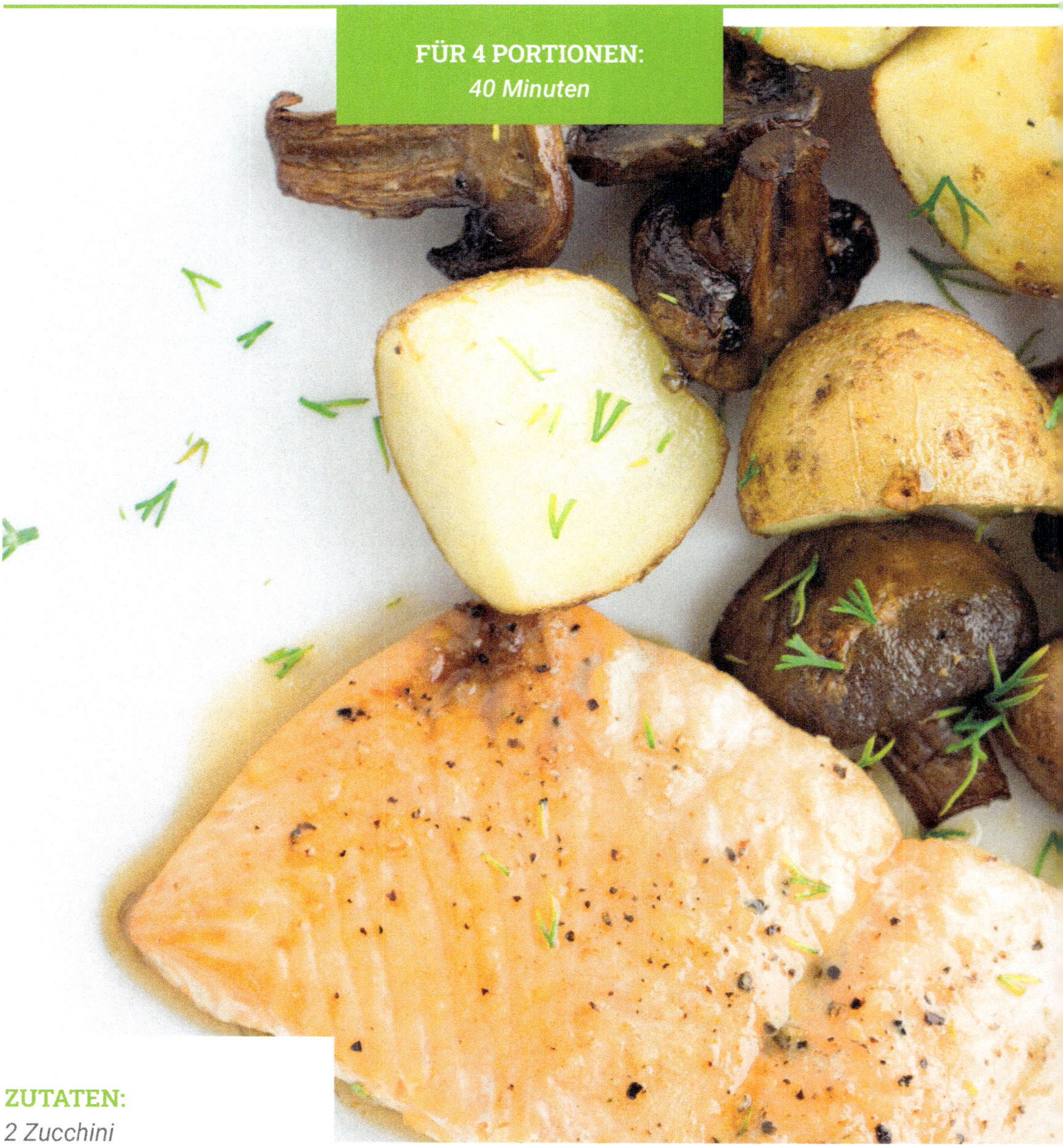

ZUTATEN:

2 Zucchini
12 Champignons
2 Knoblauchzehen
8 mittlere Kartoffeln
250 g Cocktailtomaten
4 Lachsfilets (je ca. 125 g)
Salz und Pfeffer
1 Zitrone
4 EL Olivenöl
4 Thymianzweige

1. Den Backofen auf 170 °C Ober- und Unterhitze vorheizen.
2. Die Zucchini waschen und in dünne Scheiben schneiden. Champignons putzen und in Stücke schneiden. Die Knoblauchzehen schälen und fein hacken. Die Zucchini von den Enden befreien und in dünne Scheiben schneiden. Die Cocktailtomaten halbieren.
3. Die Kartoffeln bleibt ungeschälter, werden gewaschen und in mundgerechte Stücke geschnitten.

PRO PORTION CA.
385 kcal – 31 g EW, 12 g KH, 24 g F, 5 g BST

REICH AN EIWEIß
REICH AN WERTVOLLEN FETTSÄUREN
GUT VORZUBEREITEN

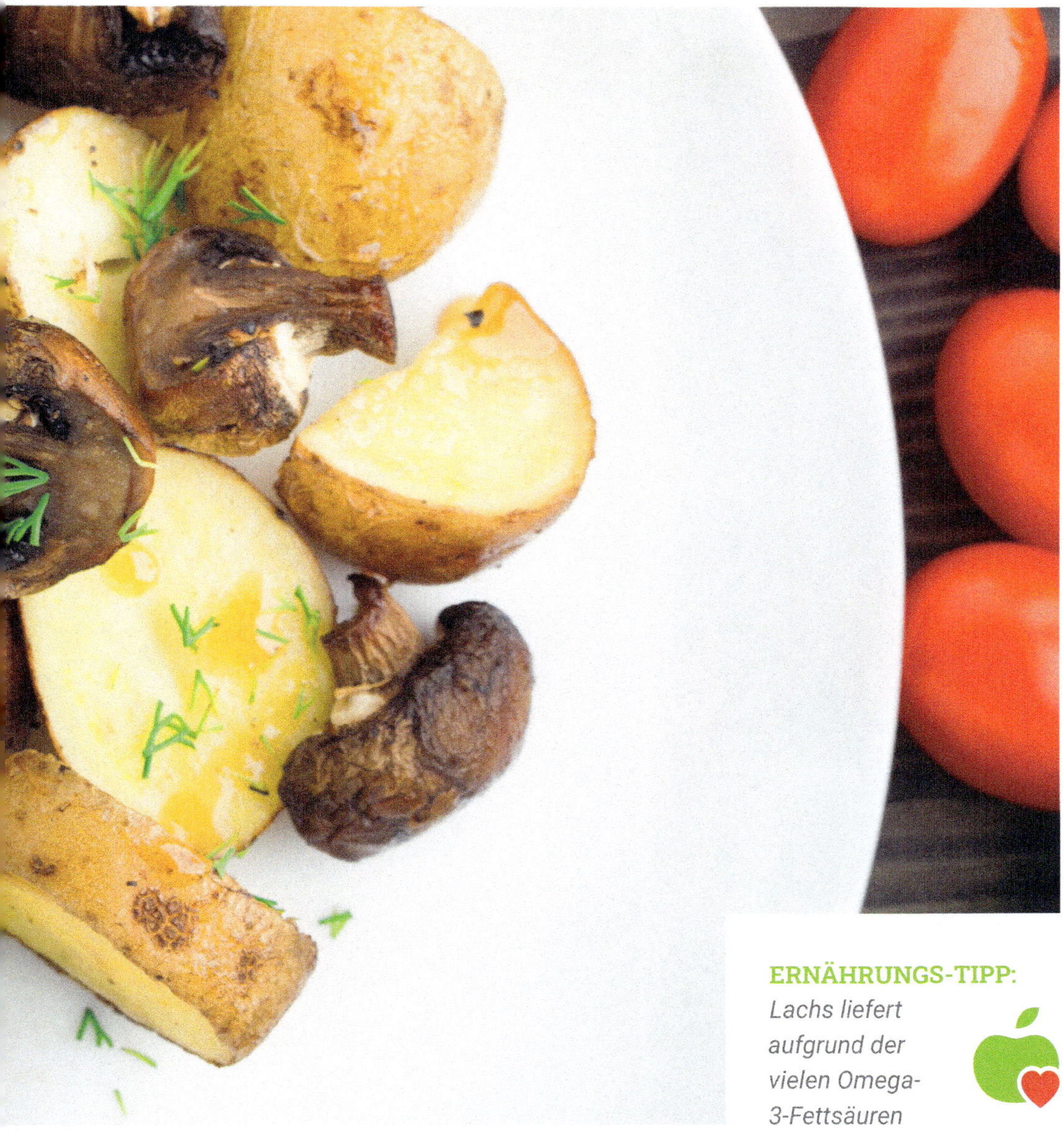

4. Backpapier auf einem Backblech auslegen und das Gemüse darauf verteilen.
5. Die vier Lachsfilets auf das Gemüsebett legen und alles salzen und pfeffern. Dann den Saft der Zitrone darüber träufeln und das Olivenöl ebenfalls darüber geben. Die Thymianzweige darauf verteilen.
6. Die Ecken des Backpapiers wie zu einem Päckchen einschlagen und alles für 20 bis 25 Minuten garen.

ERNÄHRUNGS-TIPP:
Lachs liefert aufgrund der vielen Omega-3-Fettsäuren einen wichtigen Beitrag zur Nährstoffversorgung. In Kombination mit dem Gemüse und den langkettigen Kohlenhydraten der Kartoffel ist dieses Gericht ausgewogen und der ideale Sattmacher.

ASIATISCHES CURRY
mit Putenbrust, Sprossen und Limette

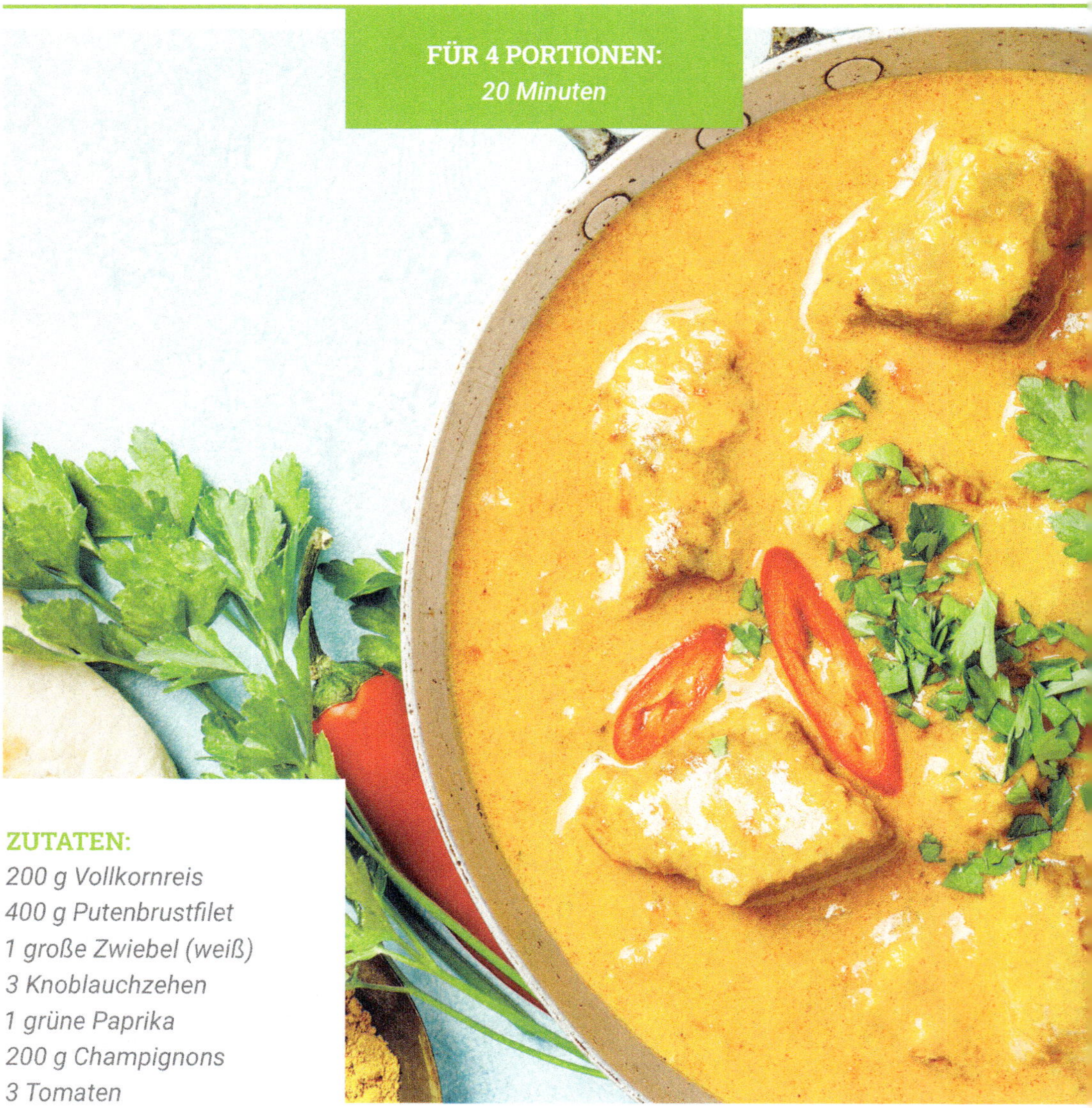

FÜR 4 PORTIONEN:
20 Minuten

ZUTATEN:
200 g Vollkornreis
400 g Putenbrustfilet
1 große Zwiebel (weiß)
3 Knoblauchzehen
1 grüne Paprika
200 g Champignons
3 Tomaten
3 EL Sesamöl
200 g Sauerrahm
1 Dose Kokosmilch
2 TL gelbes Currypulver
1 TL Kurkuma
½ TL Kreuzkümmel
Salz und Pfeffer
1 Chilischote
1 Handvoll Mungobohnensprossen
1 Limette

1. Den Vollkornreis waschen und mit der doppelten Menge Wasser und etwas Salz kochen.
2. Das Putenfilet waschen, eventuell Sehnen und Fasern wegschneiden und in mundgerechte Stücke schneiden.
3. Die Zwiebel und den Knoblauch schälen und fein hacken. Die Paprika waschen und in Streifen schneiden. Die Champignons putzen und in Scheiben schneiden. Die Tomaten waschen und in Würfel schneiden.
4. Sesamöl in einer Pfanne oder einem Wok erhitzen und die Fleischwürfel, Zwiebel und Knoblauch kräftig anbraten. Wenn das

PRO PORTION CA.
450 kcal – 32 g EW, 44 g KH, 16 g F, 5 g BST

REICH AN EIWEIß
GUT ZUM MITNEHMEN

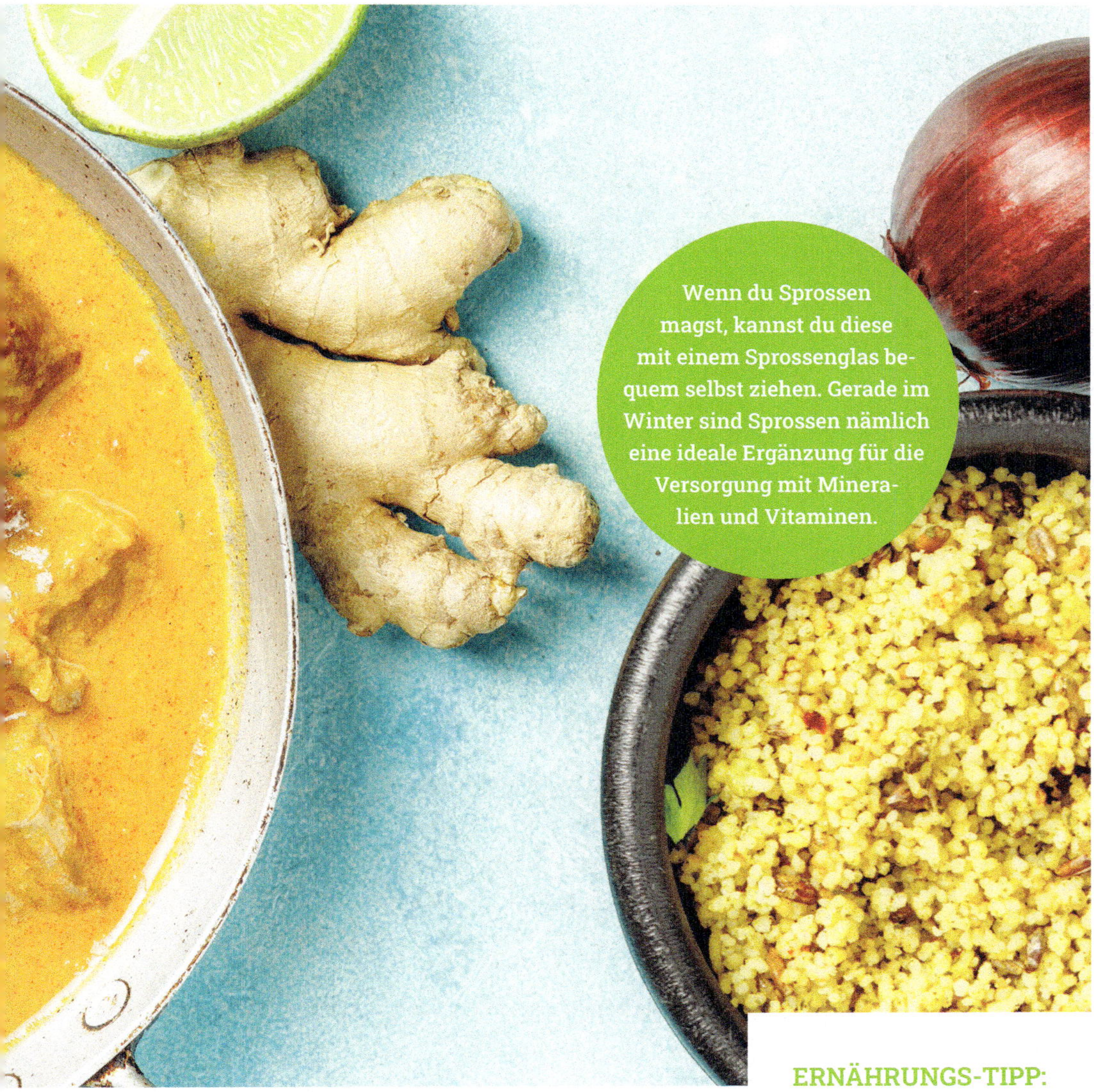

Wenn du Sprossen magst, kannst du diese mit einem Sprossenglas bequem selbst ziehen. Gerade im Winter sind Sprossen nämlich eine ideale Ergänzung für die Versorgung mit Mineralien und Vitaminen.

Fleisch fast durch ist, die Champignons dazugeben und wenig später die geschnittenen Paprikastreifen ebenfalls.

5. Währenddessen den Sauerrahm und die Kokosmilch in einer Schüssel mit dem Currypulver, Kurkuma und Kreuzkümmel verrühren und ebenfalls in die Pfanne geben.
6. Die Hitze reduzieren und 5 bis 10 Minuten weiterköcheln lassen.
7. Am Ende die Tomaten dazugeben und mit Salz und Pfeffer abschmecken. Mit den Sprossen und der geviertelten Limette garnieren und, wenn gewünscht, eine geschnittene Chilischote dazugeben.

ERNÄHRUNGS-TIPP:
In vielen asiatischen Ländern gehören Currys zu den Grundnahrungsmitteln - und das aus gutem Grund. Denn Curry soll den Cholesterinspiegel stabilisieren, Entzündungen hemmen und den Appetit anregen.

FORELLENFILET AUS DEM OFEN
mit Pesto-Marinade und buntem Ofengemüse

PRO PORTION CA.
550 kcal – 55 g EW, 27 g KH,
24 g F, 8 g BST

REICH AN EIWEIß
REICH AN VITAMINEN

FÜR 4 PORTIONEN:
45 Minuten

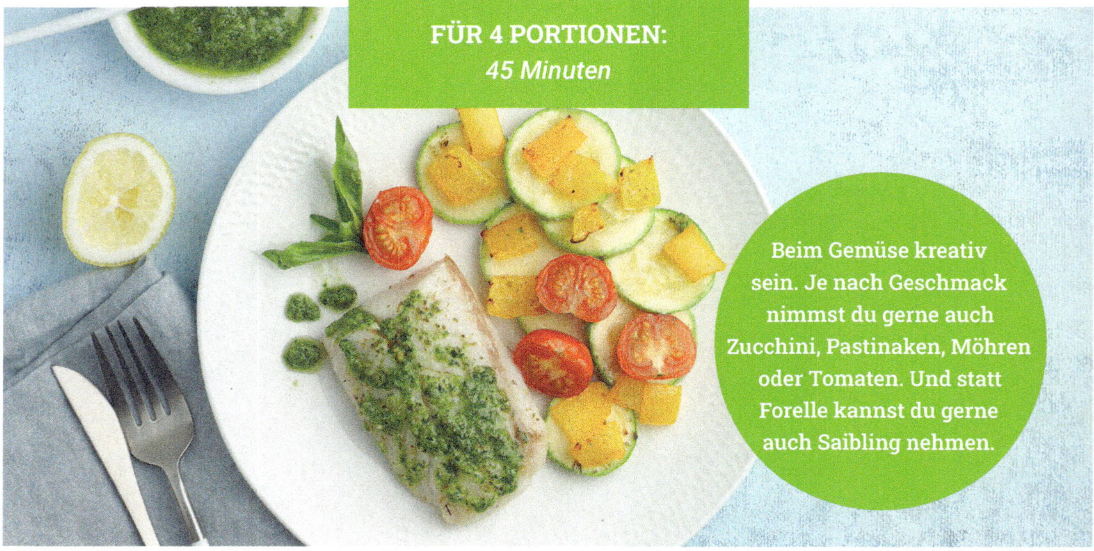

Beim Gemüse kreativ sein. Je nach Geschmack nimmst du gerne auch Zucchini, Pastinaken, Möhren oder Tomaten. Und statt Forelle kannst du gerne auch Saibling nehmen.

ZUTATEN:
4 Forellenfilets
4 EL grünes Pesto
1 Fenchelknolle
2 gelbe Paprika
1 rote Zwiebel
3 Knoblauchzehen
2 Zucchini
2 EL Öl
2 Zweige Rosmarin

1. Die Forellenfilets mit dem Pesto einreiben und in einer Schüssel kurz ziehen lassen.
2. Den Backofen auf 180 °C Ober- und Unterhitze vorheizen.
3. Den Fenchel und die Paprika waschen. Paprika entkernen, beim Fenchel den Strunk entfernen, und beides in mundgerechte Stücke schneiden.
4. Die Zwiebel und den Knoblauch schälen. Beides in Scheiben schneiden.
5. Die Zucchini waschen und in Scheiben schneiden.
6. Ein Backblech mit Backpapier auslegen. Fenchel, Paprika, Süßkartoffeln, Zwiebeln und Knoblauch darauf verteilen und 2 EL Öl darüber verteilen. Die Forelle und die Rosmarinzweige auf das Gemüse legen und ca. 25 Minuten auf mittlerer Schiene im Ofen backen.

ERNÄHRUNGS-TIPP:
Die Forelle ist ein äußerst gesunder Fisch, der ruhig regelmäßig auf den Tisch kommen darf. Denn Forellen enthalten neben dem hochwertigen Eiweiß und den essenziellen Aminosäuren hochwertige Omega-3-Fettsäuren sowie die Vitamine B1, B2, B6, A, C und E.

HIRSEPUFFER
mit Gurken-Raita

PRO PORTION CA.
440 kcal – 21 g EW, 61 g KH, 11 g F, 4 g BST

GUT VORZUBEREITEN
GUT AUFZUBEWAHREN

FÜR 4 PORTIONEN:
40 Minuten

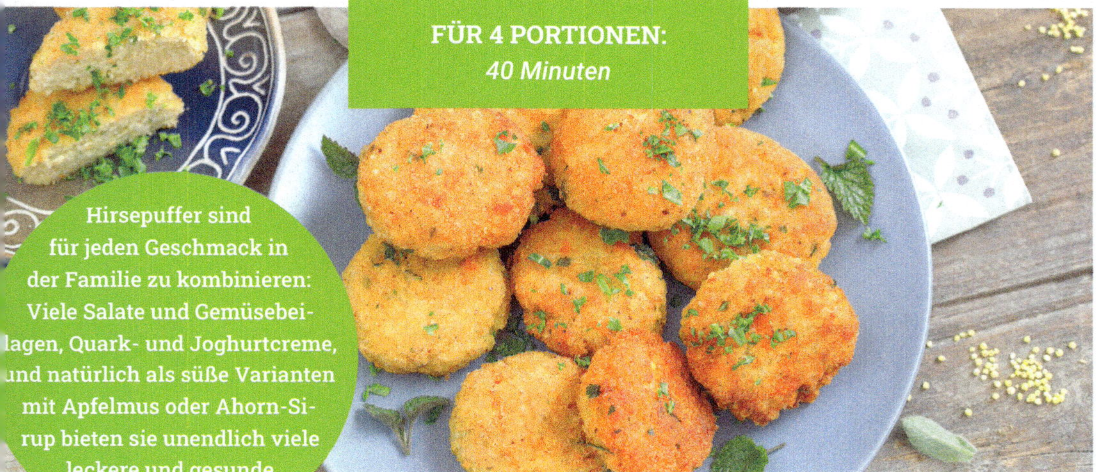

Hirsepuffer sind für jeden Geschmack in der Familie zu kombinieren: Viele Salate und Gemüsebeilagen, Quark- und Joghurtcreme, und natürlich als süße Varianten mit Apfelmus oder Ahorn-Sirup bieten sie unendlich viele leckere und gesunde Möglichkeiten!

ZUTATEN:
4 Zucchini
1 Zwiebel (rot)
1 Knoblauchzehe
1 EL Olivenöl
1 EL Tomatenmark
400 g passierte Tomaten
1 TL italienische Kräuter
Salz und Pfeffer
250 g Ricotta
2 Bio-Eier
150 g geriebener Käse

1. Für die Hirsepuffer einen Topf mit Salzwasser aufsetzen. Die Hirse darin aufkochen und 20 Minuten köcheln lassen. Zwiebel schälen und fein hacken.
2. Während die Hirse köchelt, für die Raita die Zitrone auspressen, mit dem Joghurt in eine Schüssel geben und aufschlagen, bis der Joghurt schön luftig und cremig ist.
3. Die Salatgurke fein reiben und zum Joghurt geben. Die Zwiebeln in feine Würfel schneiden und ebenfalls dazugeben. Minze und Koriander waschen und ebenfalls in die Schüssel geben. Mit Kreuzkümmel, Salz, Pfeffer und Paprikapulver abschmecken und im Kühlschrank durchziehen lassen.
4. Wenn die Hirse gar ist, evtl. überschüssiges Wasser abgießen und die Hirse mit der Butter, den Zwiebeln, Kräuter, Quark und Ei vermischen. Mit Salz und Pfeffer würzen.
5. Zu flachen Puffern formen und in einer beschichteten Pfanne mit Sesamöl anbraten.

ERNÄHRUNGS-TIPP:
Hirse ist ein äußerst gesundes Getreide und kommt bei den meisten Familien leider viel zu selten auf den Tisch. Hirse enthält viele essentielle Aminosäuren, Zink und B-Vitamine und ist für ein pflanzliches Lebensmittel sehr reich an Eisen.

GRÜNER SPARGEL
mit Salbeibutter und Ricotta-Nocken

FÜR 4 PORTIONEN:
40 Minuten

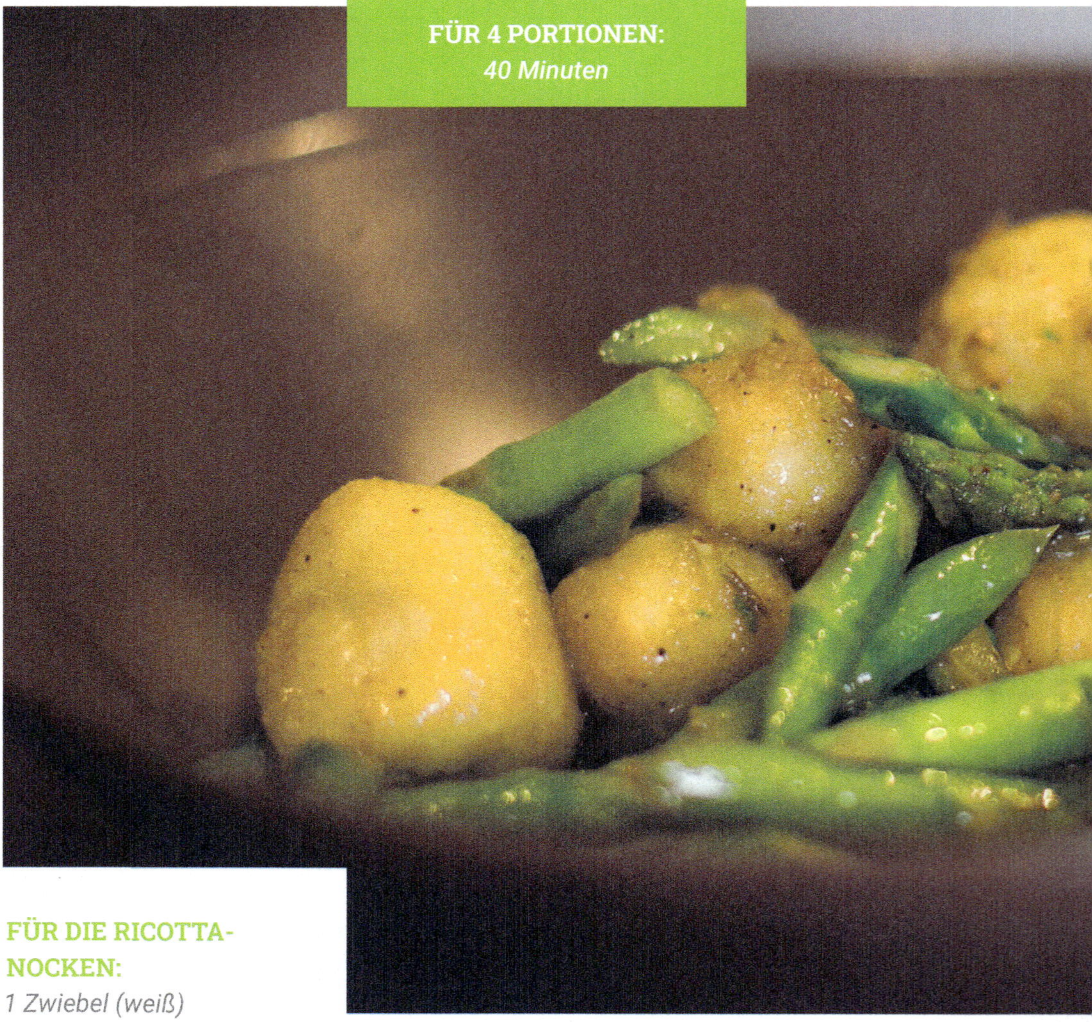

FÜR DIE RICOTTA-NOCKEN:
1 Zwiebel (weiß)
1 Knoblauchzehe
450 g Cremespinat (tiefgekühlt)
100 g Parmesan
250 g Ricotta
2 Eier
300 g Cherrytomaten

FÜR DEN SPARGEL:
1 kg grüner Spargel
100 g Butter
eine Handvoll Salbeiblätter
Salz und Pfeffer

1. Für die Ricotta-Nocken die Zwiebel und den Knoblauch schälen. Die Zwiebel fein würfeln und den Knoblauch pressen. In einer Pfanne das Olivenöl erhitzen und Zwiebel und Knoblauch kurz anbraten. Den Spinat dazugeben und unter Rühren auftauen lassen.
2. Den Parmesan reiben, etwas zum Bestreuen für später beiseitestellen und den restlichen Parmesan in einer Schüssel mit dem Ricotta und den Eiern verrühren.
3. Den Spinat aus der Pfanne nehmen und das Wasser in einem Sieb gut ausdrücken. Anschließend abkühlen lassen, unter die Ricotta-Parmesan-Mischung rühren und mit Salz und Pfeffer abschmecken.

PRO PORTION CA.
500 kcal – 28 g EW, 10 g KH,
39 g F, 8 g BST

FÜR BESONDERE ANLÄSSE
REICH AN EIWEIß
REICH AN VITAMINEN

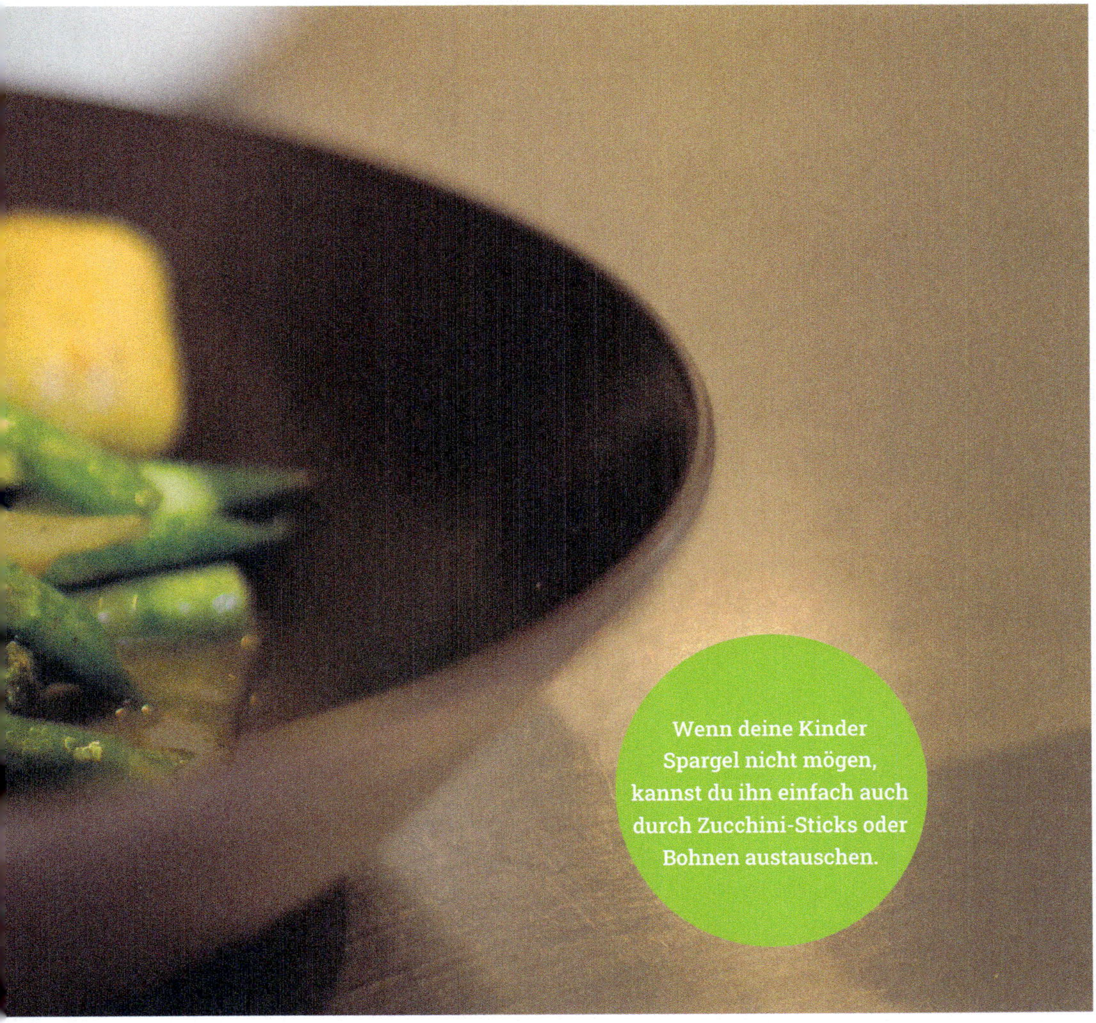
Wenn deine Kinder Spargel nicht mögen, kannst du ihn einfach auch durch Zucchini-Sticks oder Bohnen austauschen.

4. Einen Topf mit gesalzenem Wasser aufsetzen und zum Kochen bringen. Mit zwei Esslöffeln Nocken formen, ins Wasser geben und für ca. 5 Minuten leicht köcheln lassen. Wenn die Nocken an die Oberfläche steigen, sind sie fertig. Die Nocken mit einer Kelle aus dem Wasser nehmen und abtropfen lassen.
5. Den Spargel waschen. In einer großen Pfanne 1 EL Butter erhitzen und den Spargel darin auf mittlerer Hitze anbraten. Herausnehmen und die Pfanne auswischen. Nun die Pfanne wieder erwärmen, 100 g Butter hineingeben und warten, bis sie aufschäumt. Die Salbeiblätter dazugeben und kurz anbraten.
6. Die Nocken auf einem Teller anrichten und mit Parmesan bestreuen. Spargel dazulegen und alles mit der Salbeibutter begießen

ERNÄHRUNGS-TIPP:
Spargel enthält viele wertvolle Mineralien wie Kalzium, Phosphor oder Kalium – bei einem sehr niedrigen Kaloriengehalt von nur 15 kcal pro 100 g. Sein hoher Stickstoffgehalt regt die Nierentätigkeit und somit die Ausscheidung an.

SCHWEINEFILET MIT POLENTA

mit Basilikumsauße

FÜR 4 PORTIONEN:
45 Minuten

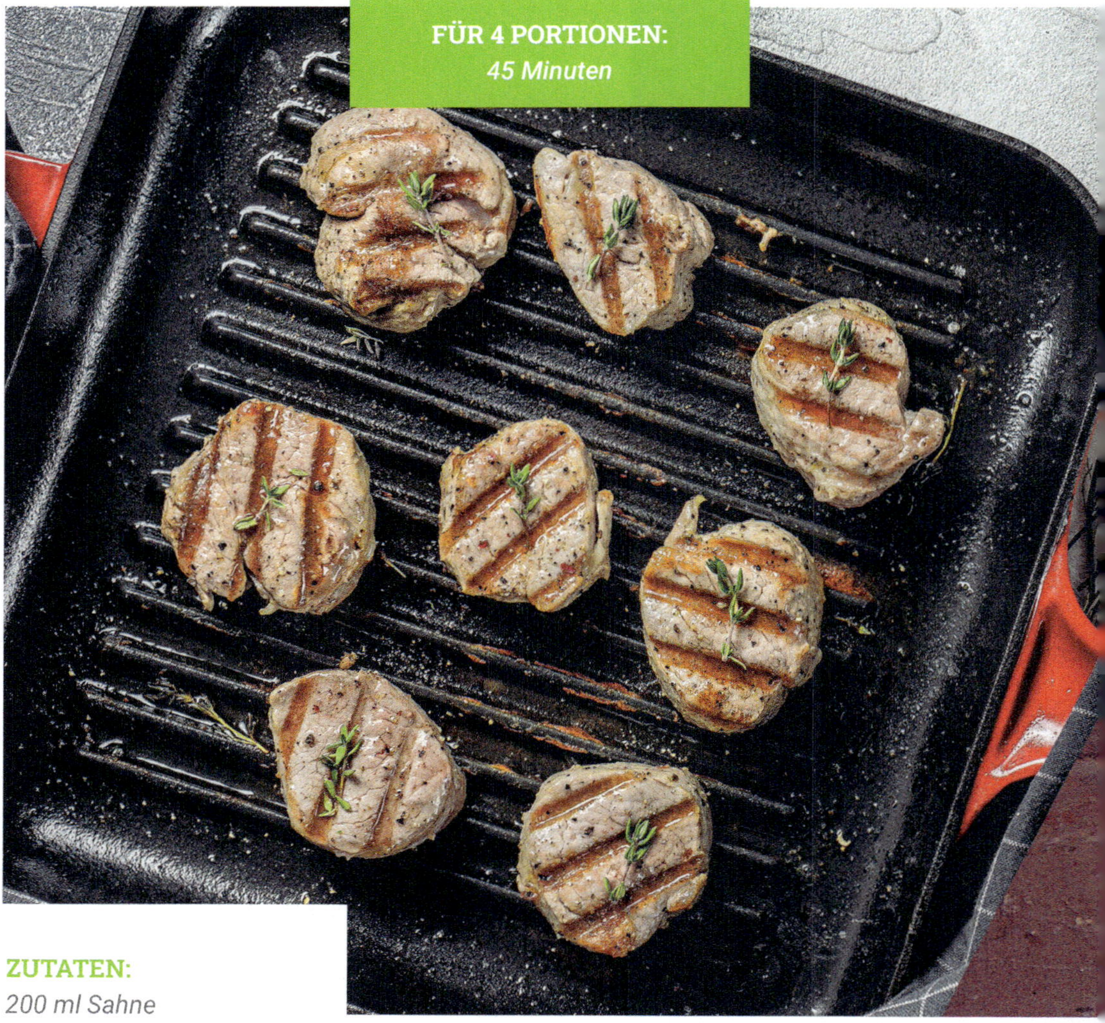

ZUTATEN:

200 ml Sahne
1 Packung TK-Basilikum
1 großes Schweinefilet (ca. 800 g)
150 ml Gemüsebrühe
2 EL Olivenöl
2 EL Tomatenmark
2 Knoblauchzehen
Salz und Pfeffer
3 Tomaten
1 Topf Basilikum
150 g Polenta (Maisgrieß)
500 ml Gemüsebrühe
30 g Butter

1. Die Sahne, die Gemüsebrühe und die Packung TK-Basilikum in einen Topf geben, aufkochen lassen und etwa eine Viertelstunde einkochen lassen.
2. In der Zwischenzeit die Schweinefilets waschen, evtl. Sehnen entfernen und in ca. 2 cm dicke Scheiben schneiden. Den Ofen auf 180 °C Ober- und Unterhitze vorheizen.
3. In einer Pfanne Olivenöl erhitzen und beide Seiten scharf anbraten. Die Stücke aus der Pfanne nehmen, in eine Auflaufform legen und salzen und pfeffern.
4. Tomatenmark, 2 EL Olivenöl, durchgepresste Knoblauchzehen, Pfeffer und Salz verrühren und die Schweinemedaillons damit

PRO PORTION CA.
600 kcal – 48 g EW, 31 g KH, 32 g F, 2 g BST

EIWEISSREICH
GUT AUFZUBEWAHREN

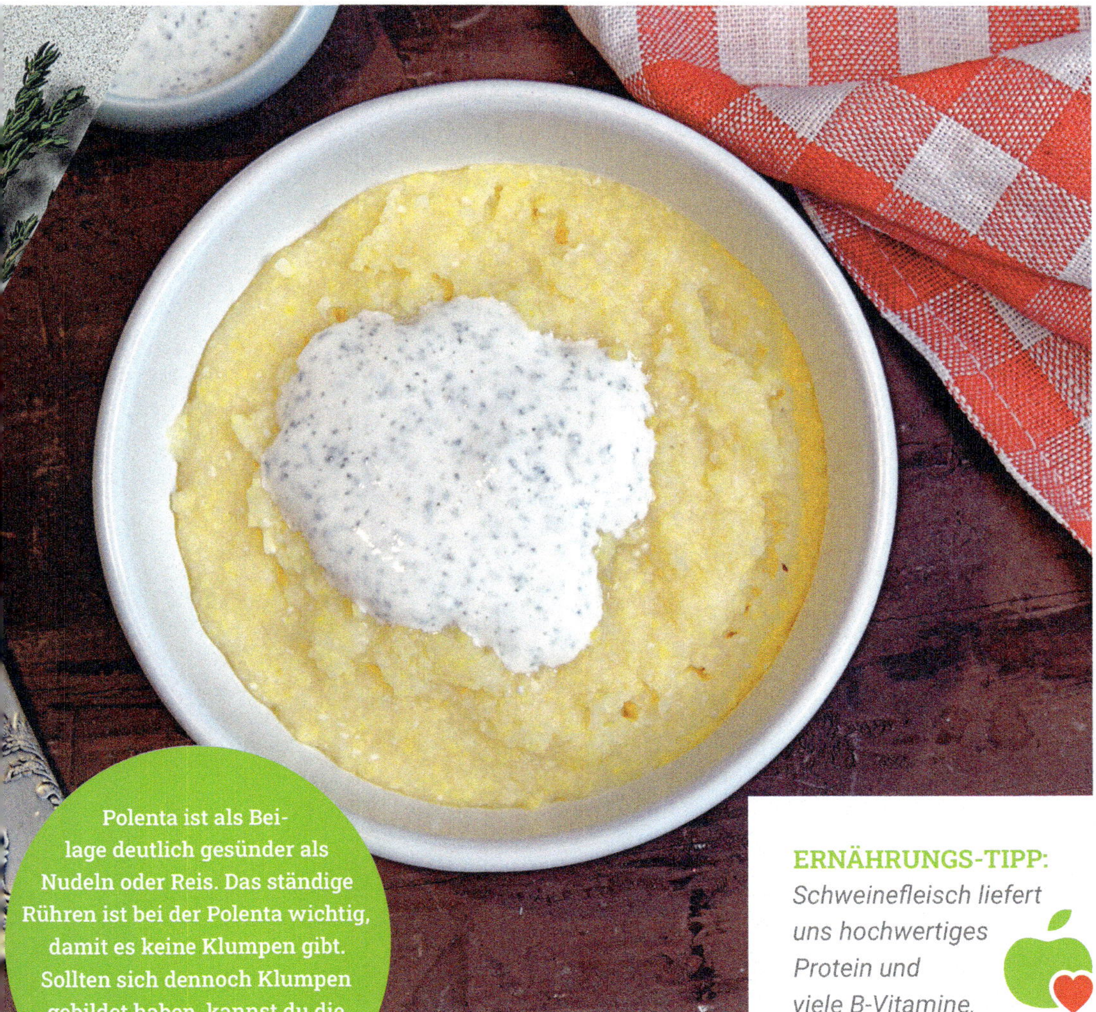

Polenta ist als Beilage deutlich gesünder als Nudeln oder Reis. Das ständige Rühren ist bei der Polenta wichtig, damit es keine Klumpen gibt. Sollten sich dennoch Klumpen gebildet haben, kannst du die Masse mit dem Pürierstab wieder cremig rühren.

bepinseln. Die Tomaten in Scheiben schneiden und eine Scheibe auf jedes Medaillon legen. Basilikum abzupfen und ebenfalls auf die Medaillons legen.

5. Die Sahnesauce um die Medaillons gießen und im vorgeheizten Backofen bei 180 °C ca. 12 Minuten backen.

6. In der Zwischenzeit die Gemüsebrühe in einem Topf zum Kochen bringen und die Polenta einrühren. Nun unter ständigem Rühren die Polenta einkochen lassen. Zum Ende mit der Butter verfeinern und sofort servieren.

ERNÄHRUNGS-TIPP:
Schweinefleisch liefert uns hochwertiges Protein und viele B-Vitamine, allerdings auch viel Fett, und sollte deshalb am besten nur ein bis zweimal im Monat auf dem Familienspeiseplan stehen. Denn zu viel Fleisch fördert nachweislich Krebs, Herz-Kreislauf-Erkrankungen und Gicht. Filet ist ein fettarmes Stück und sollte anderen Stücken wie Nacken oder Hüfte vorgezogen werden.

RINDERFILET MIT BUNTEN ZOODELS

mit Sesamsoße

FÜR 4 PORTIONEN:
40 Minuten

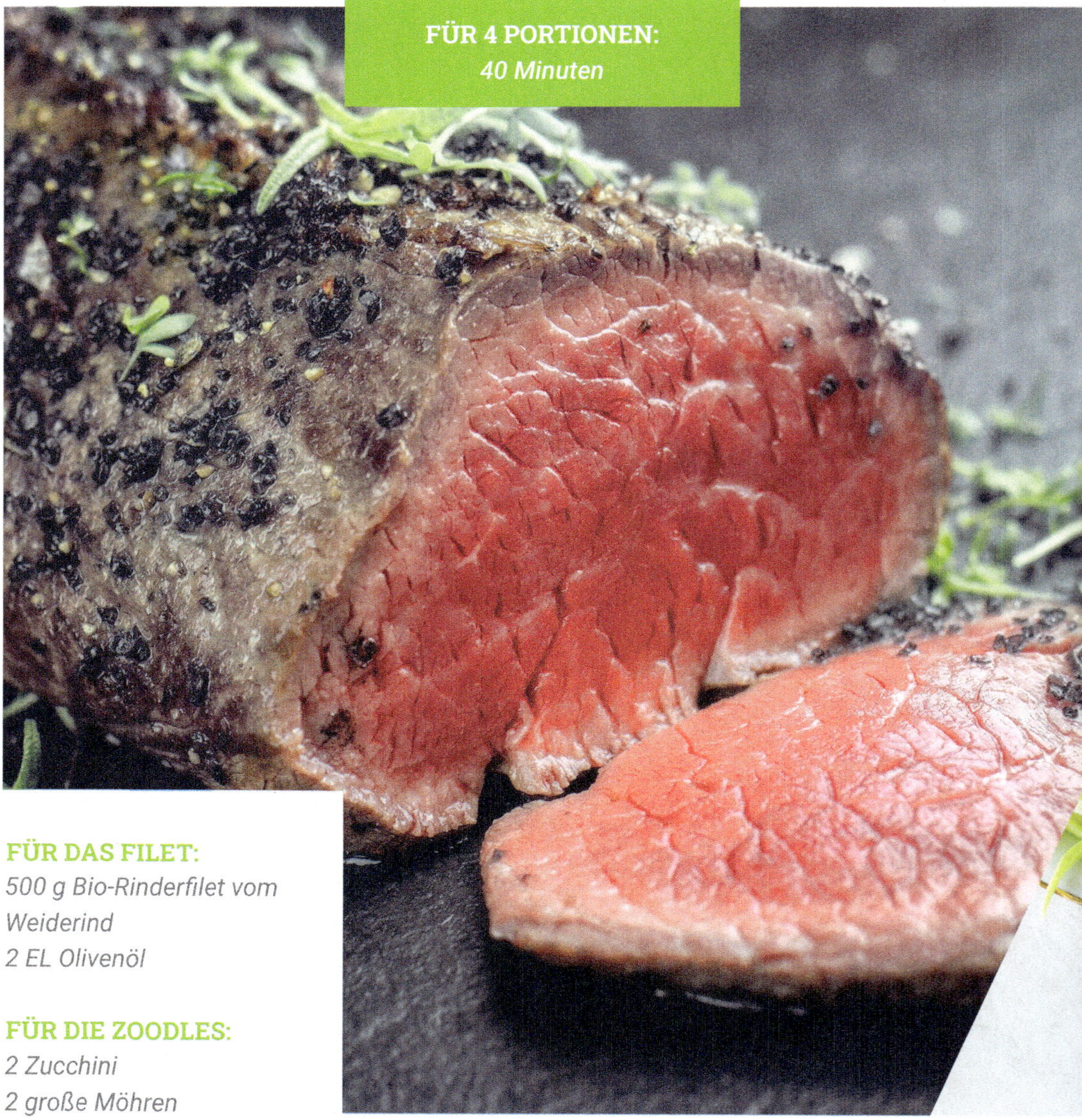

FÜR DAS FILET:
500 g Bio-Rinderfilet vom Weiderind
2 EL Olivenöl

FÜR DIE ZOODLES:
2 Zucchini
2 große Möhren
1 Handvoll frische Petersilie
2 EL Sesam

FÜR DIE SESAMSAUCE:
6 EL Tahini-Sesampaste
1 TL Gemüsebrühe
2 EL Zitronensaft
Salz und Pfeffer
2 Knoblauchzehen

1. Den Backofen auf 180 °C Ober- und Unterhitze vorheizen.
2. Das Rinderfilet waschen, trockentupfen und in einer Pfanne von beiden Seiten jeweils ca. 4 bis 5 Minuten scharf anbraten. Anschließend in Alufolie wickeln und im Ofen für ca. 25 Minuten garen.
3. Nun die Zucchini und die Möhren waschen und mit einem Sparschäler schälen. Beides mit einem Spiralschneider in feine Spiralen schneiden.

PRO PORTION CA.
540 kcal – 34 g EW, 15 g KH, 17 g F, 10 g BST

REICH AN EIWEIß
REICH AN BALLASTSTOFFEN
FÜR BESONDERE ANLÄSSE

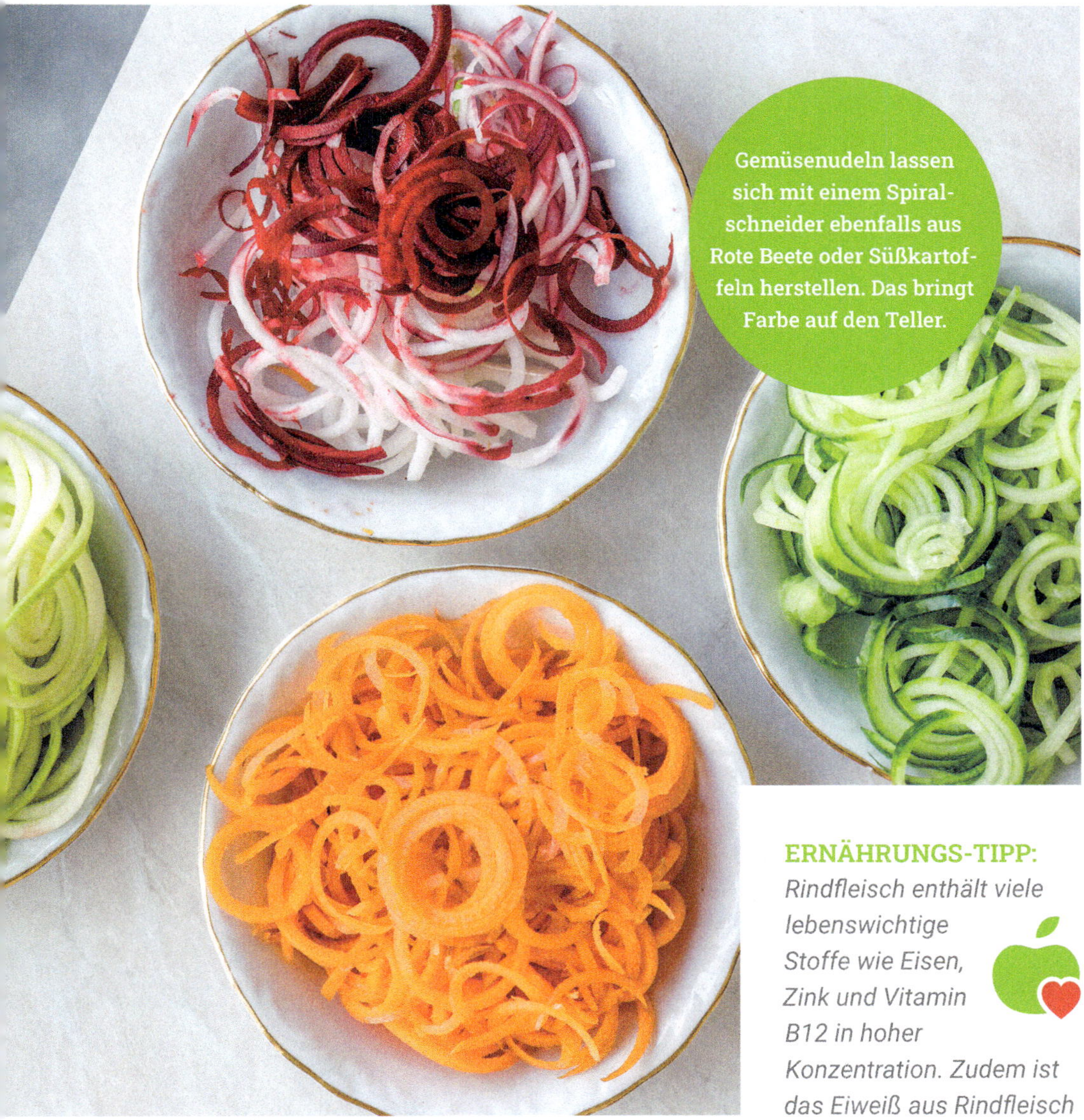

Gemüsenudeln lassen sich mit einem Spiralschneider ebenfalls aus Rote Beete oder Süßkartoffeln herstellen. Das bringt Farbe auf den Teller.

4. Die Tahini-Sesampaste mit etwas Wasser verrühren, bis sie cremig ist, und mit Gemüsebrühe, Zitronensaft, der Hälfte der klein geschnittenen Petersilie, den gepressten Knoblauchzehen, dem Salz und dem Pfeffer abschmecken.
5. Die Zucchini- und Möhrenspiralen mit der Sauce vermischen und in einer Pfanne für wenige Minute auf mittlerer Hitze anbraten. Mit der Petersilie und dem Sesam bestreuen.
6. Das Rinderfilet aus dem Ofen nehmen, in Scheiben schneiden und zusammen mit den Zoodles und der Sesamsauce anrichten.

ERNÄHRUNGS-TIPP:
Rindfleisch enthält viele lebenswichtige Stoffe wie Eisen, Zink und Vitamin B12 in hoher Konzentration. Zudem ist das Eiweiß aus Rindfleisch sehr hochwertig und kann vom menschlichen Körper gut verstoffwechselt werden. Dennoch sollte rotes Fleisch nur in Maßen gegessen werden, da ein hoher Fleischkonsum Darmkrebs und Herz-Kreislauf-Krankheiten begünstigt.

BUDDHA BOWL
auf orientalische Art

FÜR 4 PORTIONEN:
40 Minuten

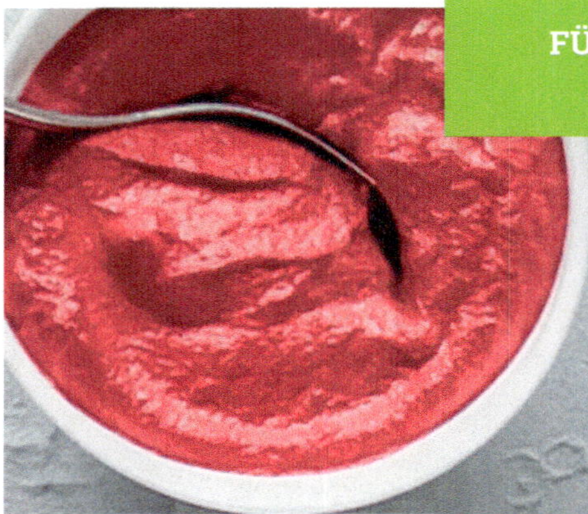

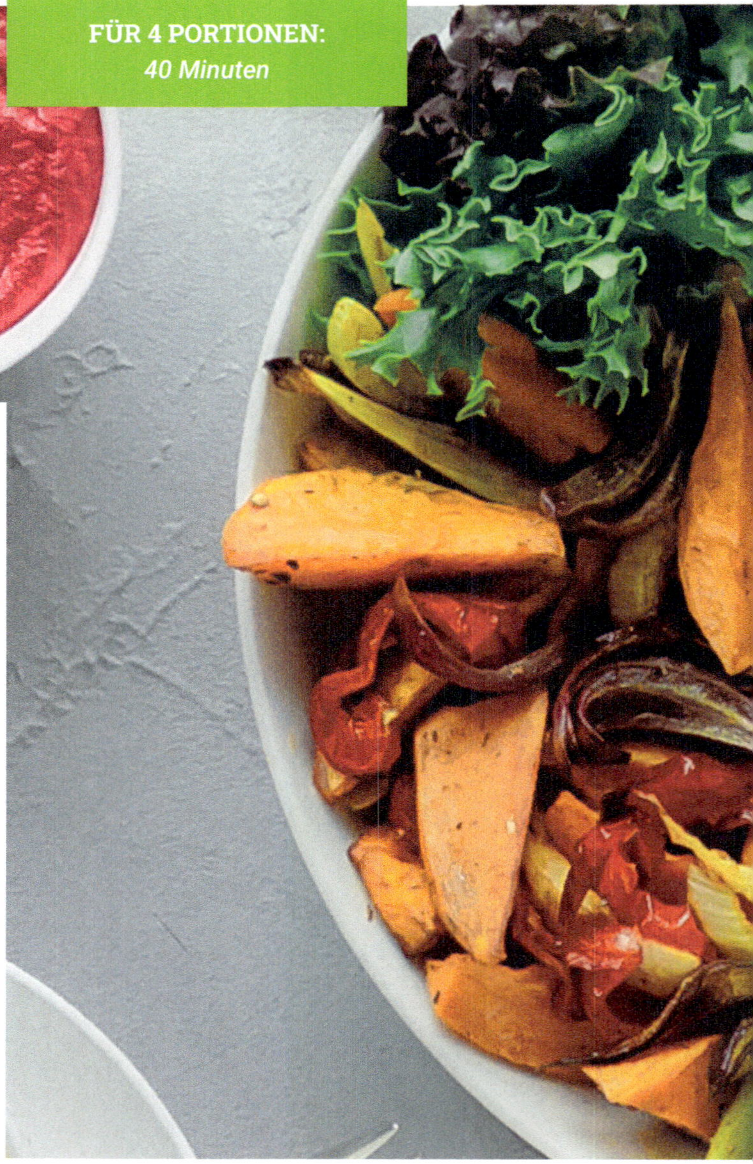

ZUTATEN:
200 g Hirse

FÜR DAS OFENGEMÜSE:
2 EL Olivenöl
2 Süßkartoffeln
2 Fenchelknollen
2 rote Paprika
2 rote Zwiebeln (weiß)
1 TL Paprikapulver, Kreuzkümmel, Kurkuma
Salz und Pfeffer

FÜR DIE KICHERERBSEN:
1 Dose Kichererbsen
½ TL Paprikapulver
½ TL Kurkuma
½ TL Kreuzkümmel

FÜR DIE BOWL:
zwei Handvoll Pflücksalat
1 Gurke
2 EL Olivenöl
600 g Cocktailtomaten
1 Zitrone
Salz und Pfeffer
Rote-Beete-Hummus

1. Die Hirse nach Packungsanweisung kochen.
2. Den Backofen auf 180 °C vorheizen
3. Süßkartoffeln, Fenchel und Paprika waschen, in Stücke schneiden und auf einem mit Backpapier ausgelegten Blech verteilen. Mit Paprikapulver, Kurkuma, Kreuzkümmel, Salz und Pfeffer würzen und etwa 30 Minuten lang im Ofen backen.
4. In der Zwischenzeit die Kichererbsen abtropfen, gut abspülen und in einer Schüssel mit den Gewürzen vermischen.

PRO PORTION CA.
550 kcal – 16 g EW, 82 g KH, 20 g F, 19 g BST

REICH AN BALLASTSTOFFEN
GUT ZUM MITNEHMEN

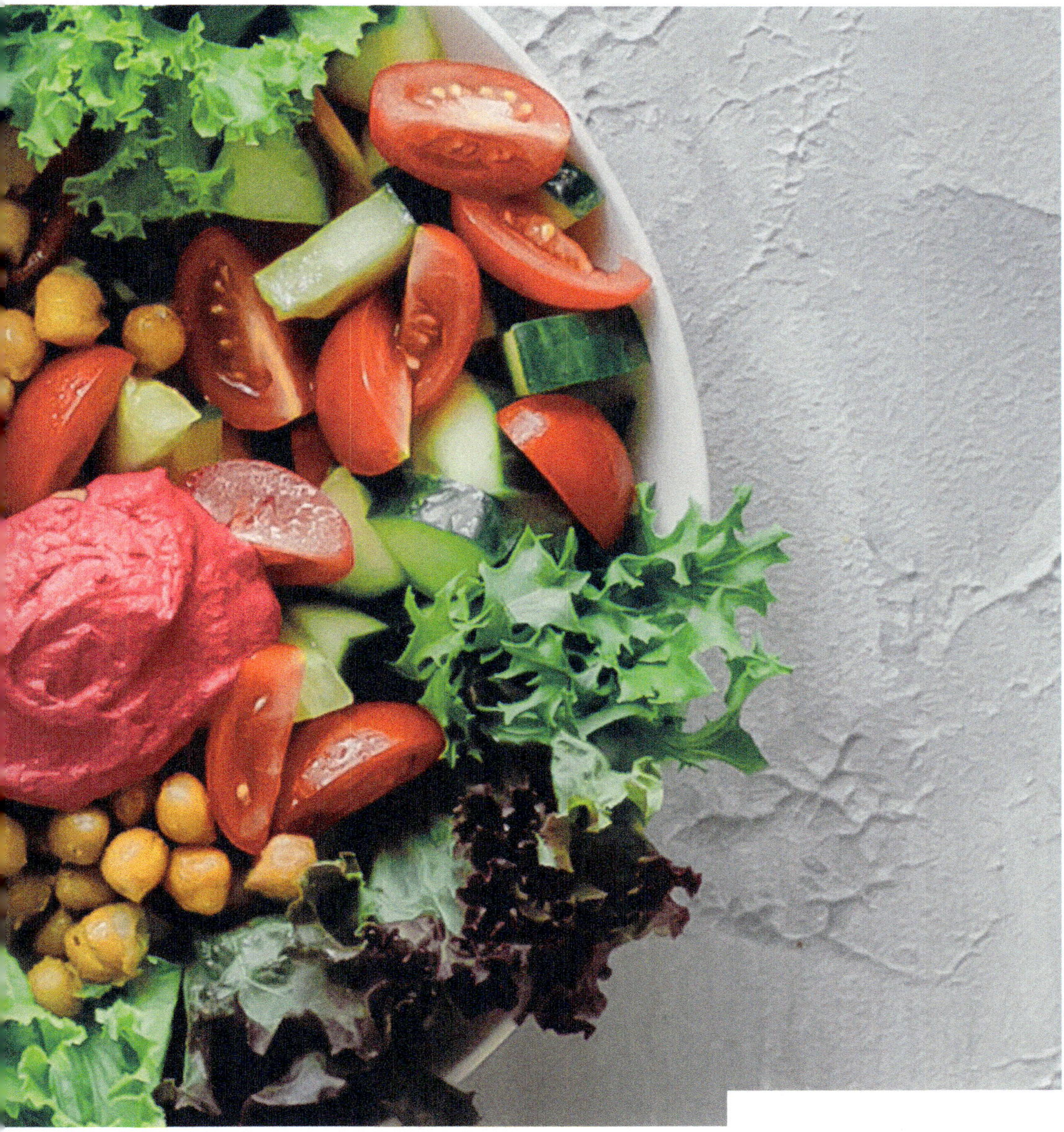

5. Die Gurke und die Tomaten in kleine Würfel schneiden und mit dem Saft der Zitrone und dem Olivenöl abschmecken.
6. Um die Bowl anzurichten, zuerst den Pflücksalat in die Schüssel geben, dann das Ofengemüse und den Tomaten-Gurken-Salat dazugeben. Anschließend die Kichererbsen und die Hirse darüber verteilen und mit einem Klecks Rote-Beete-Hummus garnieren.

ERNÄHRUNGS-TIPP:
Die Buddha Bowl kommt ursprünglich aus dem Zen-Buddhismus. Dabei geht es um den bewussten Genuss der Speisen und die Dankbarkeit.

SCHAFSKÄSEFRIKADELLEN
mit Gurken-Radieschen-Salat

FÜR 4 PORTIONEN:
40 Minuten

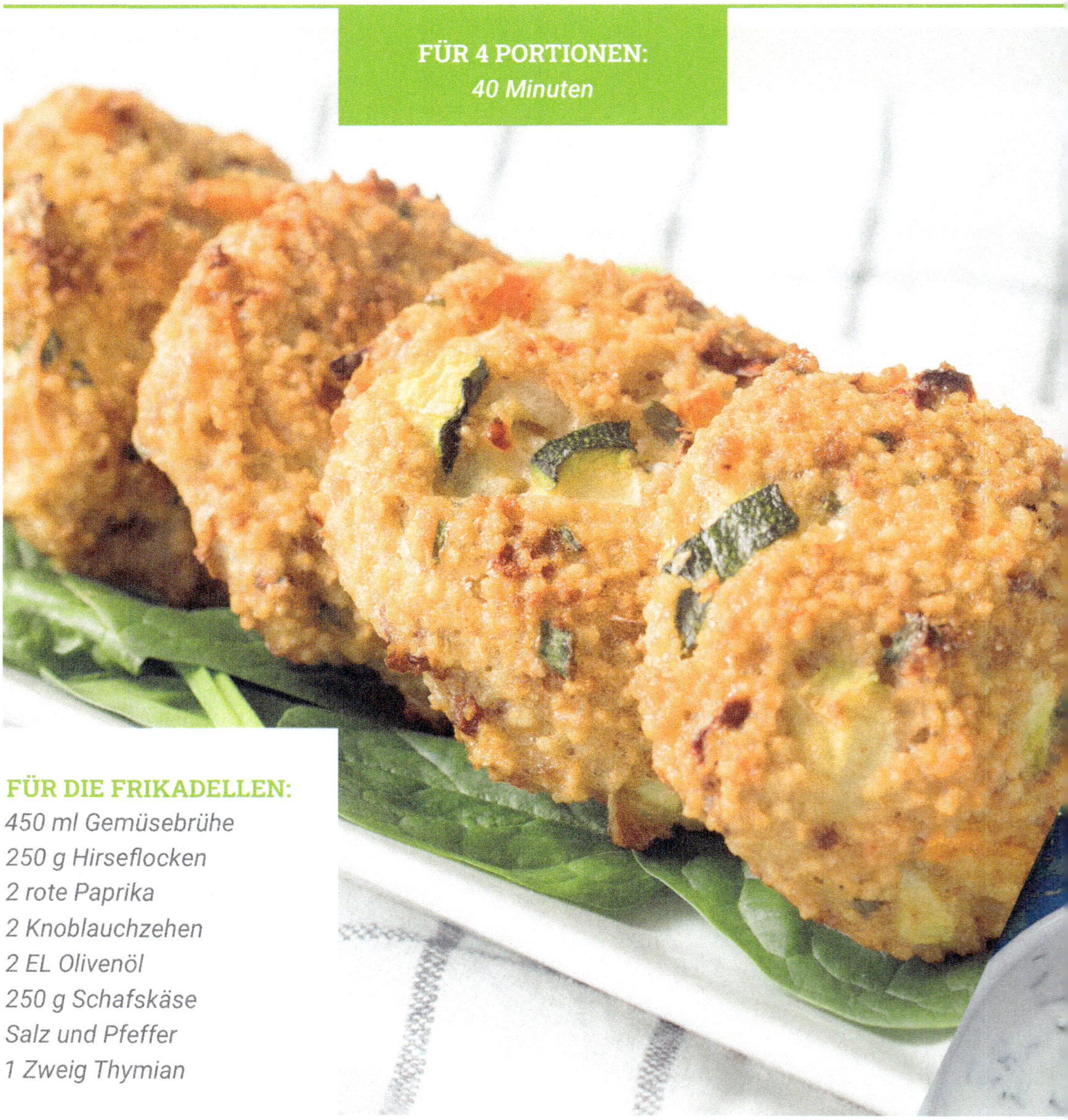

FÜR DIE FRIKADELLEN:
450 ml Gemüsebrühe
250 g Hirseflocken
2 rote Paprika
2 Knoblauchzehen
2 EL Olivenöl
250 g Schafskäse
Salz und Pfeffer
1 Zweig Thymian

FÜR DEN GURKENSALAT:
2 Salatgurken
4 Radieschen
2 Knoblauchzehen
3 EL saure Sahne
2 EL weißer Balsamicoessig
Salz und Pfeffer
½ Bund Dill

1. Für die Frikadellen die Gemüsebrühe in einem Topf erhitzen und die Hirseflocken einrühren. Den Topf vom Herd nehmen und die Hirseflocken für 25 Minuten quellen lassen.
2. Für den Salat die Gurken waschen und in dünne Scheiben hobeln. Die Radieschen ebenfalls waschen und hobeln. Den Knoblauch fein schneiden.
3. Aus der sauren Sahne, dem Essig, dem Salz und dem Pfeffer ein Dressing herstellen und über die Gurken geben. Den Dill fein hacken, über den Salat streuen und durchziehen lassen.

PRO PORTION CA.
500 kcal – 19 g, EW, 49 g KH, 24 g F, 6 g BST

GUT VORZUBEREITEN
GUT ZUM MITNEHMEN
VEGETARISCH

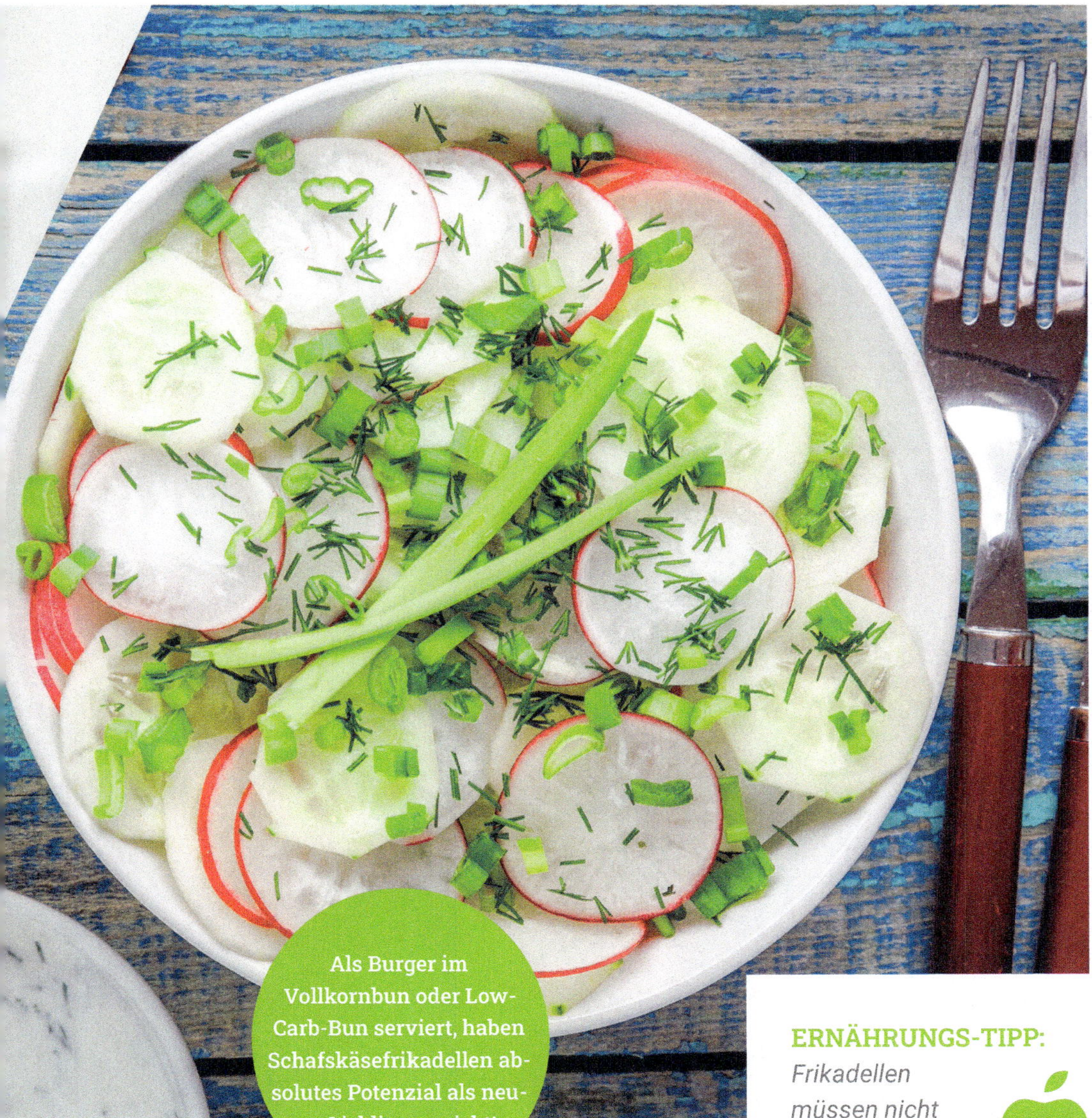

Als Burger im Vollkornbun oder Low-Carb-Bun serviert, haben Schafskäsefrikadellen absolutes Potenzial als neues Lieblingsgericht!

4. Die Paprika waschen, Kerngehäuse entfernen, fein würfeln und unter die fertig gegarte Hirse heben. Den Knoblauch schälen und ebenfalls unter die Masse pressen.
5. Den Schafskäse fein würfeln und ebenso dazu mischen, gut durchrühren und mit Salz, Pfeffer und Thymian würzen.
6. Mit feuchten Händen Frikadellen formen und in einer beschichteten Pfanne mit etwas Olivenöl ausbacken.

ERNÄHRUNGS-TIPP:
Frikadellen müssen nicht immer aus Fleisch bestehen. Diese Variante verwendet leckeren Schafskäse. Schafskäse hat eine höhere Nährstoffdichte als Kuhmilch und verfügt zum Beispiel über Orotsäure, die sich positiv auf Herz und Leber auswirken soll.

GEMÜSESTÄBCHEN ITALIENISCHE ART

mit Tomatensauce

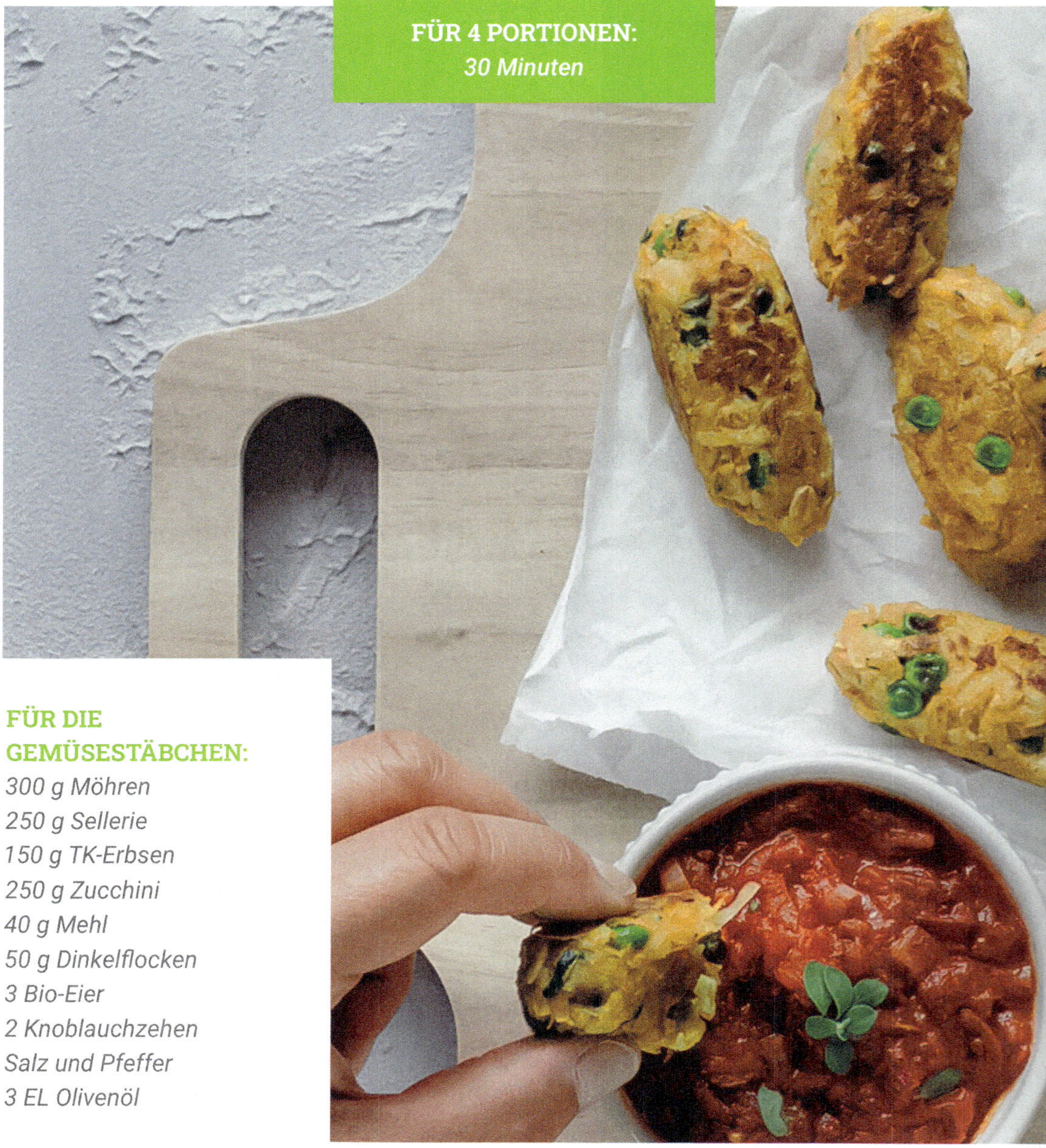

FÜR 4 PORTIONEN:
30 Minuten

FÜR DIE GEMÜSESTÄBCHEN:

300 g Möhren
250 g Sellerie
150 g TK-Erbsen
250 g Zucchini
40 g Mehl
50 g Dinkelflocken
3 Bio-Eier
2 Knoblauchzehen
Salz und Pfeffer
3 EL Olivenöl

FÜR DIE SAUCE:

1 Zwiebel (rot)
1 Knoblauchzehe
500 g gehackte Tomaten
3 EL Tomatenmark
Salz und Pfeffer
1 TL Basilikum
1 TL Oregano

1. Möhren und Sellerie waschen und schälen. TK-Erbsen aus der Packung nehmen. Die Zucchini waschen, die Enden abschneiden und grob reiben. Das Gemüse mischen und etwa eine Viertelstunde ziehen lassen.
2. Das Gemüse ausdrücken und das Wasser wegschütten. Mit Mehl, Dinkelflocken, Eiern, Salz, Pfeffer und zwei gepressten Knoblauchzehen mischen und noch einmal kurz ziehen lassen.

PRO PORTION CA.
330 kcal – 14 g EW, 34 g KH,
15 g F, 10 g BST

REICH AN BALLASTSTOFFEN
GUT ZUM MITNEHMEN

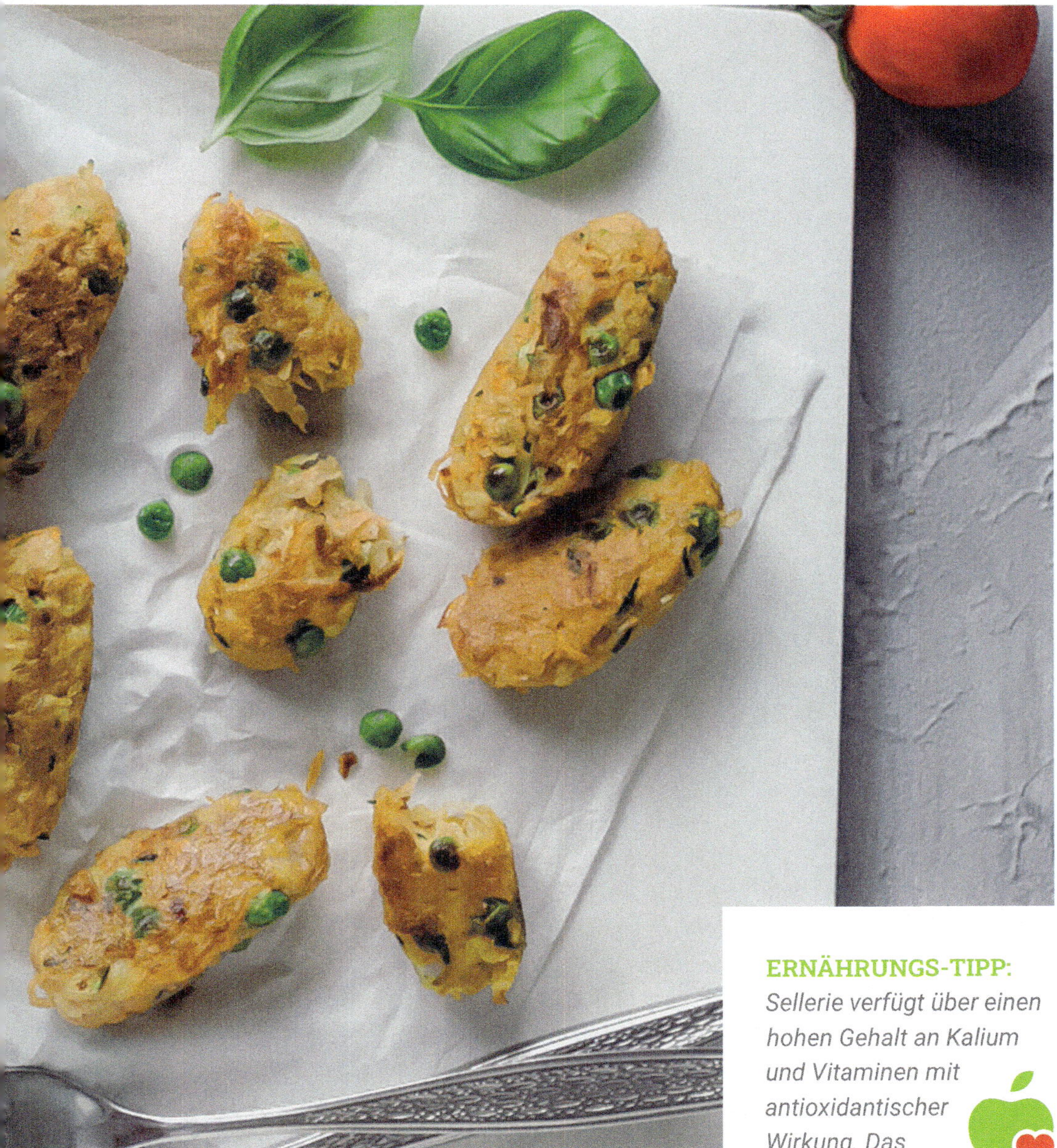

3. In der Zwischenzeit für die Sauce die Zwiebel und die Knoblauchzehe schälen und klein schneiden. In einer Pfanne anbraten. Die Dosentomaten und das Tomatenmark dazugeben. Mit Salz, Pfeffer, Oregano, und Basilikum abschmecken.
4. Nun aus der Gemüsemasse etwa daumengroße Stäbchen formen und in Olivenöl anbraten.

ERNÄHRUNGS-TIPP:
Sellerie verfügt über einen hohen Gehalt an Kalium und Vitaminen mit antioxidantischer Wirkung. Das hilft dem Körper dabei, zu entwässern oder Entzündungen vorzubeugen. Erbsen punkten mit vielen B-Vitaminen und Beta-Carotin, das im Körper als Antioxidans wirkt.

GEFÜLLTE PAPRIKA
mit Avocado

PRO PORTION CA.
545 kcal – 33 g EW, 24 g KH,
35 g F, 12 g BST

GUT AUFZUBEWAHREN
REICH AN EIWEIß
REICH AN BALLASTSTOFFEN

FÜR 4 PORTIONEN:
45 Minuten

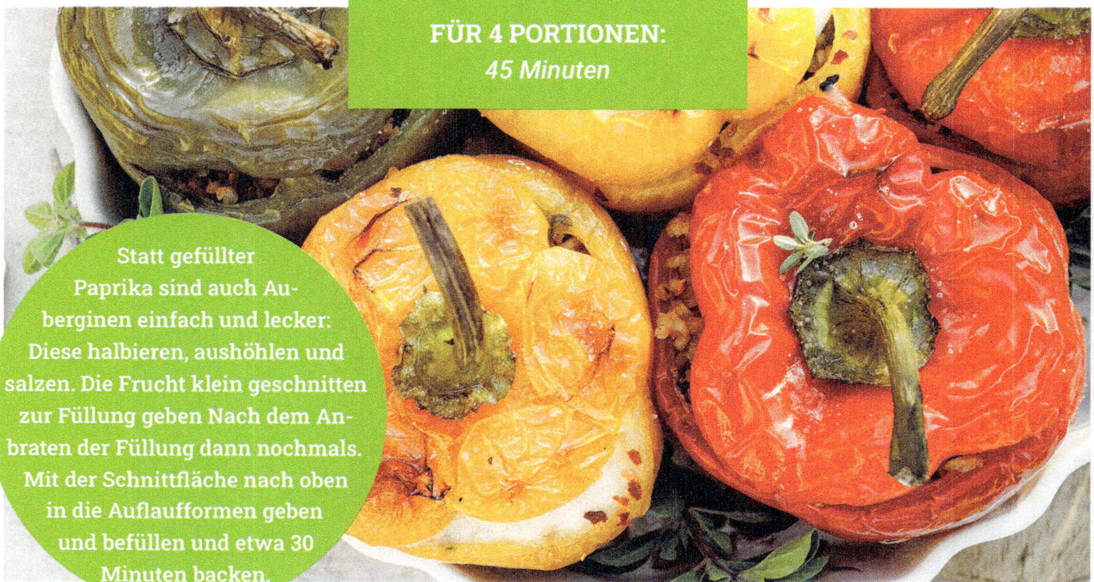

Statt gefüllter Paprika sind auch Auberginen einfach und lecker: Diese halbieren, aushöhlen und salzen. Die Frucht klein geschnitten zur Füllung geben Nach dem Anbraten der Füllung dann nochmals. Mit der Schnittfläche nach oben in die Auflaufformen geben und befüllen und etwa 30 Minuten backen.

ZUTATEN:

8 mittelgroße Paprika
2 Zwiebeln (weiß)
2 Knoblauchzehen
400 g Rinderhackfleisch
3 EL Olivenöl
1 Dose gehackte Tomaten
200 g Feta
Salz und Pfeffer
½ TL Thymian
¼ TL Rosmarin
½ TL Oregano

1. Die Paprikaschoten am Deckel aufschneiden, dabei den Deckel aber nicht ganz abschneiden. Paprika aushöhlen und waschen.
2. Den Backofen auf 180 °C Ober- und Unterhitze vorheizen.
3. Zwiebeln und Knoblauch schälen und klein schneiden. Das Hackfleisch in einer beschichteten Pfanne mit etwas Olivenöl anbraten und Zwiebeln und Knoblauch dazugeben. Wenn alles gut durchgebraten ist, die Tomaten aus der Dose und die Hälfte des klein geschnittenen Fetas dazugeben. Mit Salz, Pfeffer, Thymian, Rosmarin und Oregano abschmecken und etwa 10 Minuten lang köcheln lassen.
4. Die Paprika in eine Auflaufform geben, mit der Hackfleischsauce füllen und mit dem restlichen Feta bestreuen. Die übrige Soße in der Auflaufform verteilen und ca. 25 Minuten im Ofen backen.

ERNÄHRUNGS-TIPP:

Paprika stellen mit ihrem hohen Anteil an Vitamin C (140 mg/100 g) sogar manche Zitrusfrüchte in den Schatten. Darüber hinaus findest du in ihm große Mengen an Kalium, Magnesium, Zink und Calcium. Eine ideale Ergänzung für dieses Gericht mit hohem Anteil an Eiweiß!

BUNTE SOMMER-ROLLEN
mit Erdnuss-Dip

PRO PORTION CA.
500 kcal – 18 g EW, 17 g KH, 36 g F, 10 g BST

REICH AN BALLASTSTOFFEN
REICH AN VITAMINEN
VEGAN

FÜR 4 PORTIONEN:
20 Minuten

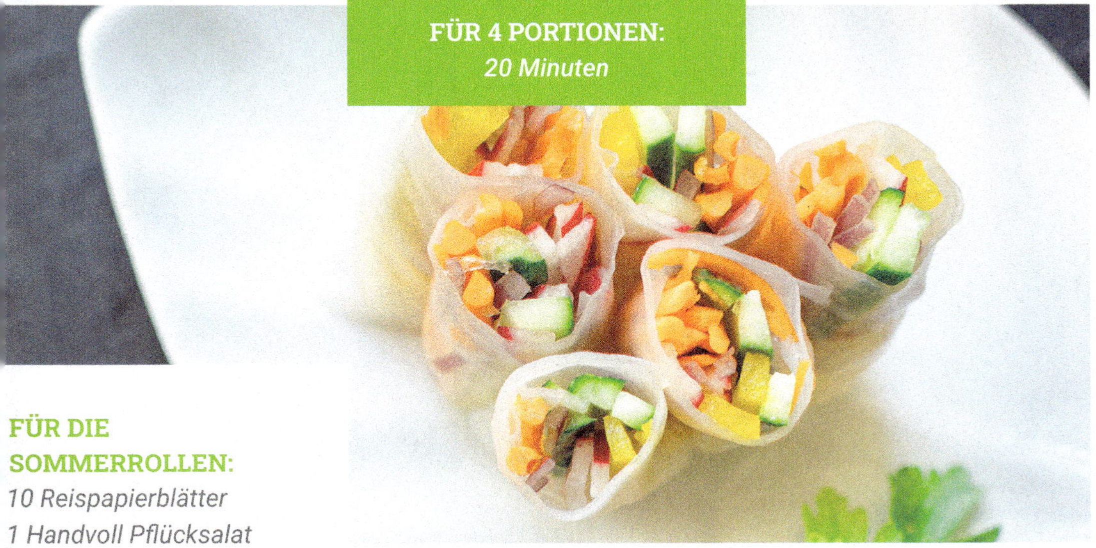

FÜR DIE SOMMERROLLEN:
10 Reispapierblätter
1 Handvoll Pflücksalat
1 gelbe Paprika
1 Gurke
1 Avocado
1 Karotte
3 Zweige frischer Koriander

FÜR DEN DIP:
240 g Erdnussmus
1 Zitrone
30 g Ingwer
3 Knoblauchzehen
2 EL Honig
3 EL Sojasauce
120 ml Wasser

1. Für den Erdnussdip die Zitrone auspressen und zusammen mit dem Ingwer, dem Knoblauch, dem Honig, der Sojasauce und dem Wasser im Standmixer mixen.
2. Das Erdnussmus zugeben und kurz ziehen lassen.
3. Für die Sommerrollen den Salat waschen. Möhren ebenfalls waschen, schälen und in dünne Streifen schneiden. Gurke in feine Scheiben schneiden.
4. Avocado schälen und in kleine Würfel schneiden. Paprika waschen, entkernen und in kleine Würfel schneiden.
5. Lauwarmes Wasser in einen tiefen Teller füllen und ein Reispapierblatt darin für ca. 20 Sekunden einweichen. Das Reispapier auf ein feuchtes Küchenpapier legen und mit dem Gemüse belegen. Mit dem Koriander bestreuen. Das Reispapier einschlagen und alles zu einer Rolle formen.

ERNÄHRUNGS-TIPP:
Die Sommerrollen an sich sind ein leichtes Sommergericht. Durch den Erdnussdip wird das Ganze etwas gehaltvoller. Erdnüsse liefern zudem hochwertiges Eiweiß und ungesättigte Fettsäuren.

FRIED RICE
mit Brokkoli

FÜR 4 PORTIONEN:
20 Minuten

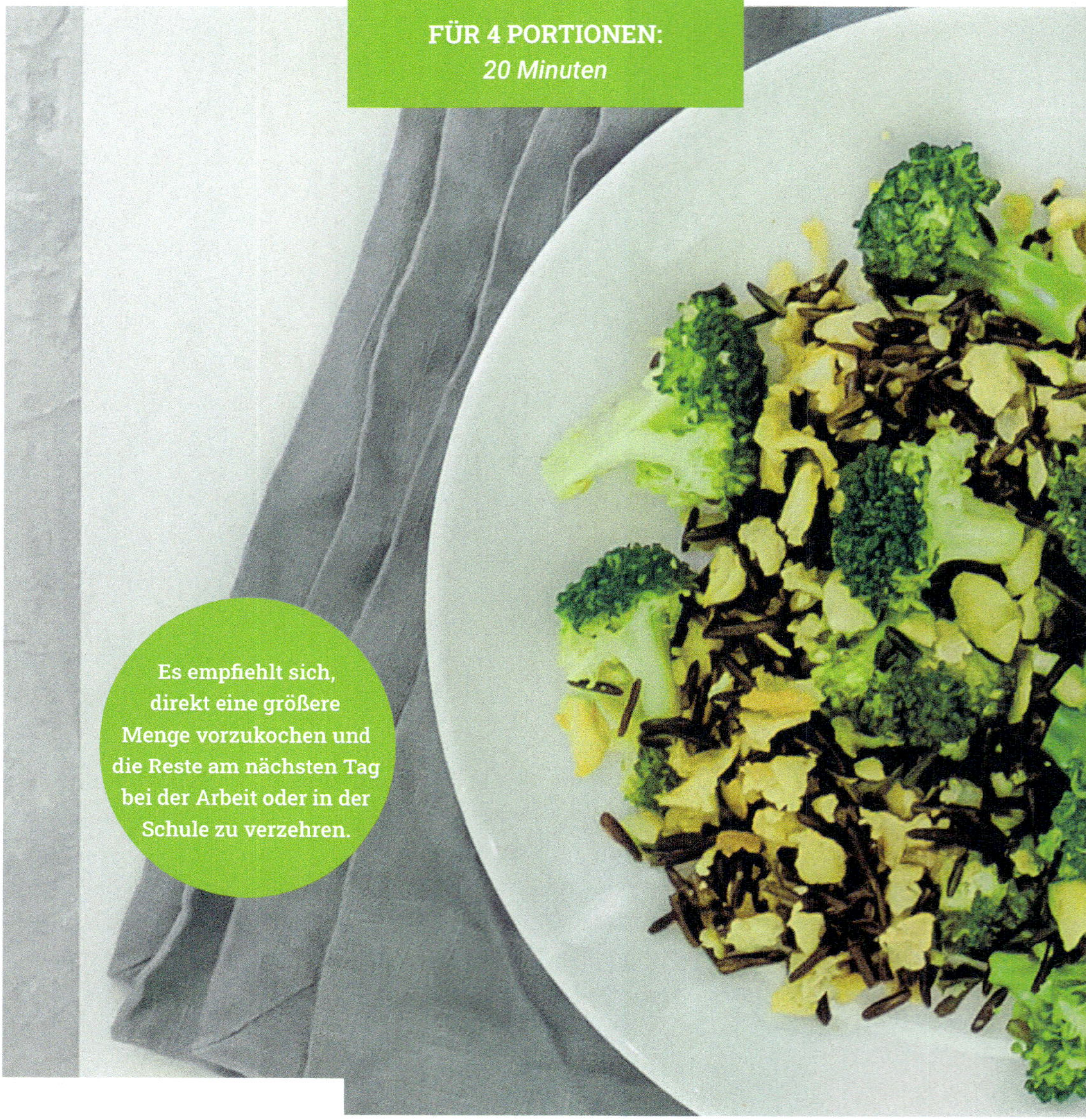

Es empfiehlt sich, direkt eine größere Menge vorzukochen und die Reste am nächsten Tag bei der Arbeit oder in der Schule zu verzehren.

ZUTATEN:

250 g Wildreis
800 g Brokkoli
8 Eier
Salz
1 Knoblauchzehe
2 EL Honig
6 EL Sojasoße
2 EL Olivenöl
2 EL Sesamöl

1. Wasser in einem Topf zum Kochen bringen und den Wildreis nach Packungsanweisung zubereiten.
2. Den Brokkolikopf in Röschen teilen und unter fließendem Wasser waschen. Anschließend trocken tupfen und mit 1 EL Olivenöl in einer Pfanne für etwa 3 Minuten ohne Rühren anbraten. Anschließend weitere 5 Minuten unter Rühren fertig braten. Den Brokkoli in eine Schüssel füllen und beiseitestellen.
3. Die Eier in einer Schüssel mit etwas Salz verquirlen und beiseitestellen.

PRO PORTION CA.
636 kcal – 36 g EW, 59 g KH, 26 g F, 6 g BST

EIWEIßREICH
GUT AUFZUBEWAHREN

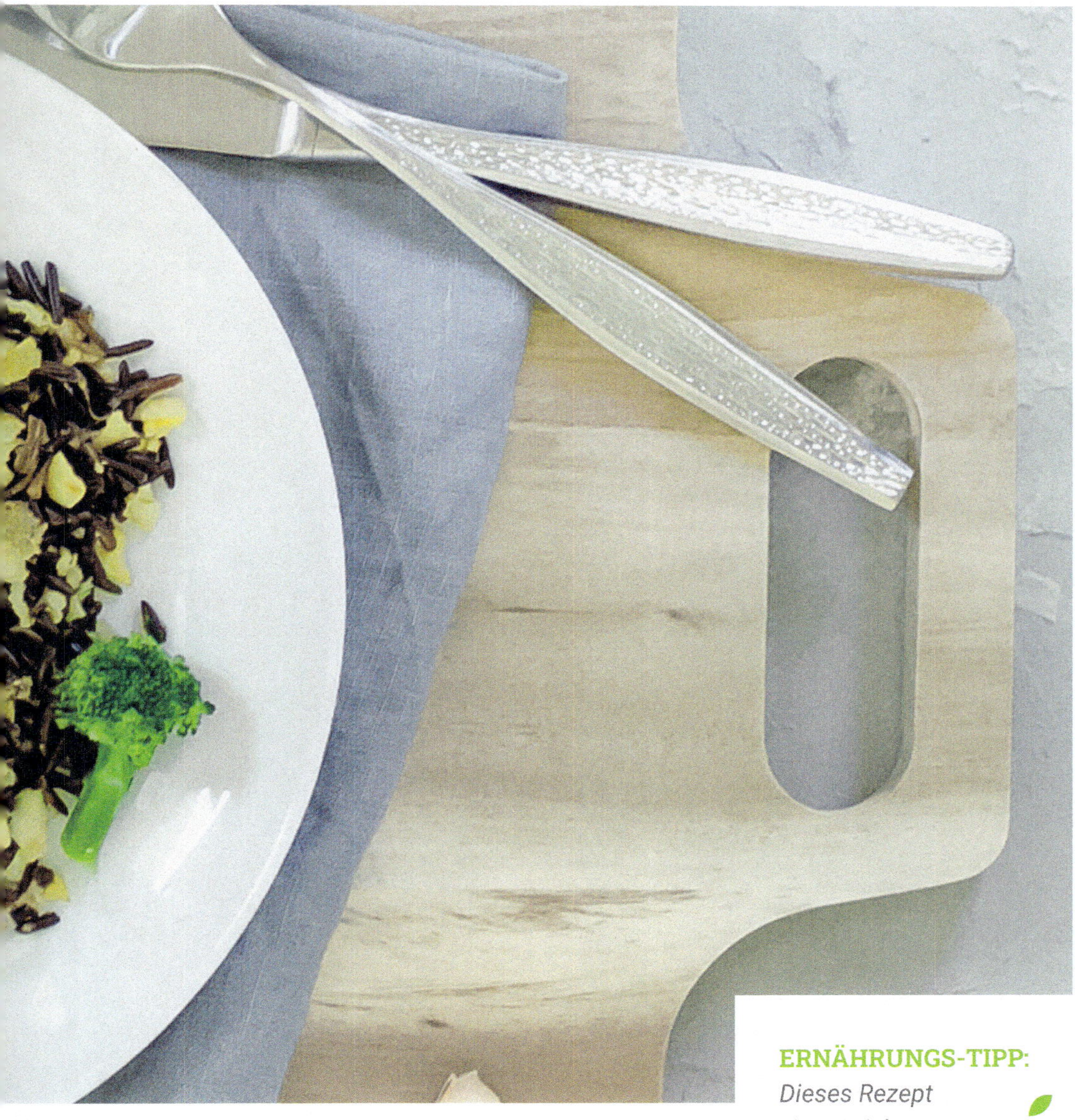

4. Den Knoblauch schälen und in eine Schüssel pressen. Honig und Sojasoße zugeben und gut verrühren.
5. Das übrige Olivenöl in der Pfanne erhitzen, die Eier zugeben, stocken lassen und zerteilen. Den in der Zwischenzeit fertig gegarten Reis und die Honig-Soja-Soße zugeben, in die Pfanne drücken und knusprig braten.
6. Anschließend die Pfanne vom Herd nehmen, den Brokkoli zugeben und gut mischen. Das Sesamöl über die Brokkoli-Eier-Reis-Mischung träufeln und servieren.

ERNÄHRUNGS-TIPP:
Dieses Rezept eignet sich hervorragend für Kinder. Bei kleinen Kindern sollte der Brokkoli kurz vorgedämpft werden. Der Wildreis lässt sich perfekt durch Pseudogetreide wie z.B. Quinoa oder Hirse ersetzen.

FALSCHES TABOULÉ

FÜR 4 PORTIONEN–2 STUNDEN:
30 Minuten

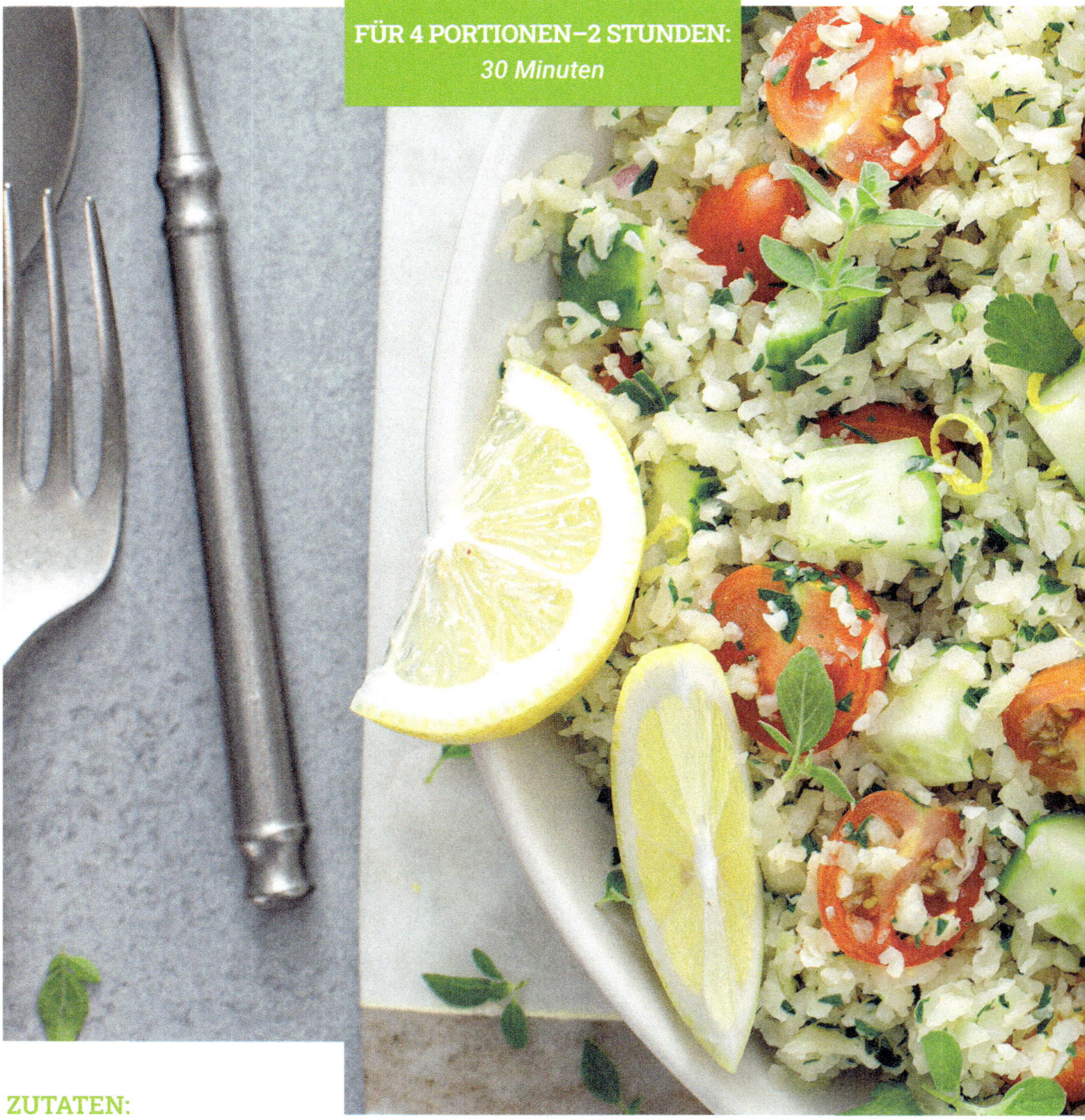

ZUTATEN:

1 kg Blumenkohl
1 Bund Petersilie
5 Stängel Minze
300 g Salatgurke
500 g Tomaten
5 EL Olivenöl
2 TL Kümmel
Saft und Schale einer Zitrone
Salz und Pfeffer

1. Den Blumenkohl in Röschen teilen und waschen. Mit Hilfe eines Hobels oder einer Küchenmaschine zerkleinern und in eine Schüssel füllen.
2. Die Petersilie und die Minze abzupfen, hacken und zum Blumenkohl geben. Die Salatgurke zuerst in fingerbreite Scheiben und dann in ca. 0,5 cm große Würfel schneiden. Ebenfalls in die Salatschüssel zum Blumenkohl und den Kräutern füllen.
3. Die Tomaten waschen, vom Strunk befreien, fein würfeln und in die Schüssel geben.

PRO PORTION CA.
212 kcal – 7 g EW, 10 g KH,
13 g F, 5 g BST

ZUCKERARM
GUT ZUM MITNEHMEN

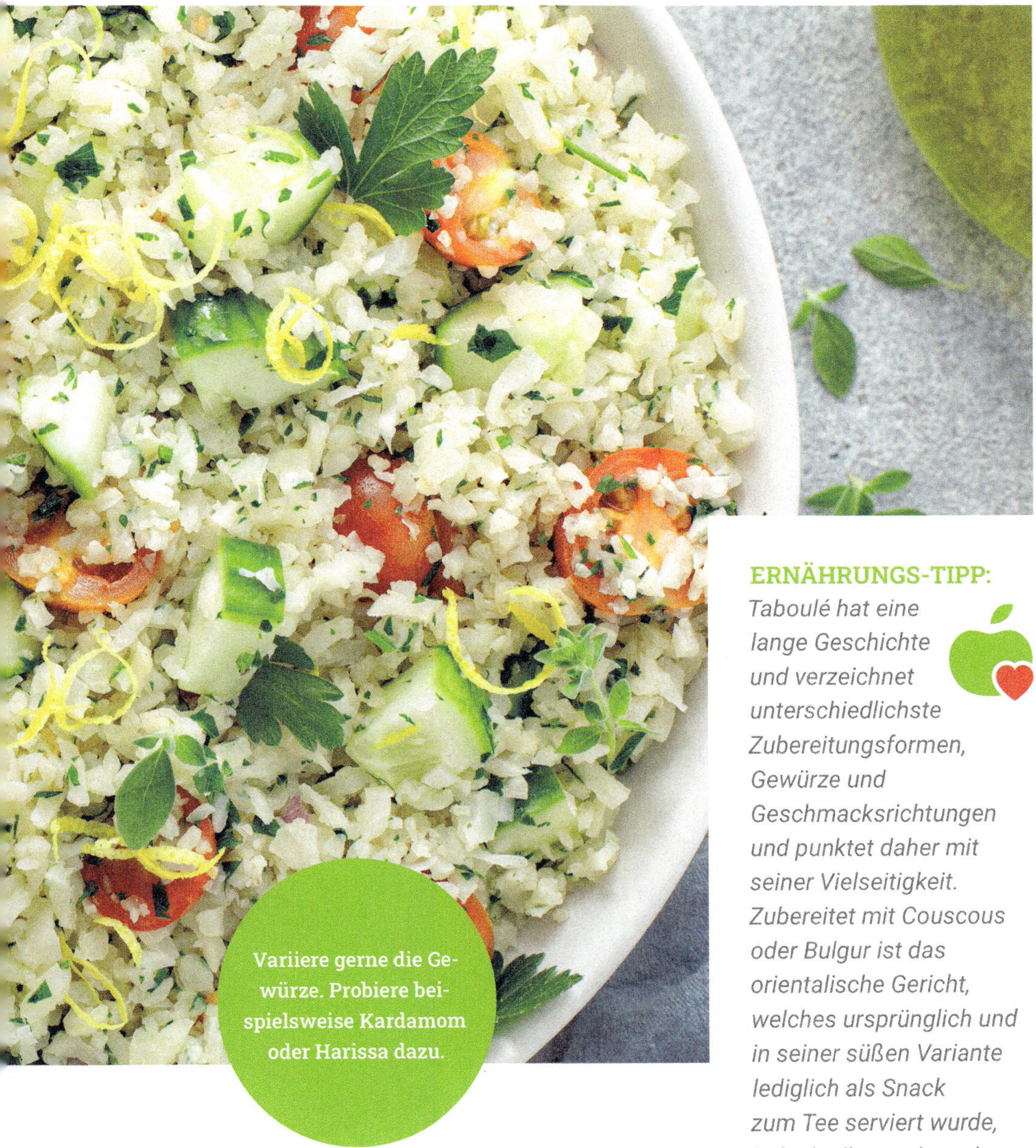

Variiere gerne die Gewürze. Probiere beispielsweise Kardamom oder Harissa dazu.

4. In einer kleinen Pfanne das Olivenöl erhitzen und den Kümmel darin kurz andünsten. Die Pfanne vom Herd nehmen und den Saft einer Zitrone sowie die abgeriebene Zitronenschale zugeben. Mit Salz und Pfeffer abschmecken.
5. Die Salatsoße mit dem Gemüse vermengen und vorsichtig mischen. Das Taboulé mindestens eine Stunde ziehen lassen und anschließend nochmals abschmecken.

ERNÄHRUNGS-TIPP:
Taboulé hat eine lange Geschichte und verzeichnet unterschiedlichste Zubereitungsformen, Gewürze und Geschmacksrichtungen und punktet daher mit seiner Vielseitigkeit. Zubereitet mit Couscous oder Bulgur ist das orientalische Gericht, welches ursprünglich und in seiner süßen Variante lediglich als Snack zum Tee serviert wurde, jedoch alles andere als Low Carb. Unser Rezept hingegen weist kaum Kohlenhydrate auf und ist perfekt geeignet für Menschen mit einer Glutenunverträglichkeit oder für Diabetiker.

FREESTYLE-EIER-MUFFINS
mit Schinken, Käse und Lachs

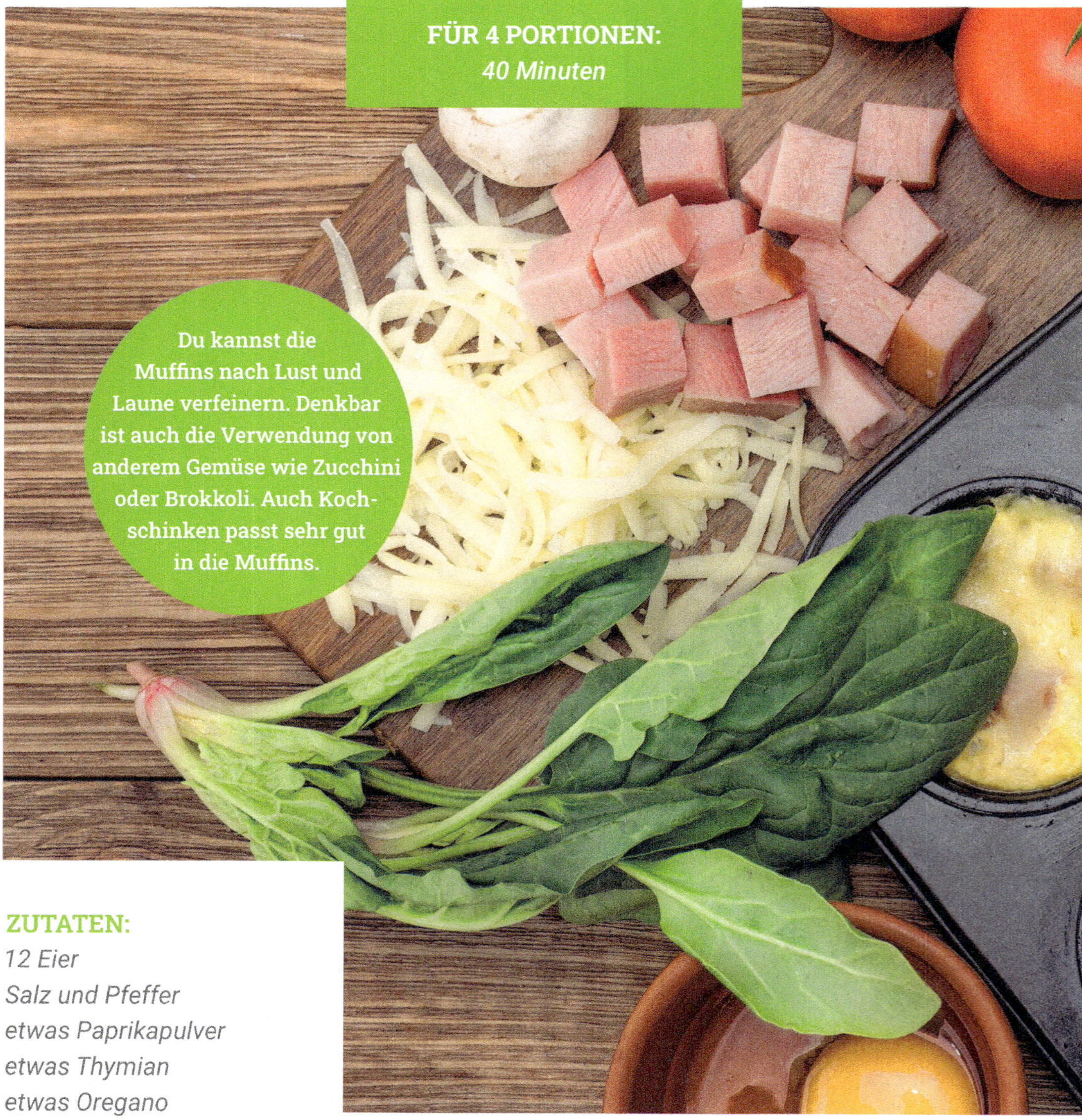

FÜR 4 PORTIONEN:
40 Minuten

Du kannst die Muffins nach Lust und Laune verfeinern. Denkbar ist auch die Verwendung von anderem Gemüse wie Zucchini oder Brokkoli. Auch Kochschinken passt sehr gut in die Muffins.

ZUTATEN:
12 Eier
Salz und Pfeffer
etwas Paprikapulver
etwas Thymian
etwas Oregano
50 g Paprika
50 g Tomaten
20 g Schinkenwürfel geräuchert
20 g Emmentaler
20 g Quäse
50 g Lachs geräuchert
50 g Lauchzwiebeln
3 EL Schnittlauch
3 EL Petersilie

1. Backofen auf 170 °C Umluft vorheizen.
2. Jedes Ei einzeln in eine Schüssel schlagen, mit Salz, Pfeffer und Gewürzen nach Wahl würzen und verquirlen. Anschließend in jeweils eine Mulde im Silikon-Muffinblech gleiten lassen.
3. Das Gemüse waschen, putzen und in möglichst feine Würfel schneiden. Die Lauchzwiebel in schmale Ringe schneiden. Den Käse klein schneiden.
4. Nun jeden Muffin nach Belieben mit dem klein geschnittenen Gemüse verfeinern, ein paar Schinkenwürfel oder ein Stück

PRO PORTION CA.
360 kcal – 31 g EW, 3 g KH, 25 g F, 6 g BST

EIWEIßREICH
GUT VORZUBEREITEN
GUT ZUM MITNEHMEN
GUT AUFZUBEWAHREN

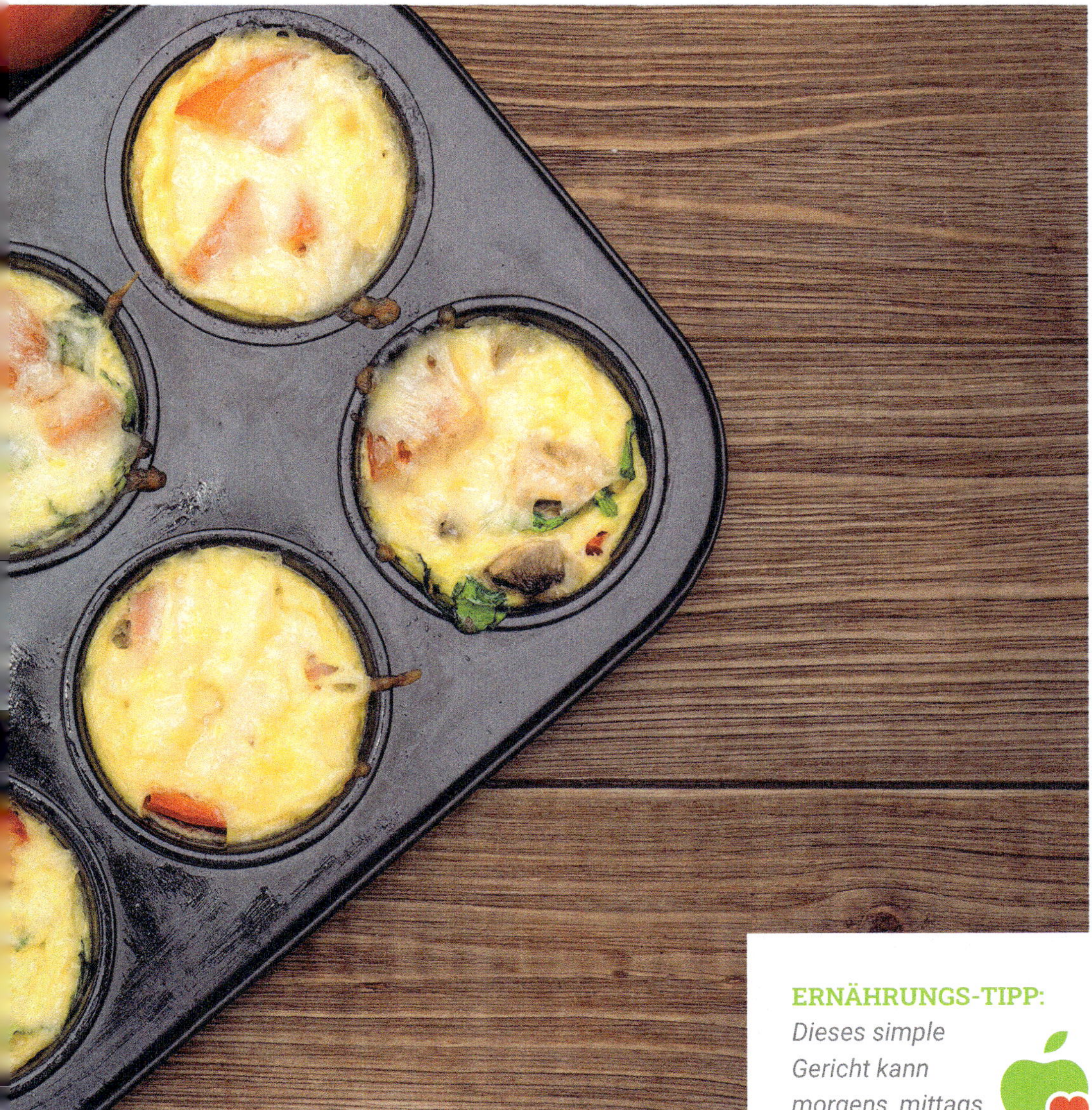

Lachs zugeben und mit etwas Käse bedecken. Die Muffinformen sollten durch das Befüllen mit den weiteren Zutaten nicht überlaufen.

5. Die Muffins für ca. 20-25 Minuten im Ofen backen. Sie gehen dabei sehr stark auf, fallen aber beim Abkühlen wieder zusammen. Die Muffins sind fertig, wenn sie gut aufgegangen sind und man sie mühelos mit Hilfe von zwei Gabeln aus der Silikonform heben kann. Den Schnittlauch und die Petersilie anschließend hacken und über die Muffins geben.

ERNÄHRUNGS-TIPP:
Dieses simple Gericht kann morgens, mittags oder abends genossen werden, als Snack bei der Arbeit oder in der Schule, warm oder kalt. Durch die Zubereitung eines schönen Salates mit bunten essbaren Blüten wird daraus ein vollwertiges, eiweißreiches und leichtes Hauptgericht.

RÄUCHERLACHS
auf Fenchelsalat

FÜR 4 PORTIONEN:
30 Minuten

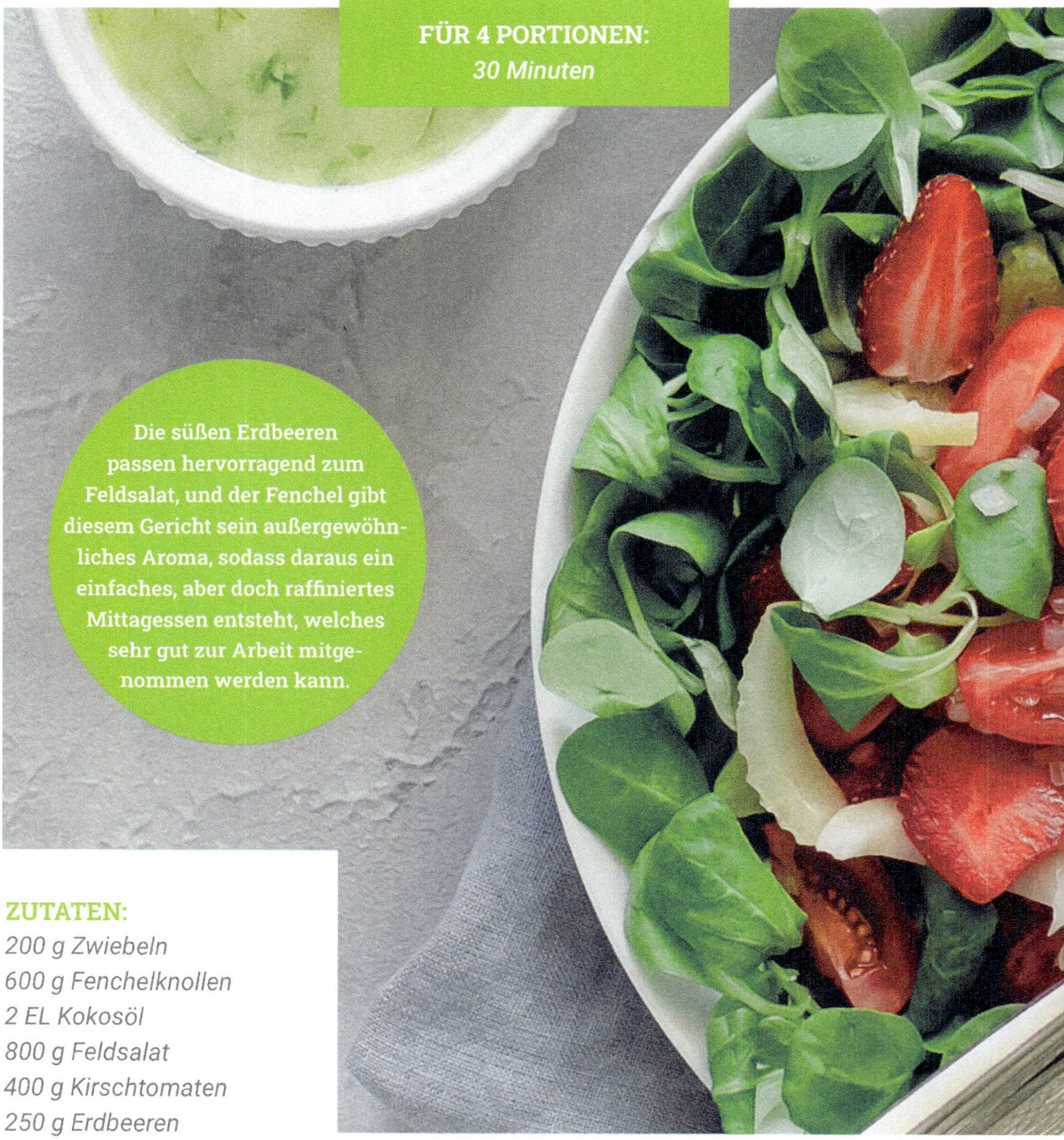

Die süßen Erdbeeren passen hervorragend zum Feldsalat, und der Fenchel gibt diesem Gericht sein außergewöhnliches Aroma, sodass daraus ein einfaches, aber doch raffiniertes Mittagessen entsteht, welches sehr gut zur Arbeit mitgenommen werden kann.

ZUTATEN:

200 g Zwiebeln
600 g Fenchelknollen
2 EL Kokosöl
800 g Feldsalat
400 g Kirschtomaten
250 g Erdbeeren
200 g Salatgurke
2 EL Honig
4 EL Olivenöl
3 EL Zitronensaft
2 EL Senf
3 EL Petersilie
3 EL Dill
Salz und Pfeffer
200 g Lachs geräuchert

1. Die Zwiebeln schälen und in feine Würfel schneiden. Den Fenchel putzen und streifig schneiden. Beides mit dem Kokosöl in einer Pfanne für 5 Minuten braten. Anschließend die Pfanne vom Herd nehmen.
2. Den Feldsalat verlesen, waschen, ggf. von den Wurzeln befreien und auf vier Tellern anrichten.
3. Die Kirschtomaten und die Erdbeeren waschen und vierteln. Zu der Fenchel-Zwiebel-Mischung in die Pfanne geben und ver-

PRO PORTION CA.
402 kcal – 22 g EW, 22 g KH, 22 g F, 14 g BST

EIWEIẞREICH
GUT ZUM MITNEHMEN

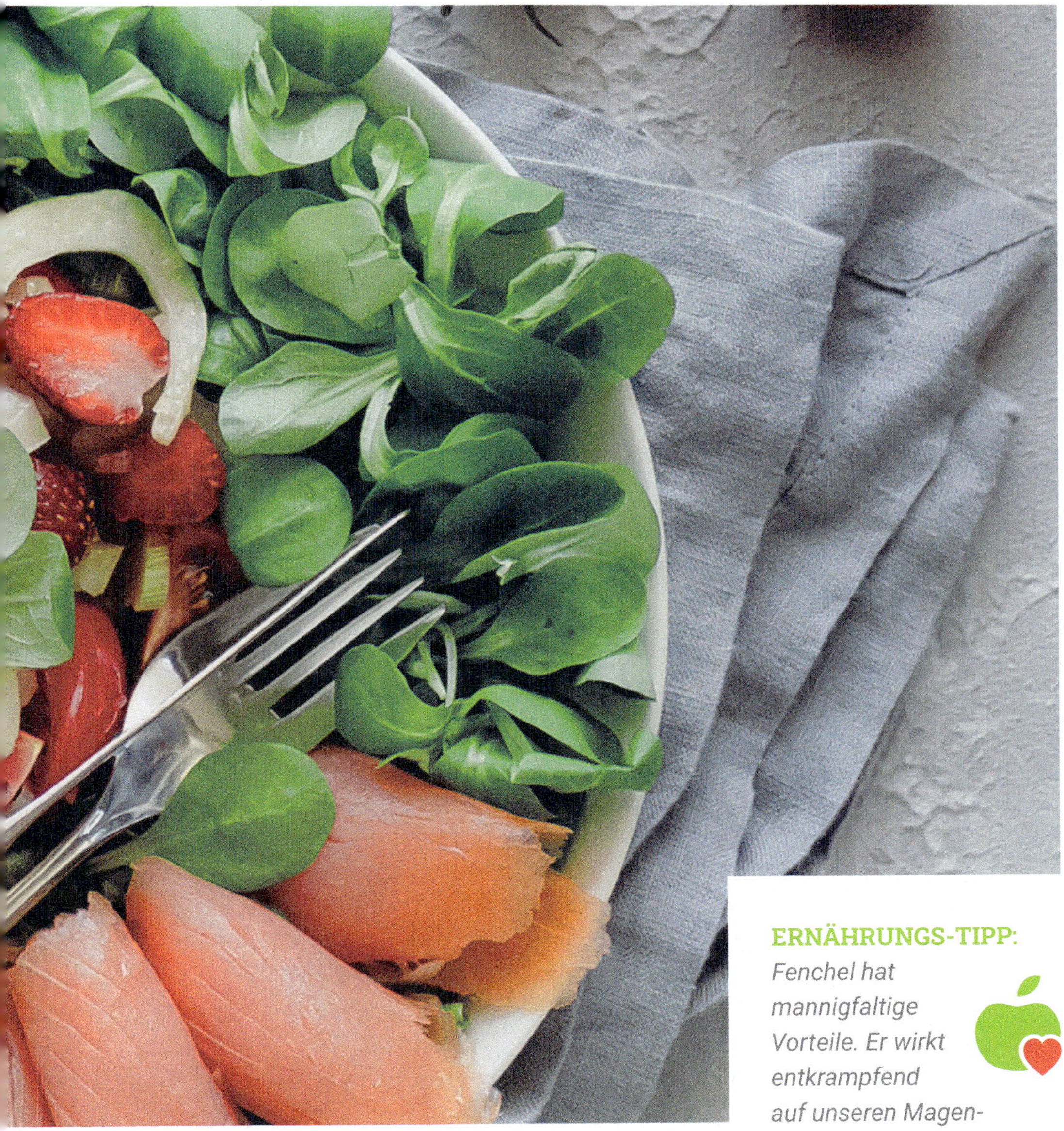

mengen. Den Inhalt der Pfanne nun zum Feldsalat auf den Tellern geben.

4. Für die Soße die Gurke raspeln. In einer kleinen Schüssel den Honig, das Olivenöl, den Zitronensaft, den Senf, die Petersilie und den Dill glattrühren, die geraspelte Gurke zugeben, mit Salz und Pfeffer würzen und über dem Salat verteilen.

5. Den Räucherlachs grob zerteilen und ebenfalls auf dem Salat drapieren.

ERNÄHRUNGS-TIPP:
Fenchel hat mannigfaltige Vorteile. Er wirkt entkrampfend auf unseren Magen-Darm-Trakt, kann uns bei Stress beruhigen, wirkt sich positiv auf die Muttermilchproduktion aus und hilft als natürliches Mittel gegen Erkältungsbeschwerden., da er sehr viel Vitamin C enthält.

HÄHNCHEN AUF HOKKAIDOKÜRBIS

PRO PORTION CA.
544 kcal – 32 g EW, 49 g KH, 57 g F, 3 g BST

EIWEIẞREICH
GUT ZUM MITNEHMEN

FÜR 4 PORTIONEN:
25 Minuten

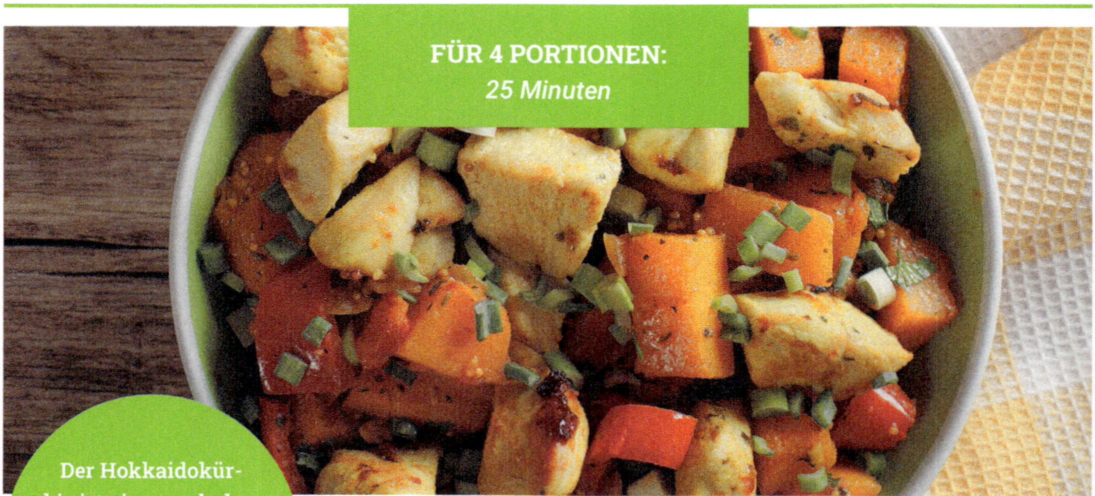

Der Hokkaidokürbis ist ein wunderbar vielfältiges Gemüse, das nicht geschält werden muss. Sehr zeitsparend im Familienalltag!

ZUTATEN:
2 Knoblauchzehen
½ Bund Basilikum
200 g Zwiebeln
1,5 kg Hokkaidokürbis
2 EL Kokosöl
400 g Hähnchenbrustfilet
Salz und Pfeffer
2 EL Olivenöl
100 ml Gemüsebrühe
2 EL Balsamicoessig
260 g Crème légère

1. Die Knoblauchzehen schälen und zusammen mit den abgezupften Basilikumblättchen klein hacken.
2. Zwiebeln schälen, Kürbis waschen (Hokkaido kann mit Schale verwendet werden) und beides in kleine Würfel schneiden.
3. 2 EL Kokosöl in einem großen Topf erhitzen und Zwiebeln und Kürbis für 10 Minuten braten.
4. Währenddessen die Hähnchenbrustfilets waschen und trocknen. Mit Salz und Pfeffer würzen. In einem kleinen Schälchen die Hälfte des Knoblauchs und die Hälfte des Basilikums mit dem Olivenöl mischen und das Hähnchen damit marinieren.
5. In einer Pfanne die Hähnchenfilets ohne zusätzliches Öl knusprig braten.
6. Die Gemüsebrühe mit dem übrigen Basilikum und Knoblauch sowie mit Salz, Pfeffer, Balsamico und Crème légère in den Topf zum Kürbis-Zwiebel-Gemüse geben, vermengen und nochmals kurz köcheln lassen. Bei Bedarf etwas Flüssigkeit zugeben.
7. Das Gemüse auf vier Teller verteilen und jeweils ein Stück Hähnchenbrustfilet daraufsetzen und servieren.

ERNÄHRUNGS-TIPP:
Bevorzuge nach Möglichkeit qualitativ hochwertiges Biofleisch vom Metzger oder Bauernhof um die Ecke. Es liefert hochwertigere Nährstoffe als Fleisch aus Massentierhaltung.

LINSENNUDELN-MÖHREN-CURRY

PRO PORTION CA.
280 kcal – 13 g EW, 33 g KH,
7 g F, 5 g BST

GUT ZUM MITNEHMEN
GUT VORZUBEREITEN
VEGETARISCH

FÜR 4 PORTIONEN:
40 Minuten

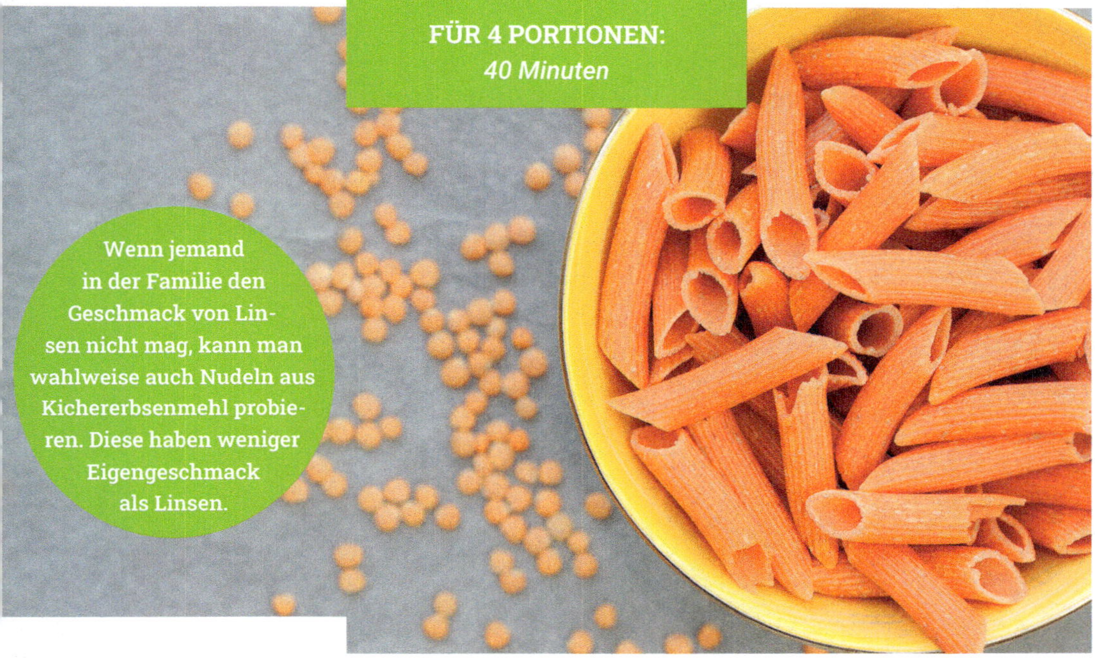

Wenn jemand in der Familie den Geschmack von Linsen nicht mag, kann man wahlweise auch Nudeln aus Kichererbsenmehl probieren. Diese haben weniger Eigengeschmack als Linsen.

ZUTATEN:

700 g Möhren
300 g Linsennudeln
1 EL Gemüsebrühe
3 Stängel Petersilie
3 EL Zitronensaft
3 EL Curry
200 g saure Sahne
Salz und Pfeffer
2 EL Honig
1 EL Senf
1 EL Worcestersauce
2 EL Sojasoße

1. Möhren waschen, putzen und in Stifte schneiden (0,5 x 1 cm). Wasser in einem Topf zum Kochen bringen und die Möhren in einem Dampfaufsatz ca. 10 Minuten garen.
2. Die Linsennudeln in einem zweiten Topf mit 1 EL Gemüsebrühe nach Packungsanweisung kochen.
3. Für die Soße die Petersilie waschen, abzupfen, grob hacken und in eine Salatschüssel geben. Den Zitronensaft, das Currypulver, die saure Sahne, etwas Salz und Pfeffer, den Honig, Senf, Worcestersoße und Sojasoße zugeben und kräftig verrühren.
4. Die Möhren und die Linsennudeln zugeben, gut durchmischen und ziehen lassen. Die Curry-Linsennudeln abschmecken und auf vier Teller verteilen.

ERNÄHRUNGS-TIPP:

Linsennudeln sind eine wunderbare Alternative zu herkömmlichen Weizennudeln. Sie punkten mit einem deutlich höheren Eiweißgehalt, der lange satt macht und den Blutzuckerspiegel konstanter hält.

LACHSFILET
mit Quinoabett

FÜR 4 PORTIONEN:
25 Minuten

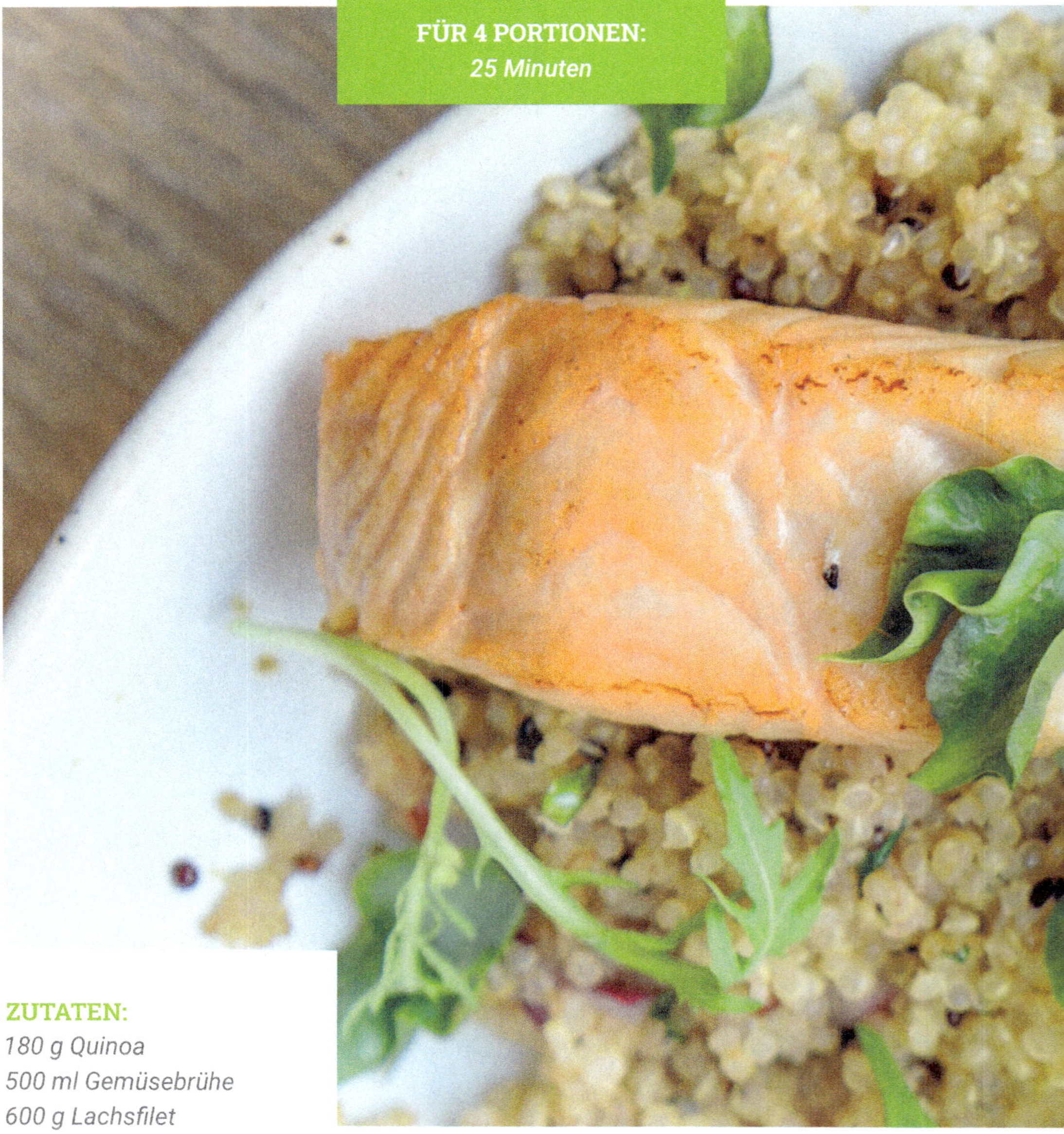

ZUTATEN:
180 g Quinoa
500 ml Gemüsebrühe
600 g Lachsfilet
4 EL Senf
2 EL Honig
Kreuzkümmel
Salz und Pfeffer
6 EL Olivenöl
80 g Lauchzwiebeln
300 g Tomaten
4 Stängel Minze
4 EL Balsamicoessig

1. Quinoa gut abspülen, abtropfen lassen und nach Packungsanweisung in der Gemüsebrühe kochen. Anschließend den Backofen auf 160 °C Umluft vorheizen.
2. Die Lachsfilets waschen und vorsichtig trockentupfen. Ein Backblech mit Backpapier belegen. Den Fisch darauf platzieren und mit Senf und Honig bestreichen sowie mit Kreuzkümmel, Salz und Pfeffer würzen. Mit 2 EL Olivenöl beträufeln und im vorgeheizten Backofen für ca. 15 Minuten garen.

PRO PORTION CA.
680 kcal – 36 g EW, 38 g KH,
40 g F, 11 g BST

EIWEIẞREICH
GUT VORZUBEREITEN

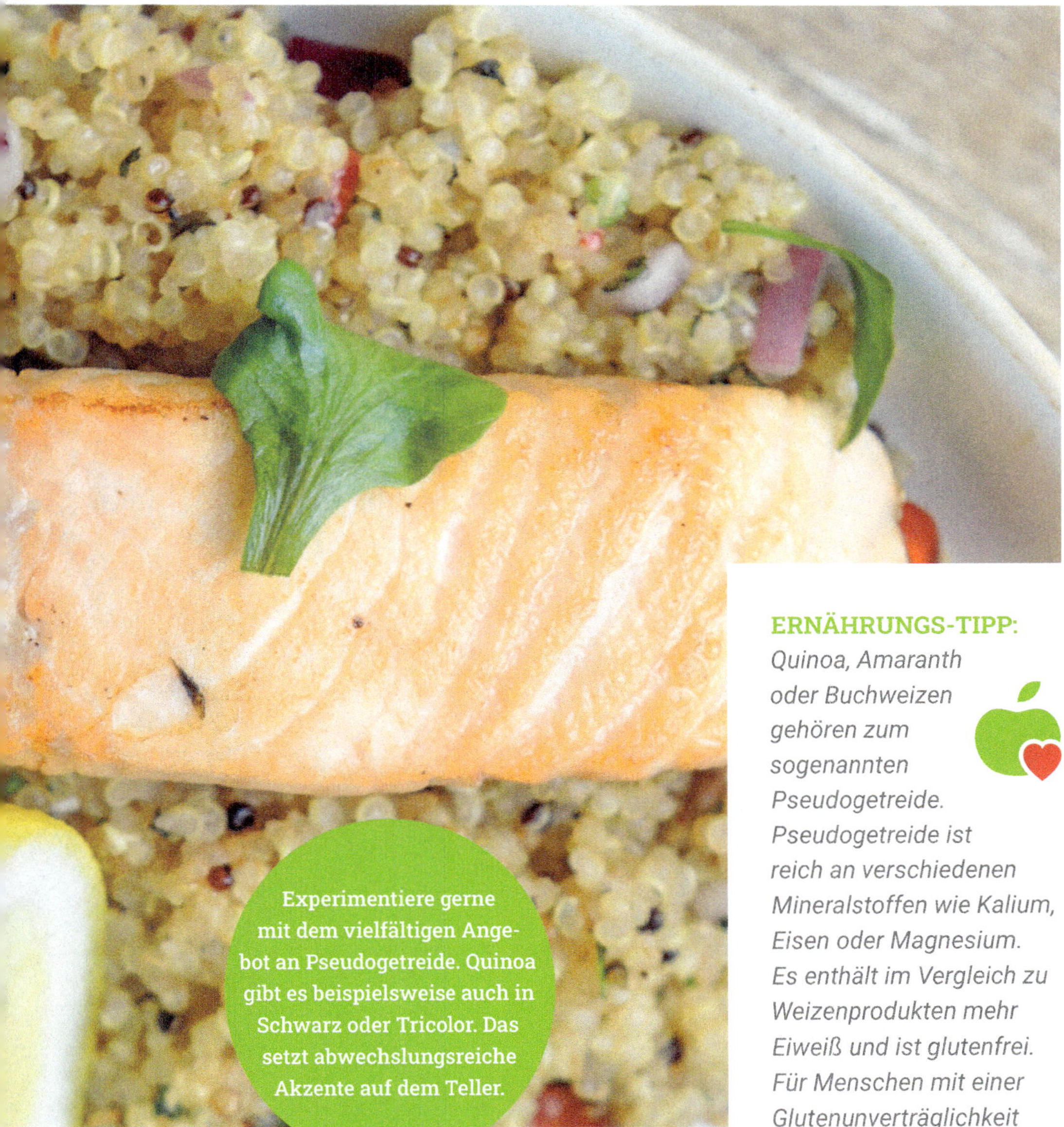
Experimentiere gerne mit dem vielfältigen Angebot an Pseudogetreide. Quinoa gibt es beispielsweise auch in Schwarz oder Tricolor. Das setzt abwechslungsreiche Akzente auf dem Teller.

ERNÄHRUNGS-TIPP:
Quinoa, Amaranth oder Buchweizen gehören zum sogenannten Pseudogetreide. Pseudogetreide ist reich an verschiedenen Mineralstoffen wie Kalium, Eisen oder Magnesium. Es enthält im Vergleich zu Weizenprodukten mehr Eiweiß und ist glutenfrei. Für Menschen mit einer Glutenunverträglichkeit sind die kleinen Powersamen also eine wunderbare Alternative. Außerdem besitzen sie einen relativ niedrigen glykämischen Index, was wiederum bei Blutzucker- oder Gewichtsproblemen von Vorteil ist.

3. Die Lauchzwiebeln und Tomaten waschen und in Ringe bzw. Würfel schneiden.
4. Die Minze waschen, trocken tupfen und die Blätter abzupfen. Für den Salat Quinoa, Lauchzwiebeln, Tomaten, übriges Olivenöl, Balsamicoessig sowie Salz und Pfeffer mischen.
5. Den Quinoa-Salat auf einem Teller anrichten, das gegarte Lachsfilet dazugeben und mit der Minze garnieren.

SÜSSES HÄHNCHEN
mit Brokkoli-Zucchini-Karotten-Gemüse

FÜR 4 PORTIONEN:
35 Minuten

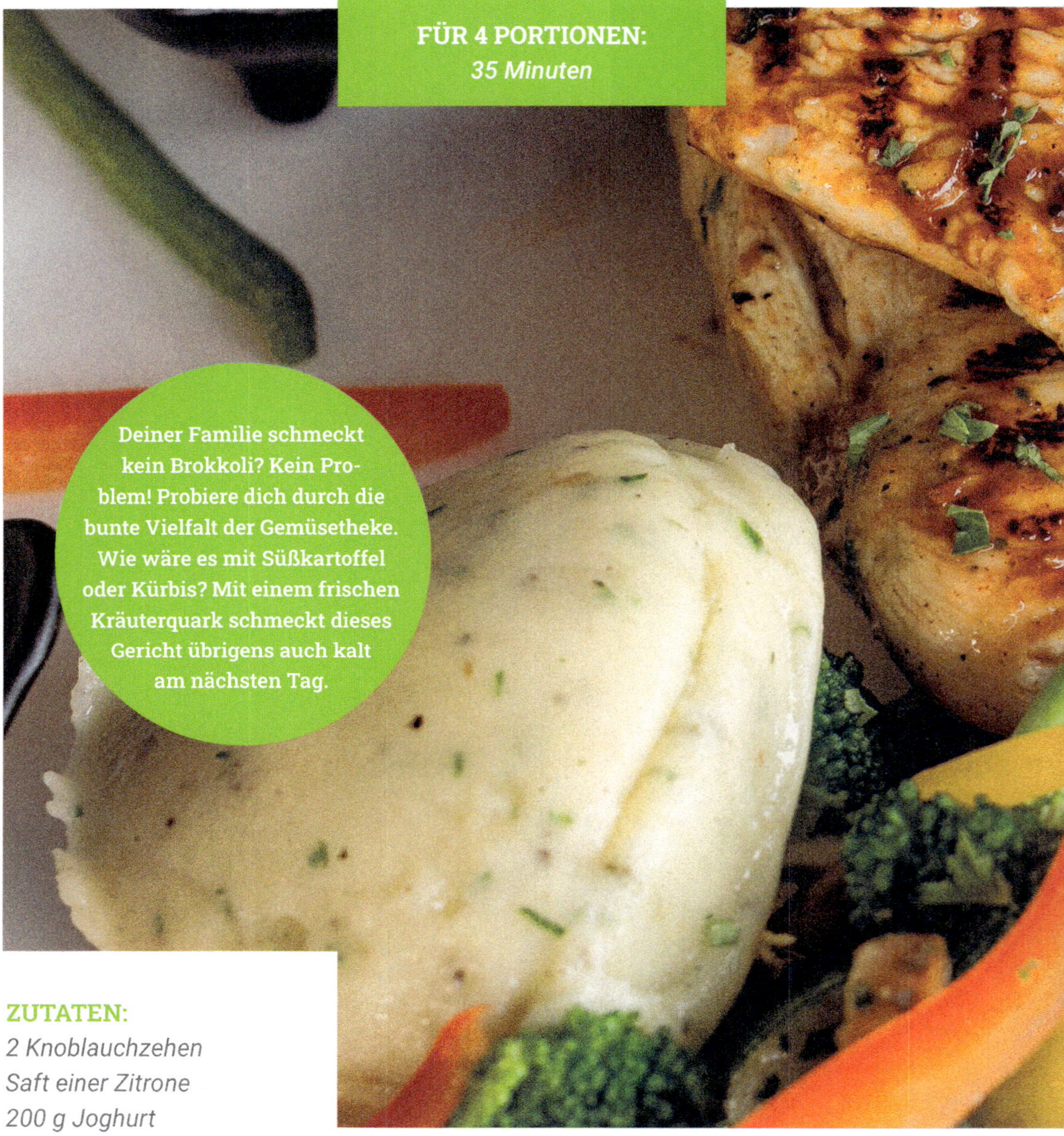

Deiner Familie schmeckt kein Brokkoli? Kein Problem! Probiere dich durch die bunte Vielfalt der Gemüsetheke. Wie wäre es mit Süßkartoffel oder Kürbis? Mit einem frischen Kräuterquark schmeckt dieses Gericht übrigens auch kalt am nächsten Tag.

ZUTATEN:
2 Knoblauchzehen
Saft einer Zitrone
200 g Joghurt
8 EL Olivenöl
2 EL Honig
Salz
Pfeffer
2 TL Rosmarin
600 g Hähnchenbrustfilet
600 g Brokkoli
400 g Zucchini
400 g Möhren

1. Den Backofen auf 160 °C Umluft vorheizen. Ein Backblech mit Backpapier belegen.
2. Den Knoblauch schälen und durch die Knoblauchpresse pressen.
3. Für die Marinade den Knoblauch mit dem Saft einer Zitrone, dem Joghurt, 4 EL Olivenöl und dem Honig zu einer homogenen Masse verrühren. Mit Salz, Pfeffer und Rosmarin abschmecken.
4. Brokkoli, Zucchini und Möhren waschen und putzen. Den Brokkoli in Röschen teilen, Zucchini und Möhren in Scheiben schnei-

PRO PORTION CA.
492 kcal – 46 g EW, 20 g KH,
22 g F, 9 g BST

EIWEIẞREICH
GUT ZUM MITNEHMEN

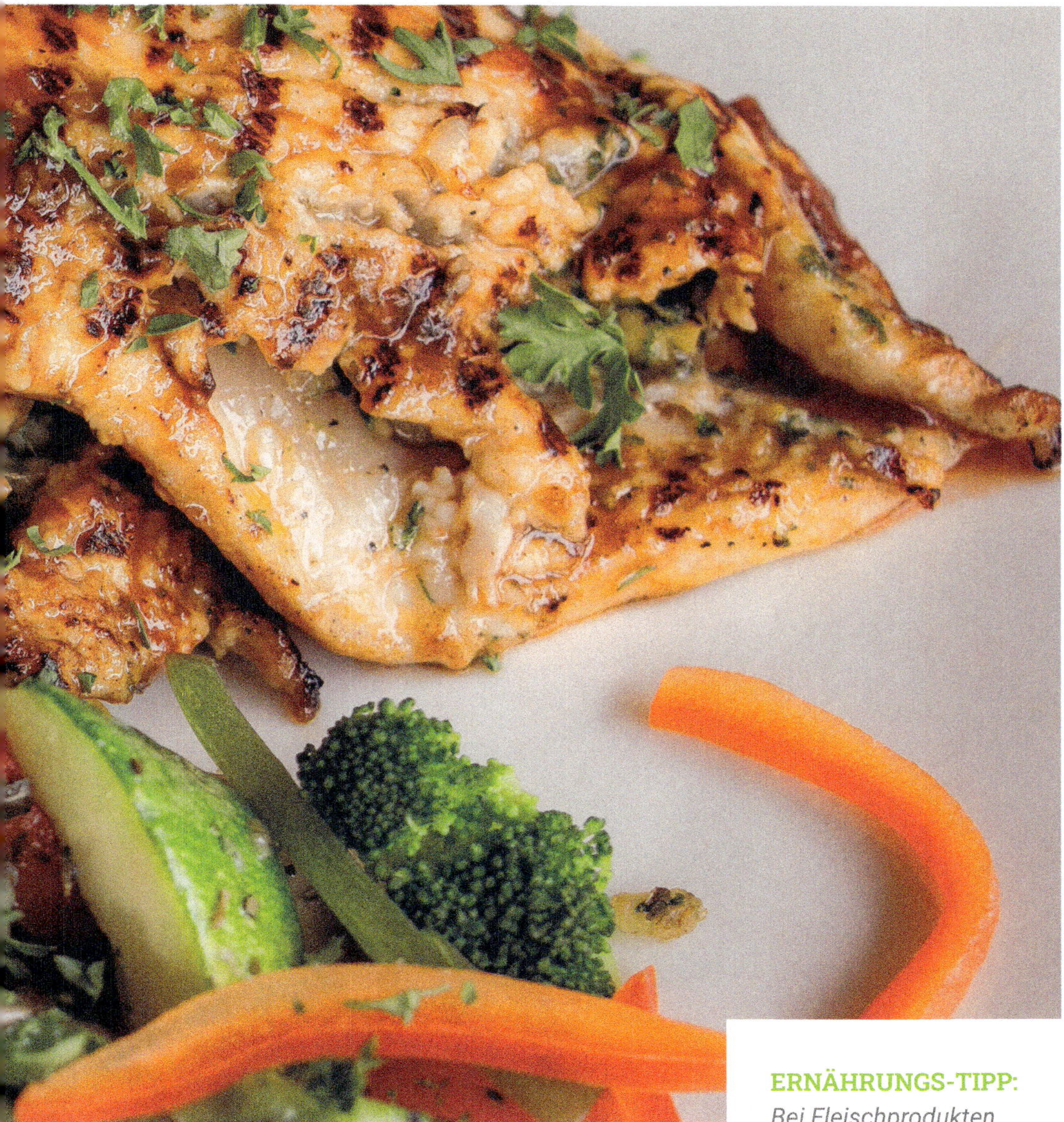

den. Das Gemüse in einer Schüssel mit Salz, Pfeffer, Rosmarin und dem übrigen Olivenöl würzen.

5. Das Fleisch gemeinsam mit dem Gemüse auf ein Backblech legen und im Backofen ca. 25 Minuten backen.

6. Alles zusammen auf einem Teller anrichten und, falls gewünscht, mit einem Klecks Joghurt und einem kleinen Rosmarinzweig garnieren.

ERNÄHRUNGS-TIPP:
Bei Fleischprodukten solltest du unbedingt auf eine gute Qualität achten. Qualität geht vor Quantität. Biofleisch enthält nachgewiesen mehr gesunde Omega-3-Fettsäuren als Fleisch aus der Massentierhaltung.

SCHNELLES CHILLI SIN CARNE

FÜR 4 PORTIONEN:
30 Minuten

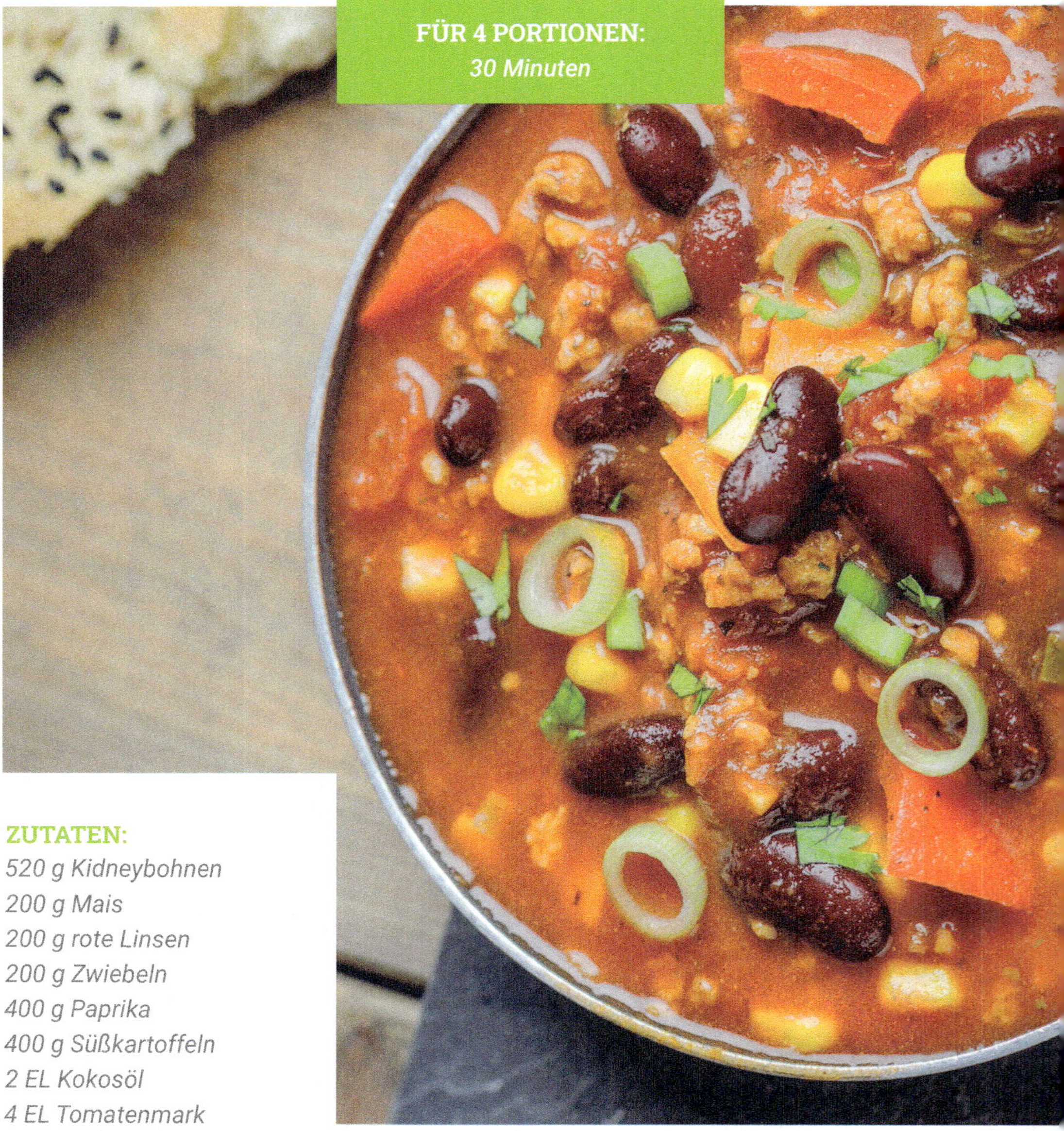

ZUTATEN:

520 g Kidneybohnen
200 g Mais
200 g rote Linsen
200 g Zwiebeln
400 g Paprika
400 g Süßkartoffeln
2 EL Kokosöl
4 EL Tomatenmark
1 l Gemüsebrühe
80 g Kürbiskerne
Salz und Pfeffer
2 TL Majoran
2 EL Kurkuma
1 TL Koriander
1 EL Chilipulver
2 EL Paprikapulver
3 EL Currypulver

1. Die bereits küchenfertigen Kidneybohnen, den Mais und die roten Linsen in ein Sieb geben und unter fließendem Wasser abspülen.
2. Die Zwiebeln und die Süßkartoffel schälen. Paprika waschen und zusammen mit den Zwiebeln und der Süßkartoffel in kleine Würfel schneiden.
3. Das Kokosöl in einem großen Topf erhitzen. Das geschnittene Gemüse zusammen mit dem abgetropften Gemüse ca. zwei Minuten bei größerer Hitze anbraten.

PRO PORTION CA.
675 kcal – 36 g EW, 83 g KH, 17 g F, 45 g BST

VEGETARISCH
BALLASTSTOFFREICH
GUT AUFZUBEWAHREN

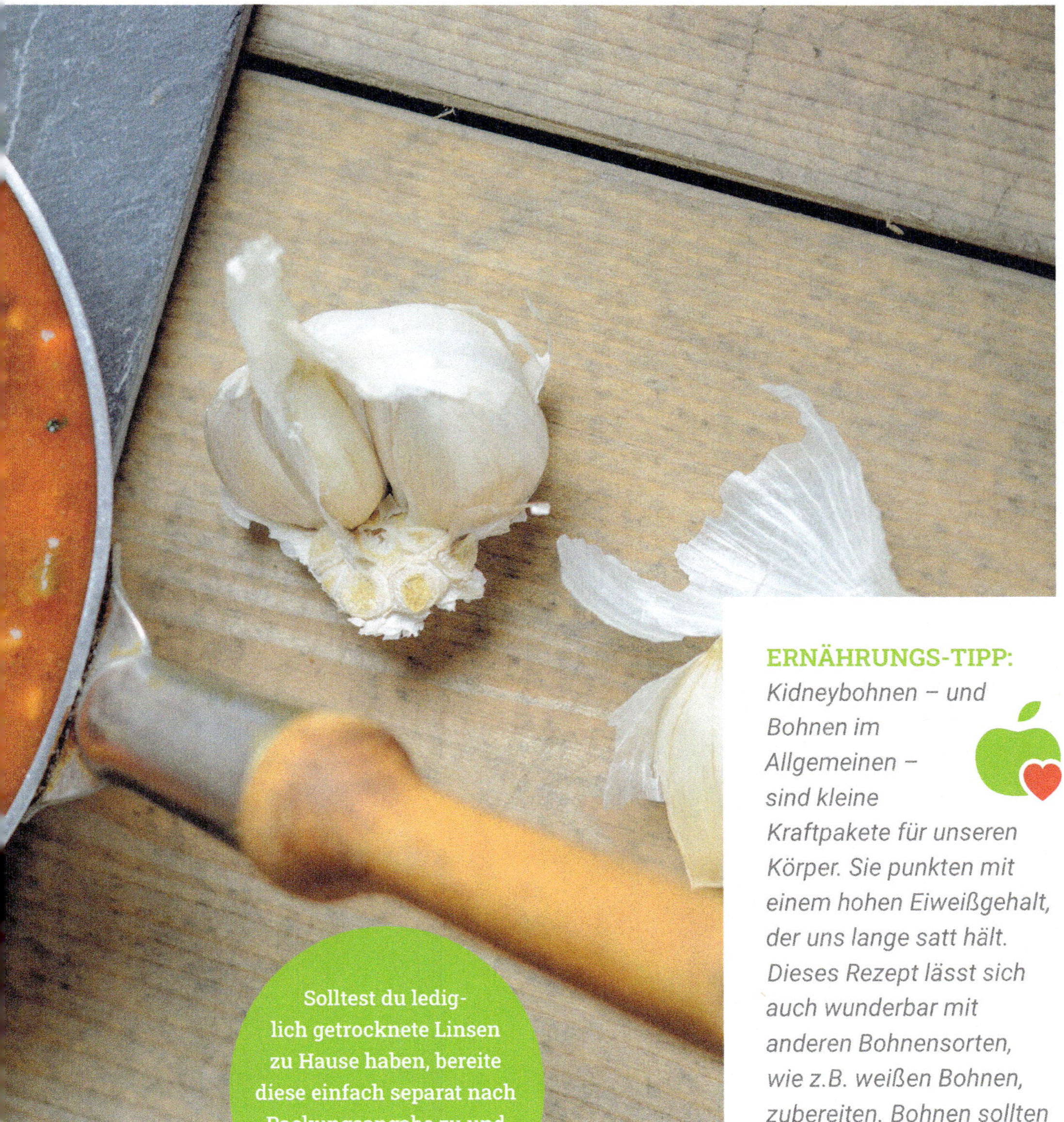

Solltest du lediglich getrocknete Linsen zu Hause haben, bereite diese einfach separat nach Packungsangabe zu und mische sie anschließend unter das Chili.

4. Das Tomatenmark zugeben, gut verrühren und weitere zwei Minuten braten.
5. Alles zusammen mit der Gemüsebrühe ablöschen, mit den Gewürzen abschmecken und für weitere 10 Minuten bei geschlossenem Deckel köcheln lassen.

ERNÄHRUNGS-TIPP:
Kidneybohnen – und Bohnen im Allgemeinen – sind kleine Kraftpakete für unseren Körper. Sie punkten mit einem hohen Eiweißgehalt, der uns lange satt hält. Dieses Rezept lässt sich auch wunderbar mit anderen Bohnensorten, wie z.B. weißen Bohnen, zubereiten. Bohnen sollten unter keinen Umständen roh gegessen werden, da sie in diesem Zustand giftig sind. Wenn es schnell gehen muss, kann man guten Gewissens auf die küchenfertige Dosenvariante zurückgreifen.

MÖHREN-TOMATEN-SÜPPCHEN

FÜR 4 PORTIONEN:
45 Minuten

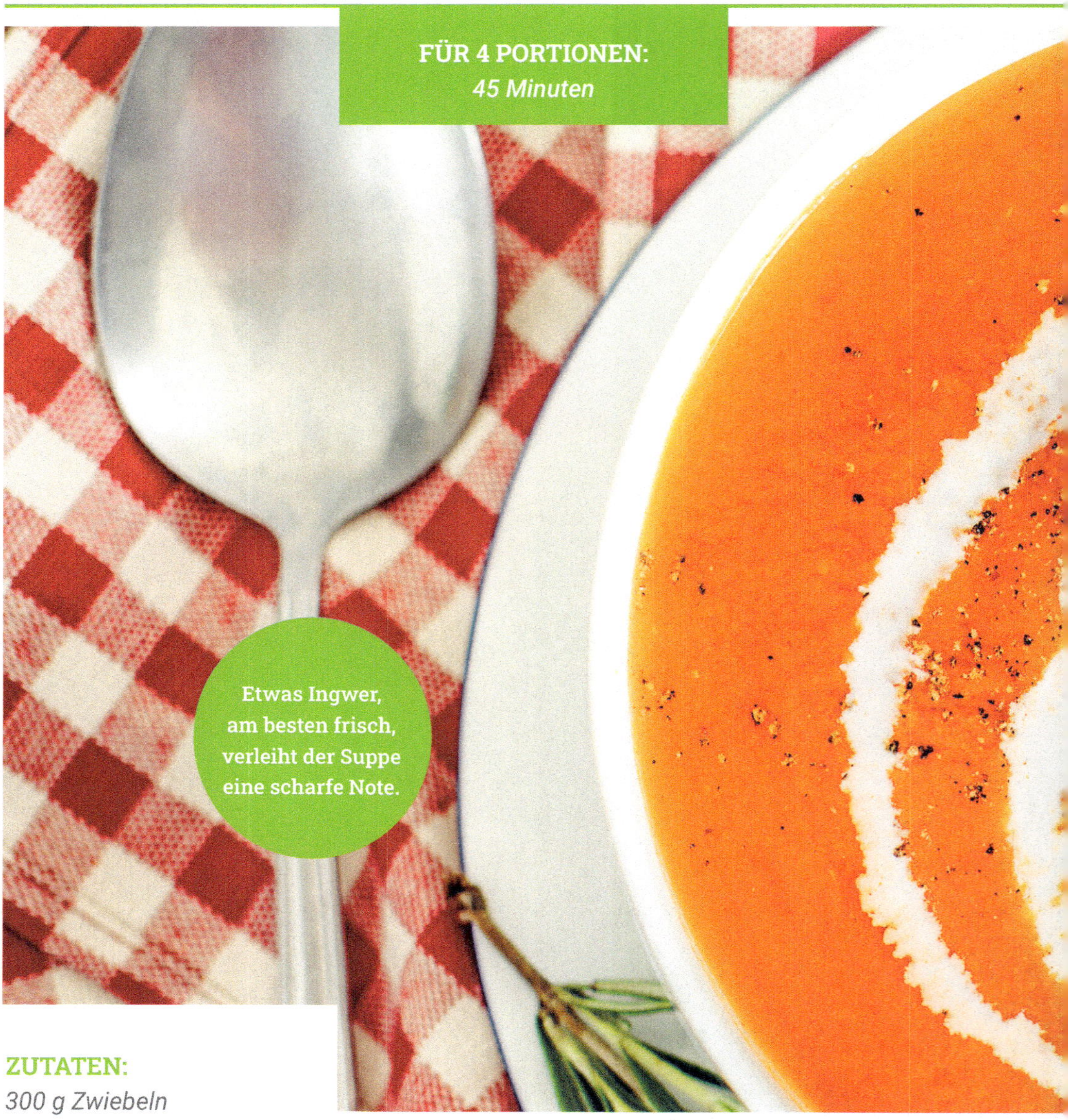

Etwas Ingwer, am besten frisch, verleiht der Suppe eine scharfe Note.

ZUTATEN:

300 g Zwiebeln
450 g Möhren
2 Knoblauchzehen
3 EL Olivenöl
500 g stückige Tomaten
800 ml Gemüsebrühe
2 EL Basilikum
Salz und Pfeffer
2 EL Paprikapulver
1 TL Zimt
80 g körniger Frischkäse

1. Die Zwiebeln, die Möhren und den Knoblauch schälen und klein schneiden.
2. Das Olivenöl in einem Topf erhitzen und die Zwiebeln und den Knoblauch darin ca. 5 Minuten glasig dünsten.
3. Die geschnittenen Möhren zugeben und für weitere 5 Minuten anbraten.
4. Anschließend mit den stückigen Tomaten und der Gemüsebrühe aufgießen. Für ca. 10 Minuten kochen, bis die Möhren weich sind.

PRO PORTION CA.
190 kcal – 6 g EW, 16 g KH,
8 g F, 2 g BST

VEGETARISCH
GUT AUFZUBEWAHREN

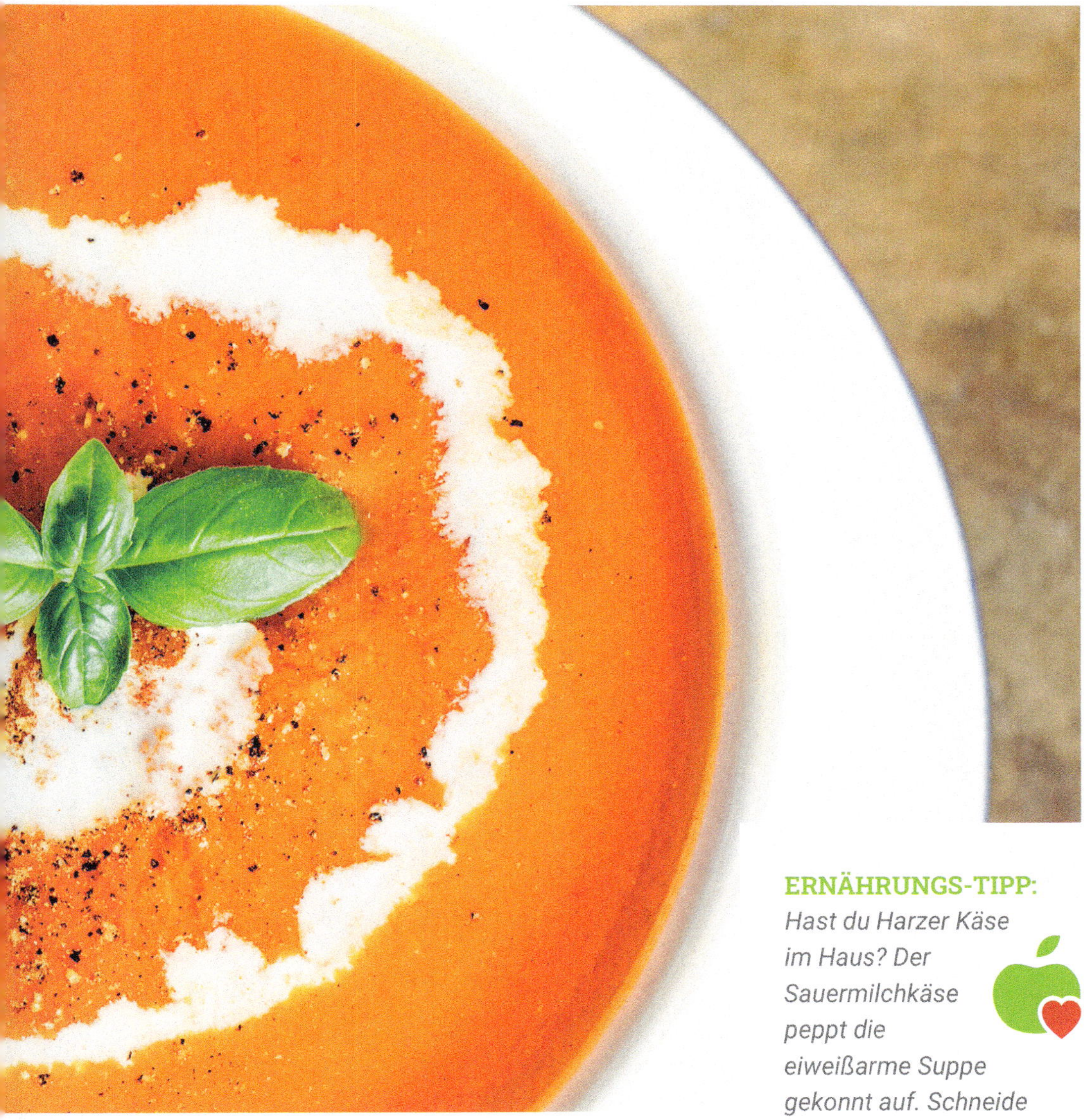

ERNÄHRUNGS-TIPP:
Hast du Harzer Käse im Haus? Der Sauermilchkäse peppt die eiweißarme Suppe gekonnt auf. Schneide einfach ein paar Scheiben ab und lege sie auf ein Stück Backpapier. Bei 180 C im Ofen verläuft der Käse nach ein paar Minuten. Herausnehmen, abkühlen lassen und in kleine Chips brechen. Diese liefern Eiweiß und ein würziges Aroma. Probiere es aus!

5. Die Suppe mit einer Küchenmaschine oder dem Pürierstab pürieren, mit den Gewürzen abschmecken und in tiefen Teller anrichten.
6. Mit Hilfe von zwei Esslöffeln kleine Wölkchen aus dem Frischkäse stechen und auf die Suppe setzen.

Eine leichte Suppe an warmen Sommertagen hilft über das Mittagstief hinweg, da sie unseren Verdauungsapparat nur wenig belastet. So bleibt mehr Energie für andere Dinge.

SHAKSHUKA
mit Feta-Käse

FÜR 4 PORTIONEN:
20 Minuten

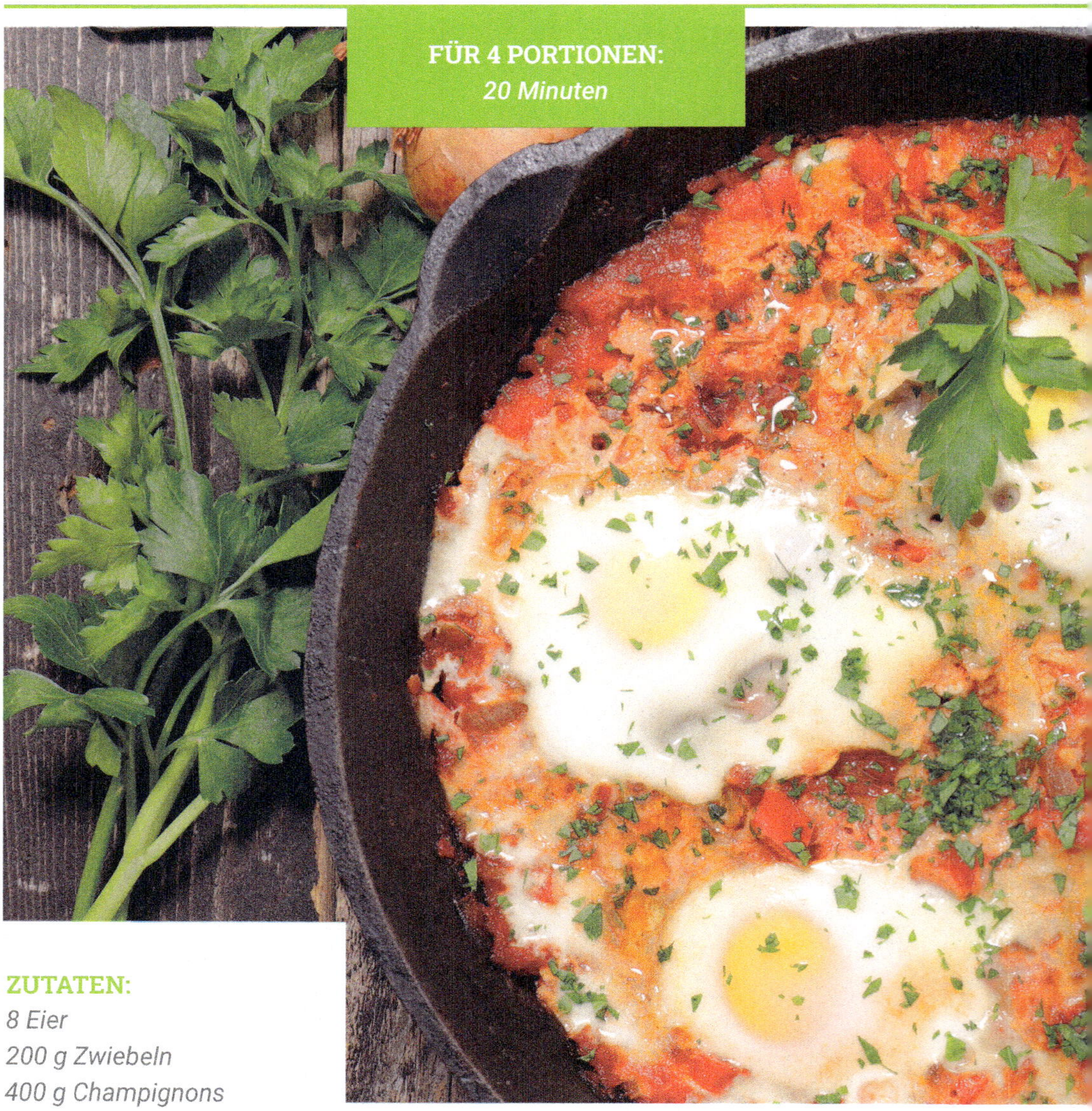

ZUTATEN:
8 Eier
200 g Zwiebeln
400 g Champignons
800 g Zucchini
300 g Paprika
2 EL Olivenöl
800 g passierte Tomaten
200 ml Gemüsebrühe
Salz
2 TL Pfeffer
1 TL Majoran
3 TL Thymian
Paprikapulver
200 g Feta

1. Die Zwiebeln schälen und in Würfel schneiden.
2. Die Champignons mit einem Küchenkrepp säubern und vierteln. Die Zucchini waschen und in ca. 0,5 cm dicke Scheiben schneiden. Die Paprika waschen, trocknen und grob würfeln.
3. Das Olivenöl in einem großen Topf erhitzen und die Zwiebelwürfel darin glasig dünsten. Das geschnittene Gemüse zugeben und bei größerer Hitze ca. 5 Minuten braten.
4. Mit den passierten Tomaten und der Gemüsebrühe ablöschen und für 3 Minuten auf niedriger Stufe köcheln lassen. Anschließend mit den Gewürzen abschmecken.

PRO PORTION CA.
627 kcal – 44 g EW, 22 g KH, 39 g F, 9 g BST

EIWEIẞREICH
VEGETARISCH
GUT ZUM MITNEHMEN

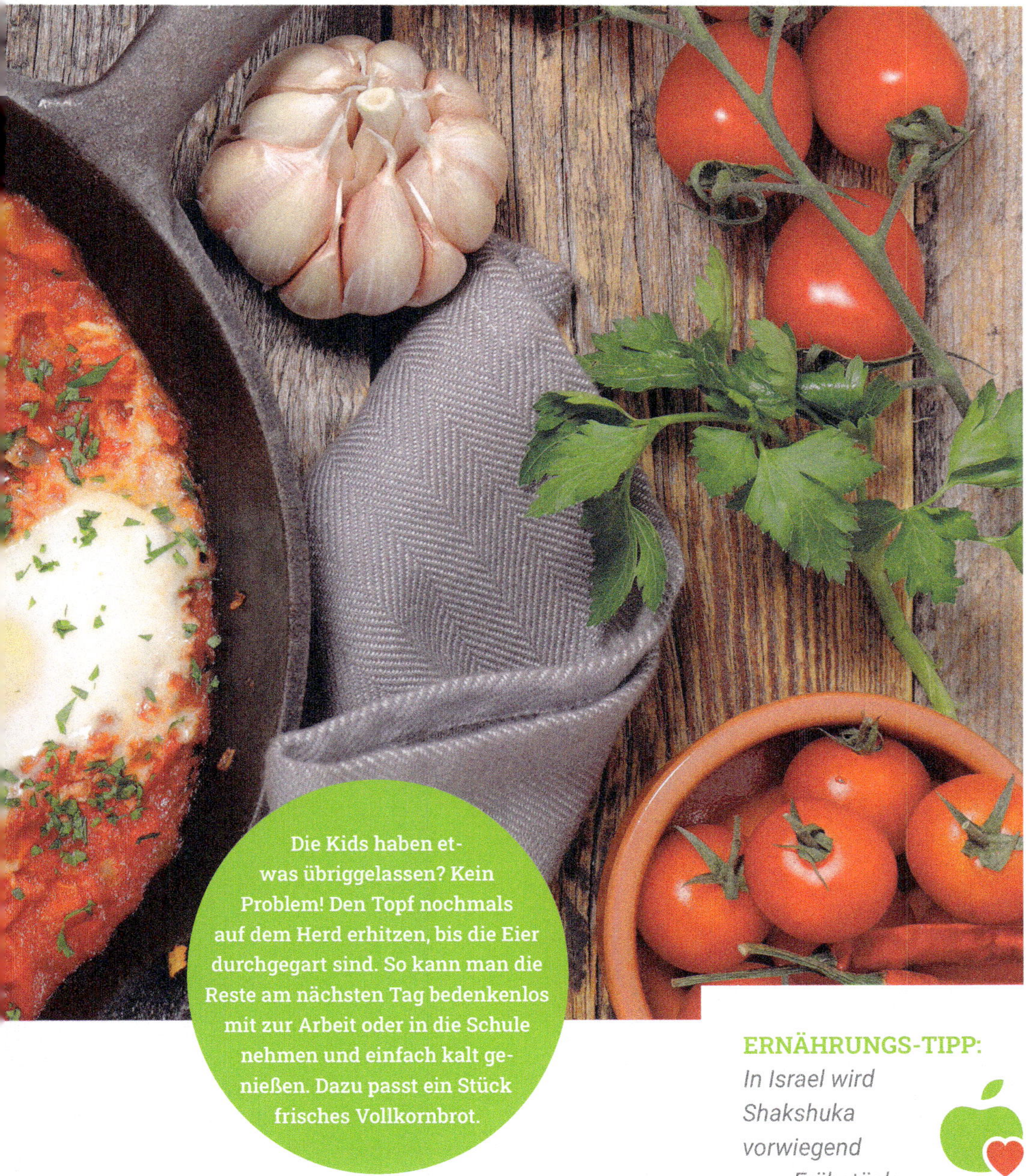

Die Kids haben etwas übriggelassen? Kein Problem! Den Topf nochmals auf dem Herd erhitzen, bis die Eier durchgegart sind. So kann man die Reste am nächsten Tag bedenkenlos mit zur Arbeit oder in die Schule nehmen und einfach kalt genießen. Dazu passt ein Stück frisches Vollkornbrot.

5. Die Eier aufschlagen und vorsichtig nebeneinander in den Topf gleiten lassen. Zugedeckt stocken lassen und regelmäßig den Gargrad prüfen.
6. Sobald das Eiweiß gestockt und das Eigelb noch wachsig ist, den Fetakäse grob mit den Fingern zerbröckeln und über die Eier und das Gemüse streuen.

ERNÄHRUNGS-TIPP:
In Israel wird Shakshuka vorwiegend zum Frühstück gegessen. Dieses leichte Essen belastet den Verdauungstrakt kaum, und die Eier sorgen für ein langanhaltendes Sättigungsgefühl.

CRUNCHIGER FETA
Pilz-Allerlei und Römersalat

FÜR 4 PORTIONEN:
45 Minuten

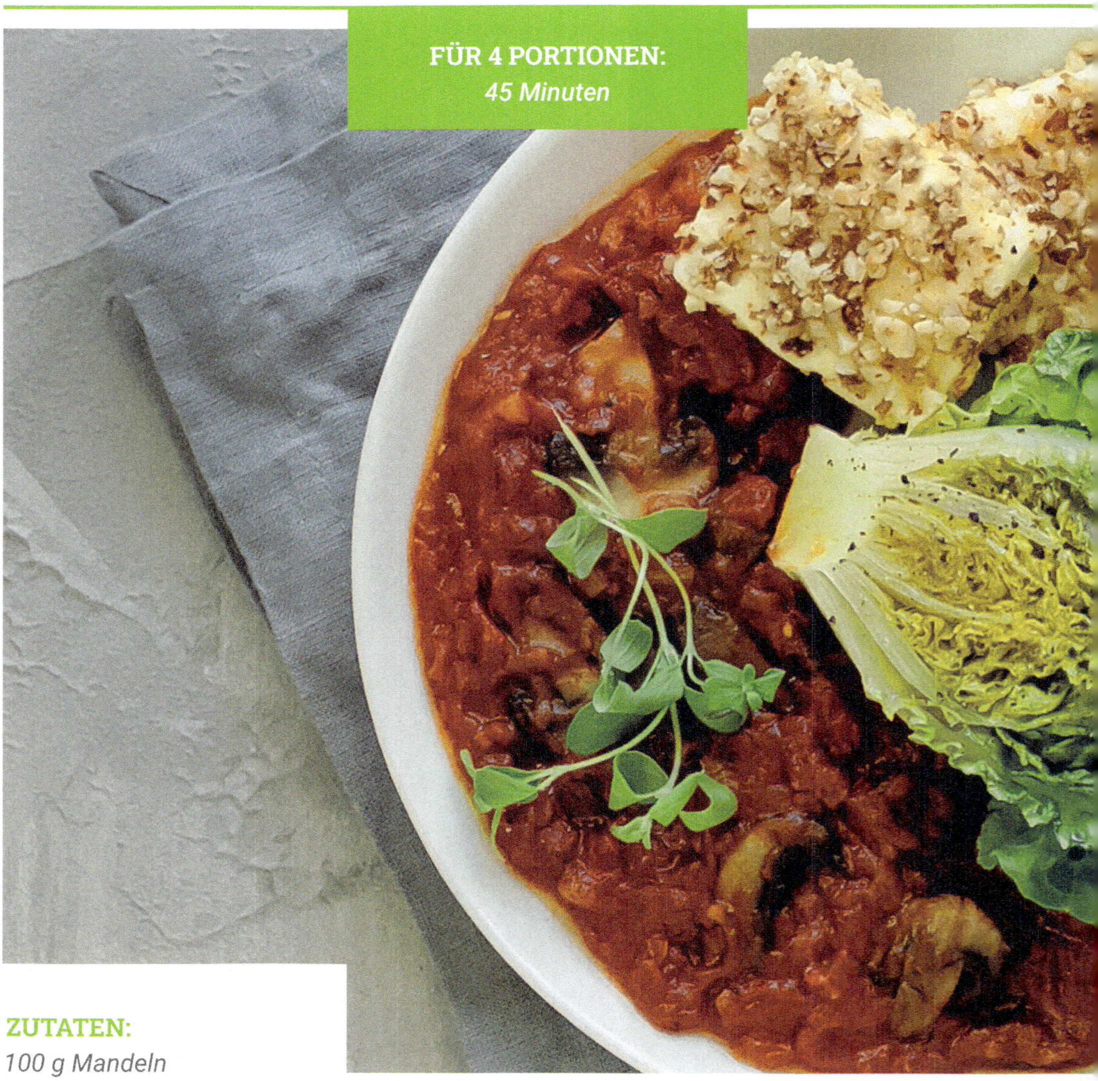

ZUTATEN:
100 g Mandeln
1 kg Champignons oder gemischte Pilze
6 EL Olivenöl
160 g Zwiebeln
800 g stückige Tomaten
200 ml Gemüsebrühe
1 TL Pfeffer
1 TL Majoran
4 Römersalatherzen
Salz und Pfeffer
2 Eier
400 g Feta

1. Die Mandeln hacken und auf einen flachen Teller umfüllen. Die gemischten Pilze für ca. 10 Minuten wahlweise im Wasserbad garen oder in einem entsprechenden Aufsatz dämpfen.
2. 2 EL Olivenöl in der Pfanne erhitzen. Die Zwiebeln schälen, fein würfeln und darin 3 Minuten dünsten. Den Ofen auf 70 °C vorheizen.
3. Die stückigen Tomaten, die Gemüsebrühe, Pfeffer und Majoran zu den gedünsteten Zwiebelwürfeln geben, untermischen und für weitere 5 Minuten köcheln lassen. Die gedämpften Pilze hinzugeben, untermischen, in eine Schüssel umfüllen und im Ofen warmhalten.
4. Die Pfanne auswischen und 2 EL Olivenöl darin erhitzen. Die Römersalatherzen waschen, der Länge nach halbieren und in der

PRO PORTION CA.
721 kcal – 37 g EW, 13 g KH,
54 g F, 8 g BST

EIWEIẞREICH
VEGETARISCH
GUT VORZUBEREITEN

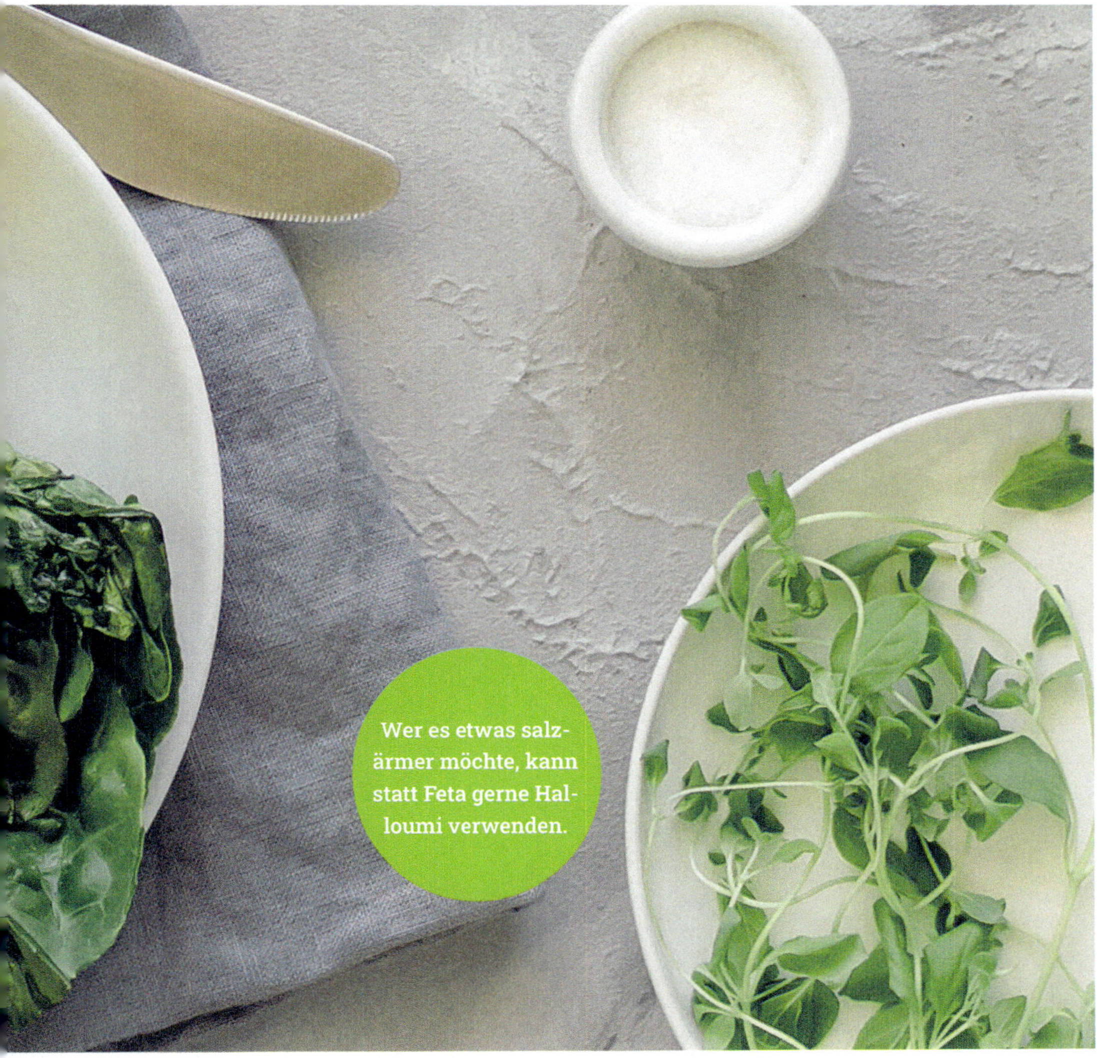

Wer es etwas salzärmer möchte, kann statt Feta gerne Halloumi verwenden.

Pfanne von jeder Seite für 20 Sekunden braten. Dabei mit etwas Salz und Pfeffer würzen. Anschließend aus der Pfanne nehmen, auf einen Teller legen und im Ofen warmhalten.

5. Die Pfanne wieder auswischen und die restlichen 2 EL Olivenöl darin erhitzen.

6. Anschließend die Eier in einer flachen Schüssel mit etwas Salz verquirlen, die 4 Fetastücke jeweils zuerst im Ei und dann in den gehackten Mandeln wälzen und in der Pfanne von beiden Seiten goldbraun braten.

7. Die Salatherzen mit der Pilzsoße und dem gebratenen Feta auf vier Tellern anrichten und servieren.

ERNÄHRUNGS-TIPP:
Auch dieses Gericht zählt zur Kategorie „Low Carb". Der Feta und die Mandeln liefern hochwertige ungesättigte Fettsäuren und viel Eiweiß, welches uns lange satt hält und für unsere Muskulatur pures Benzin ist.

SCHWEINELACHSBRATEN
für Faule

FÜR 4 PORTIONEN:
75 Minuten

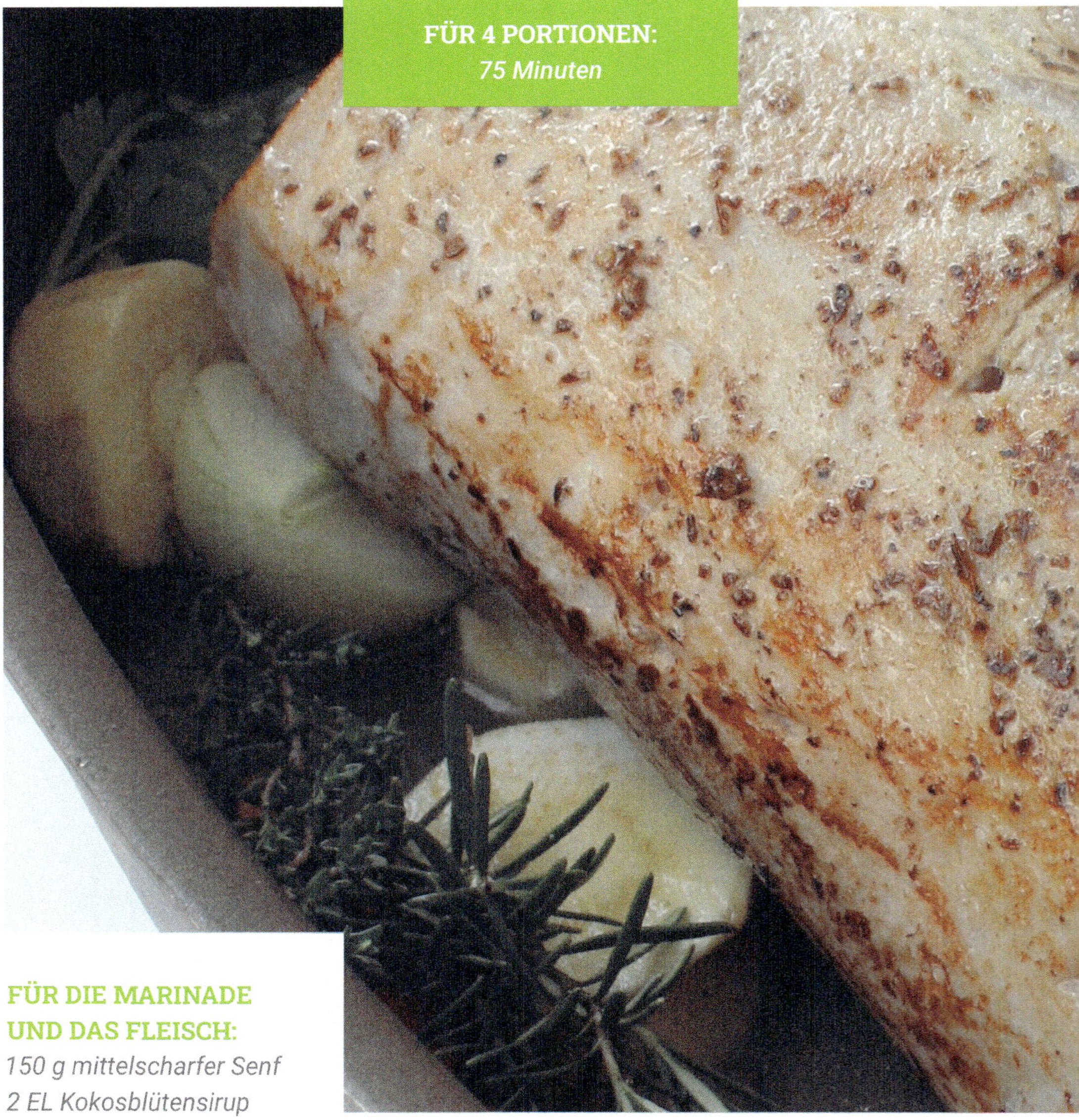

FÜR DIE MARINADE UND DAS FLEISCH:

150 g mittelscharfer Senf
2 EL Kokosblütensirup
2 EL Olivenöl
800 g Schweinelachsbraten
Salz und Pfeffer

FÜR DIE SOßE:

250 ml Rinderbouillon
200 ml Milch
1 EL mittelscharfer Senf
2 TL Kokosblütensirup

Zubereitung der Marinade sowie des Bratens

1. Backofen auf 180 °C Umluft vorheizen
2. Den mittelscharfen Senf zusammen mit 2 EL Kokosblütensirup und 2 EL Olivenöl zu einer Marinade mischen.
3. Den Schweinelachsbraten von allen Seiten mit einem Küchenkrepp trockentupfen, mit Salz und Pfeffer würzen und mit der Marinade bestreichen.
4. Den Braten in eine Auflaufform legen und für ca. 60 Minuten im Ofen backen.

PRO PORTION CA.
355 kcal – 42 g EW, 10 g KH, 17 g F, 1 g BST

EIWEIßREICH
FÜR BESONDERE ANLÄSSE

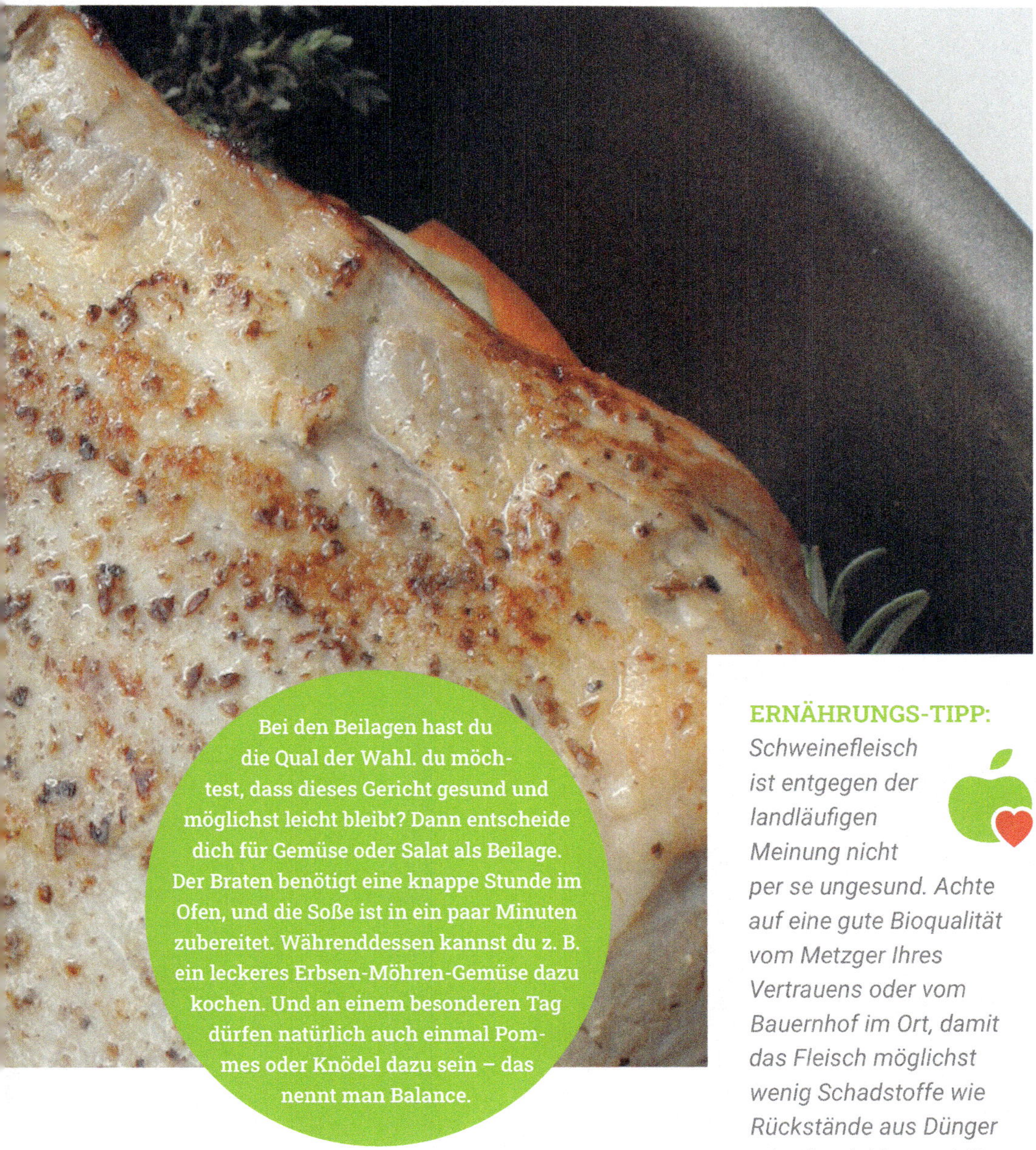

Bei den Beilagen hast du die Qual der Wahl. du möchtest, dass dieses Gericht gesund und möglichst leicht bleibt? Dann entscheide dich für Gemüse oder Salat als Beilage. Der Braten benötigt eine knappe Stunde im Ofen, und die Soße ist in ein paar Minuten zubereitet. Währenddessen kannst du z. B. ein leckeres Erbsen-Möhren-Gemüse dazu kochen. Und an einem besonderen Tag dürfen natürlich auch einmal Pommes oder Knödel dazu sein – das nennt man Balance.

Zubereitung der Soße

1. Die Rinderbouillon, die Milch, 1 EL Senf sowie 2 TL Kokosblütensirup in einem Topf aufkochen lassen.

Fertigstellung

1. Den Braten aus dem Ofen nehmen, in Scheiben schneiden und zusammen mit der Soße anrichten.

ERNÄHRUNGS-TIPP:
Schweinefleisch ist entgegen der landläufigen Meinung nicht per se ungesund. Achte auf eine gute Bioqualität vom Metzger Ihres Vertrauens oder vom Bauernhof im Ort, damit das Fleisch möglichst wenig Schadstoffe wie Rückstände aus Dünger oder Pestiziden enthält. Schweinelachs ist zudem ein mageres Teilstück des Schweins, das du selbstverständlich und ohne schlechtes Gewissen hin und wieder genießen darfst.

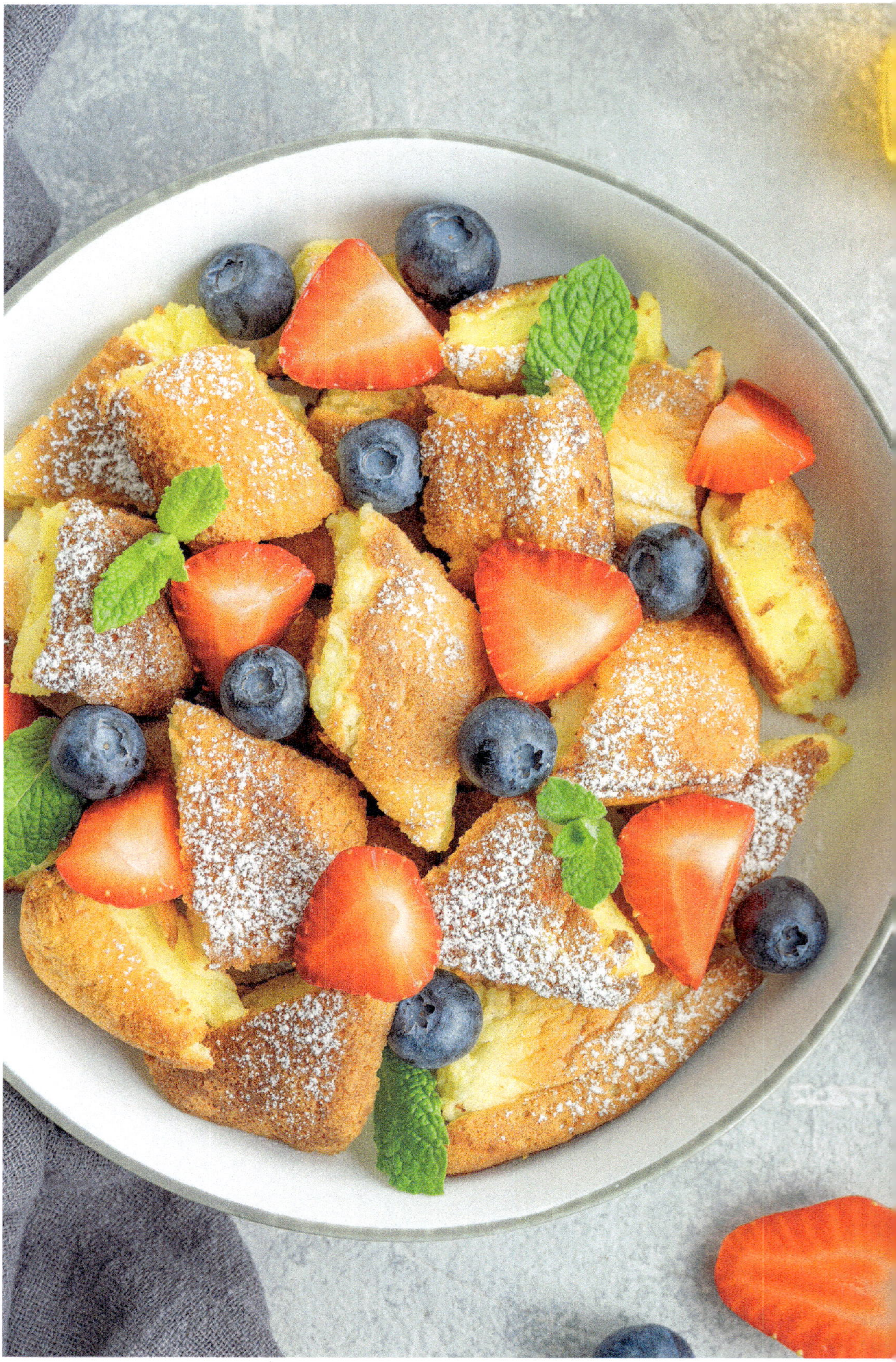

SÜẞES

Wer sich gesund ernähren will, hat keine Lust auf leckere Nachspeisen? Von wegen – wir haben für dich und deiner Familie daher vielseitige gesunde Rezepte, um auch leckere Nachspeisen zu genießen!

Wir lieben die saftigen Möhren-Muffins mit Kokossahne genauso wie die den High Protein Kaiserschmarrn. Unsere Süßkartoffel-Brownies eigenen sich auch hervorragend für Menschen mit Glutenunverträglichkeit, und die doch nicht verbotenen Milchbrötchen sind einfach ein Genuss!

Noch nicht genug? Bitteschön – noch mehr Vorschläge für gesunde und leckere Desserts auf den folgenden Seiten!

QUARK-JOGHURT-CREME
mit bunten Beeren und Mandeln

PRO PORTION CA.
220 kcal – 15 g EW, 10 g KH,
14 g F, 7 g BST

VEGETARISCH
GUT VORZUBEREITEN
REICH AN VITAMINEN

FÜR 4 PORTIONEN:
10 Minuten

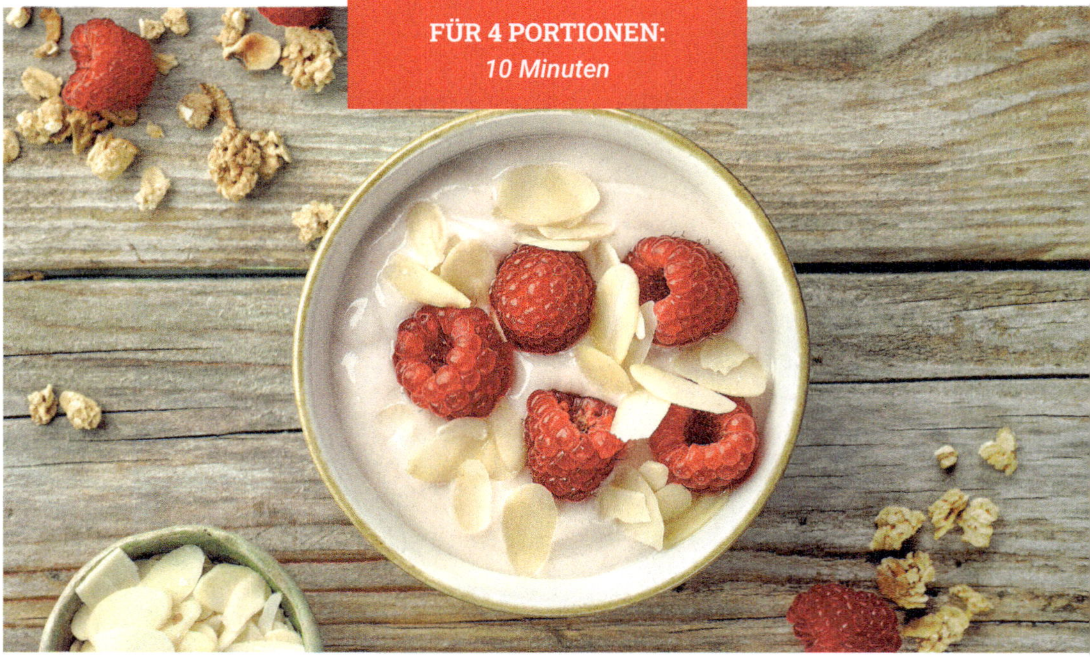

ZUTATEN:
300 g TK-Beerenmix (oder natürlich frische Beeren)
250 g Quark (20% Fett)
20 ml Mineralwasser
300 g Vollmilch-Joghurt
½ Zitrone
50 g gehobelte Mandeln

1. Die tiefgekühlten Beeren in einen Topf geben und bei mäßiger Hitze auftauen lassen.
2. Den Quark, das Mineralwasser und den Joghurt zu einer cremigen Masse verrühren.
3. Eine halbe Zitrone auspressen und zu den Beeren geben.
4. Die Joghurt-Quark-Creme und die Beeren abwechselnd in ein Glas schichten.
5. Mit noch heißen Beeren genießen oder für 1-2 Stunden im Kühlschrank abkühlen lassen.
6. Vor dem Servieren mit den gehobelten Mandeln und Beeren garnieren.

ERNÄHRUNGS-TIPP:
Ein leichtes Dessert, das durch die Beeren angenehm süß schmeckt, aber nicht schwer im Magen liegt. Die Beeren sorgen für Vitamine und Mineralstoffe und die Mandeln für eine gute Portion Eiweiß und gesunde Fette.

FRUCHTIGER HÜTTENKÄSE
mit Pfirsich und gepufftem Amaranth

PRO PORTION CA.
245 kcal – 19 g EW, 26 g KH, 6 g F, 5 g BST

GUT VORZUBEREITEN
VEGETARISCH
REICH AN VITAMINEN

FÜR 4 PORTIONEN:
15 Minuten

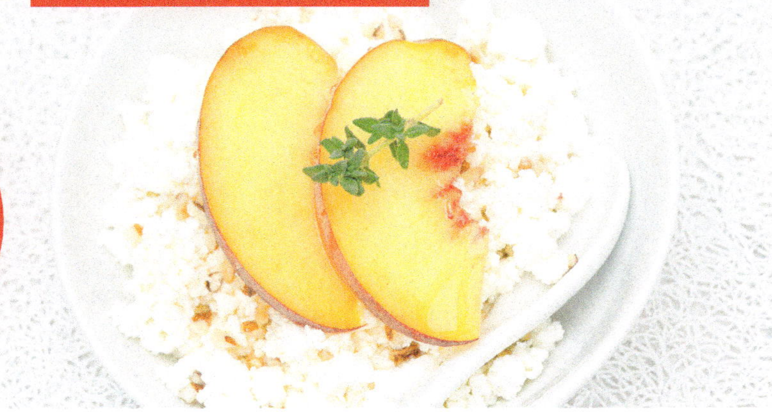

Statt Pfirsich kannst du im Prinzip auch jedes andere Obst verwenden, zum Beispiel Aprikosen, Orangen oder Äpfel.

ZUTATEN:
4 Pfirsiche
1 Bio-Zitrone
500 g körniger Frischkäse
4 EL Amaranth
Thymian

1. Die Pfirsiche waschen, halbieren, die Kerne entfernen und in schmale Scheiben schneiden.
2. Die Schale der Zitrone abreiben und die Zitrone auspressen
3. Körnigen Frischkäse mit dem Saft der Zitrone und dem Abrieb vermischen und in vier Dessertgläser füllen
4. Die Pfirsichscheiben darauf schichten.
5. Nun eine beschichtete Pfanne heiß werden lassen und den ersten EL Amaranth in die Pfanne geben. Die Pfanne mit einem Deckel abdecken. Die Körner springen nämlich nach oben, wenn die Schale platzt. Bei einem Esslöffel Amaranth dauert es etwa eine halbe Minute, bis alle Körnchen gepufft sind. Esslöffel für Esslöffel so verfahren.
6. Den Amaranth als Garnitur auf die Gläser streuen.

ERNÄHRUNGS-TIPP:
Hüttenkäse hat einen geringen Fettgehalt, enthält aber viel Eiweiß. Das macht ihn zum idealen Sattmacher und zu einer guten Zutat für ein Dessert, das nicht auf die Linie schlägt. Pfirsiche liefern wertvolle Vitamine wie Vitamin A, B1, B2 und C. Amaranth ist reich an Calcium, Eisen und Magnesium und enthält wertvolle Fettsäuren und viele Ballaststoffe.

SAFTIGE MÖHREN-MUFFINS
mit Kokossahne

PRO PORTION CA.
186 kcal – 7 g EW, 2 g KH,
17 g F, 2 g BST

GUT VORZUBEREITEN
GUT ZUM MITNEHMEN
ZUCKERARM
VEGETARISCH

FÜR 8 MUFFINS:
40 Minuten

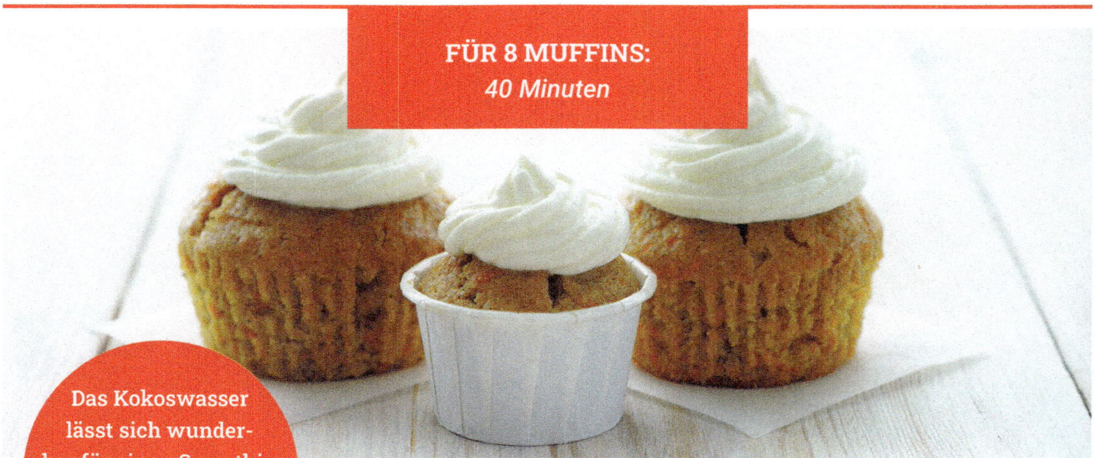

Das Kokoswasser lässt sich wunderbar für einen Smoothie verwenden oder es kann pur getrunken werden.

ZUTATEN:
1 Dose Kokosmilch
100 g Möhren
4 Eier
1 Prise Salz
120 g geriebene Haselnüsse
2 Messerspitzen Backpulver
1 Prise Zimt
2 EL Rapsöl

1. Am Vortag eine Dose Kokosmilch mit möglichst hohem Kokosanteil in den Kühlschrank stellen.
2. Am Backtag den Backofen auf 170 °C Ober- und Unterhitze vorheizen.
3. Die Möhren ganz fein reiben.
4. Die Eier trennen und das Eiweiß mit einer Prise Salz steif schlagen.
5. Das Eigelb in einer zweiten Schüssel schaumig schlagen und mit den geriebenen Möhren, den geriebenen Haselnüssen, dem Backpulver, dem Zimt und dem Rapsöl verrühren.
6. Den Eischnee vorsichtig unterheben.
7. Den Teig in Muffinförmchen füllen und auf mittlerer Schiene ca. 20 Minuten backen.
8. In der Zwischenzeit die Kokosmilch aus dem Kühlschrank holen. Das Wasser abgießen. Die Kokoscreme in einen vorgekühlten Becher geben und mit einem Mixer ca. 10 Minuten lang zu einer luftigen, sahneähnlichen Creme schlagen.
9. Die Muffins aus dem Ofen holen, abkühlen lassen und mit der Kokossahne garnieren.

ERNÄHRUNGS-TIPP:
Möhren machen jeden Kuchen schön saftig. Sie enthalten wenige Kalorien, dafür aber Ballaststoffe, Vitamin A und Biotin sowie Mineralien.

KOKOS-MANDEL-BÄLLCHEN
mit Magerquark

PRO PORTION CA.
245 kcal – 19 g EW, 26 g KH,
6 g F, 5 g BST

EIWEIßREICH
GUT VORZUBEREITEN
ZUCKERARM
VEGETARISCH

CA. 16 KUGELN:
40 Minuten

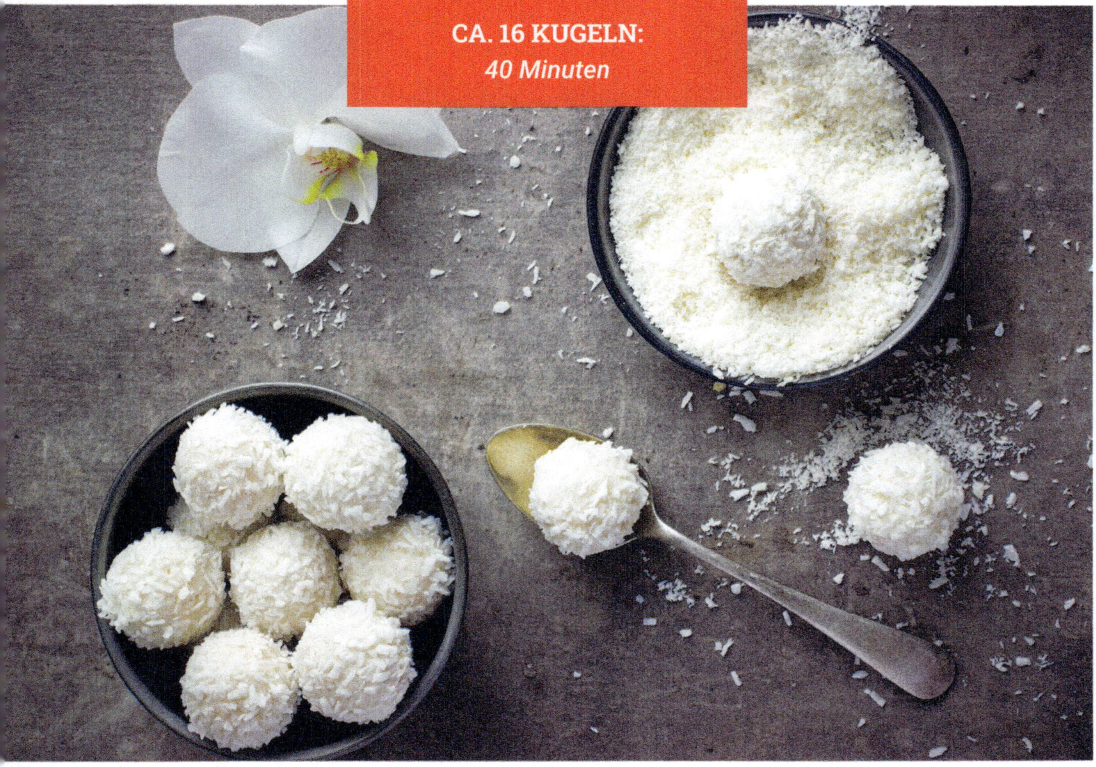

ZUTATEN:
500 g Magerquark
100 g geriebene Mandeln
60 g Kokosflocken
4 EL Kokosraspeln
16 geschälte Mandeln

1. Den Magerquark, die geriebenen Mandeln und die Kokosflocken zu einer gleichmäßigen Masse vermischen.
2. Aus der Masse Kugeln formen und in diese eine ganze Mandel hineinstecken.
3. Die Kokosraspeln in einen tiefen Teller geben und die Kugeln darin wälzen.
4. Die Kugeln mindestens 4 Stunden im Kühlschrank kaltstellen.

ERNÄHRUNGS-TIPP:
Die „Kokos-Mandel-Bällchen" enthalten statt ungesundem Zucker jede Menge wertvolle Proteine. Die Mandeln enthalten zudem viele ungesättigte Fettsäuren, die sich positiv auf die Blutfettwerte auswirken können. Zudem haben sie viele Ballaststoffe und enthalten die Vitamine B und E.

HALBGEFRORENES HIMBEEREIS
mit Erdbeermarmelade

PRO PORTION CA.
186 kcal – 7 g EW, 2 g KH, 17 g F, 2 g BST

REICH AN BALLASTSTOFFEN
REICH AN VITAMINEN
GUT AUFZUBEWAHREN

FÜR 4 PORTIONEN:
20 Minuten

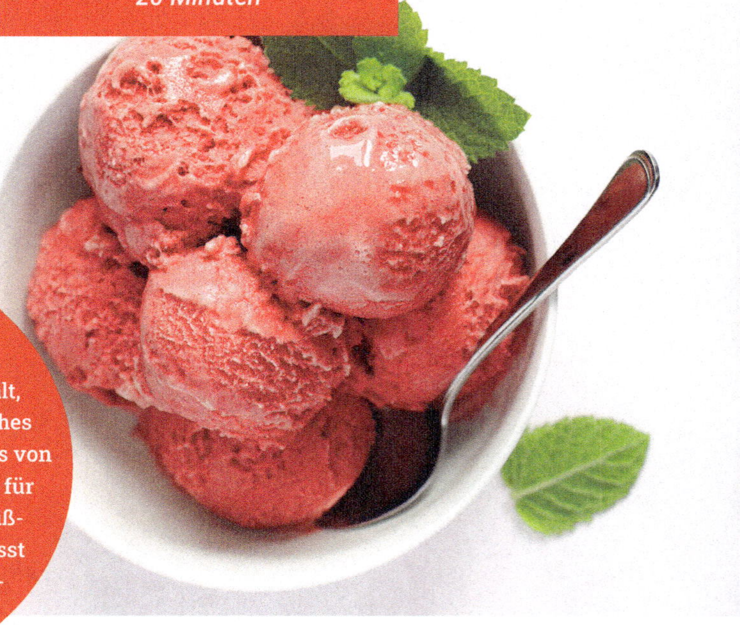

Im Gegensatz zu klassischer Gelatine, die Knochen und Knorpeln von Schweinen und Rindern enthält, ist Agar Agar ein rein pflanzliches Geliermittel. Es wird auf der Basis von Algen hergestellt und lässt sich für Marmelade, Eis und andere Süßspeisen einsetzen. Übrigens lässt sich die Marmelade wunderbar in Gläser füllen und aufbewahren.

ZUTATEN:
300 g Erdbeeren
150 ml Apfelsaft
1 TL Agar-Agar
1 Zweig Zitronenmelisse
1 Zitrone
600 g TK-Himbeeren
400 g Joghurt (1,5 % Fett)
¼ TL Vanille

1. Die Erdbeeren waschen und pürieren.
2. In einen Topf geben und den Apfelsaft und Agar-Agar dazugeben.
3. Die Masse aufkochen und ca. 5 Minuten lang einkochen lassen. Abkühlen lassen.
4. Die Zitronenmelisse waschen und die einzelnen Blättchen abzupfen.
5. Die Zitrone auspressen.
6. Die gefrorenen Himbeeren, den Joghurt, den Zitronensaft und die Vanille im Standmixer oder mit dem Pürierstab mixen.
7. Das Himbeereis mit der Marmelade und den Melisseblättchen anrichten.

ERNÄHRUNGS-TIPP:
Erdbeeren und Himbeeren liefern viele Vitamine wie die Vitamine A, K, B3, Biotin und Folsäure und wertvolle sekundäre Pflanzenstoffe.

FRUCHTIGER OBSTSALAT
mit Pistazienquark

PRO PORTION CA.
260 kcal – 18 g EW, 28 g KH, 7 g F, 6 g BST

REICH AN VITAMINEN
GUT VORZUBEREITEN

FÜR 4 PORTIONEN:
15 Minuten

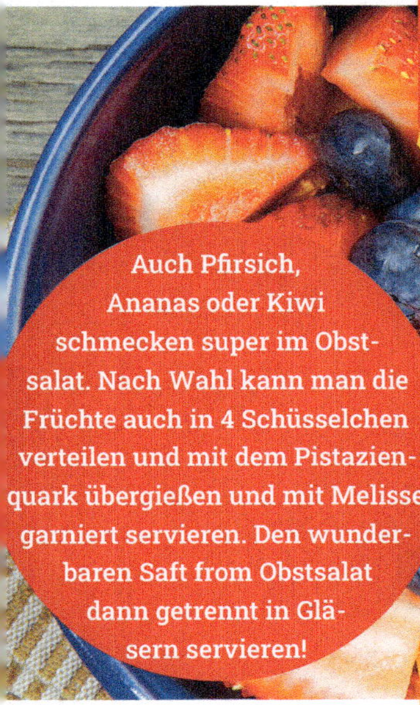

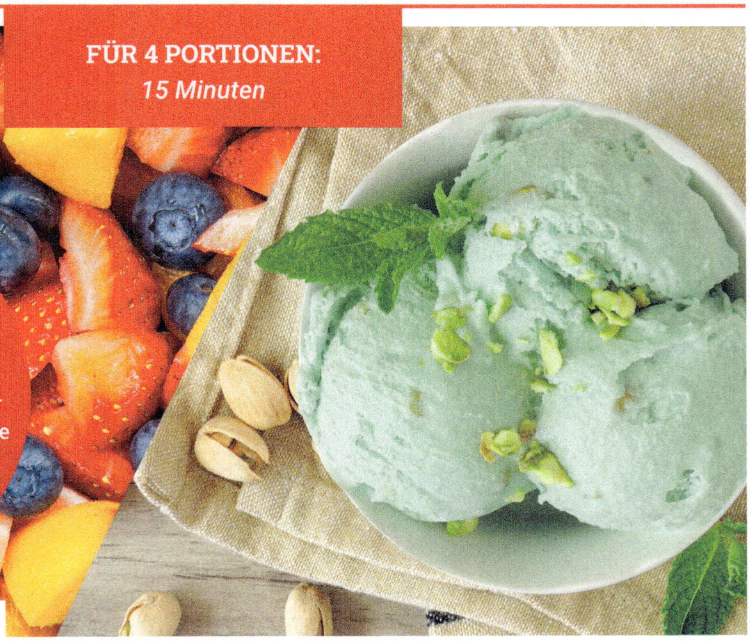

Auch Pfirsich, Ananas oder Kiwi schmecken super im Obstsalat. Nach Wahl kann man die Früchte auch in 4 Schüsselchen verteilen und mit dem Pistazienquark übergießen und mit Melisse garniert servieren. Den wunderbaren Saft from Obstsalat dann getrennt in Gläsern servieren!

FÜR DEN QUARK:
400 g Magerquark
40 ml Mineralwasser
1 Vanilleschote
50 g ungesalzene Pistazien

FÜR DEN OBSTSALAT:
500 g Erdbeeren
100 g Blaubeeren
4 Äpfel
1 kleine Wassermelone
½ Zitrone
1 Aprikose

1. Das Mark aus der Vanilleschote kratzen. Die Pistazien klein hacken und in einer Pfanne ohne Fett leicht anrösten und abkühlen lassen.
2. Den Quark mit dem Mineralwasser cremig rühren.
3. Erdbeeren, Blaubeeren, Äpfel und Aprikose waschen. Apfel und Aprikose entkernen.
4. Die Wassermelone aufschneiden, vierteln und aus dem Fruchtfleisch mundgerechte Stücke schneiden.
5. Das andere Obst ebenfalls in mundgerechte Stücke schneiden.
6. Die Zitrone auspressen.
7. Das Obst in eine Schüssel geben und mit der Zitrone beträufeln. Den Orangensaft über das Obst gießen und umrühren.
8. Obstsalat und Pistazienquark getrennt servieren und genießen.

ERNÄHRUNGS-TIPP:
Der Obstsalat ist reich an Vitaminen und enthält viele gesunde Pflanzenstoffe. Auf zuckerreiche Früchte wie Bananen oder Trauben wird hier bewusst verzichten.

SCHOKOLADENMOUSSE
mit schwarzen Johannisbeeren

PRO PORTION CA.
310 kcal – 6 g EW, 27 g KH, 20 g F, 11 g BST

REICH AN BALLASTSTOFFEN
VEGAN
GUT VORZUBEREITEN

FÜR 4 PORTIONEN:
15 Minuten
KALTSTELLEN:
2 Stunden

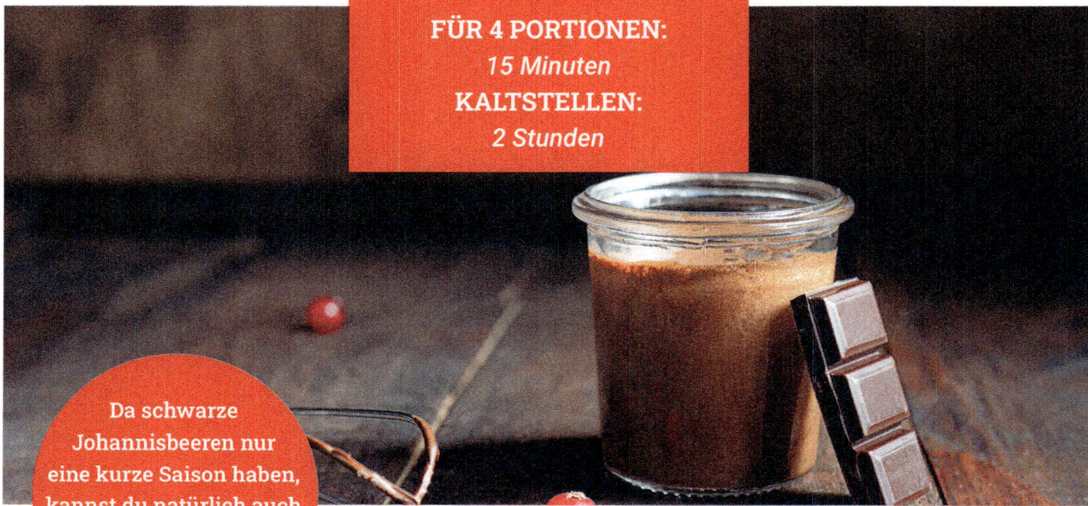

Da schwarze Johannisbeeren nur eine kurze Saison haben, kannst du natürlich auch TK-Beeren persönlichen Geschmack nehmen.

ZUTATEN:
200 g dunkle Schokolade (Kakaoanteil: mindestens 75%)
400 ml Kokosmilch
2 EL Kokosmus
2 EL Kokosöl
100 g schwarze Johannisbeeren

1. Zuerst die Schokolade schmelzen. Dazu einen Topf mit Wasser zum Kochen bringen. Die Temperatur etwas zurückschalten. Die Schokolade in einen etwas kleineren Topf geben und im Wasserbad schmelzen. Darauf achten, dass kein Wasser in die Schokolade gelangt.
2. Die Kokosmilch mit dem Kokosmus und dem Kokosöl verrühren.
3. Die geschmolzene Schokolade dazugeben und alles noch einmal gut verrühren.
4. Die Mousse in vier Gläser füllen und mindestens 2 Stunden im Kühlschrank kaltstellen.
5. Vor dem Servieren mit den Johannisbeeren garnieren.

ERNÄHRUNGS-TIPP:
Dunkle Schokolade hat zwar aufgrund ihres höheren Fettanteils mehr Kalorien als Vollmilchschokolade, sie enthält allerdings auch mehr gesunde Pflanzenstoffe wie die Flavanolen. Diese können sich positiv auf das Herz und den Kreislauf auswirken. Zudem enthält dunkle Schokolade weniger Zucker und lässt den Blutzucker nicht so rasant ansteigen wie helle Schokolade. Die dunklen Johannisbeeren sind zudem richtige Vitamin-C-Bomben und enthalten viele wertvolle sekundäre Pflanzenstoffe.

HIMBEER-SCHOKO-TORTE
fast ohne backen

PRO PORTION CA.
330 kcal - 8 g EW, 25 g KH,
22 g F, 4 g BST

FÜR BESONDERE ANLÄSSE
VEGAN

FÜR 12 STÜCKE:
35 Minuten
(plus 3 Stunden Einweichzeit und Kühlzeit über Nacht)

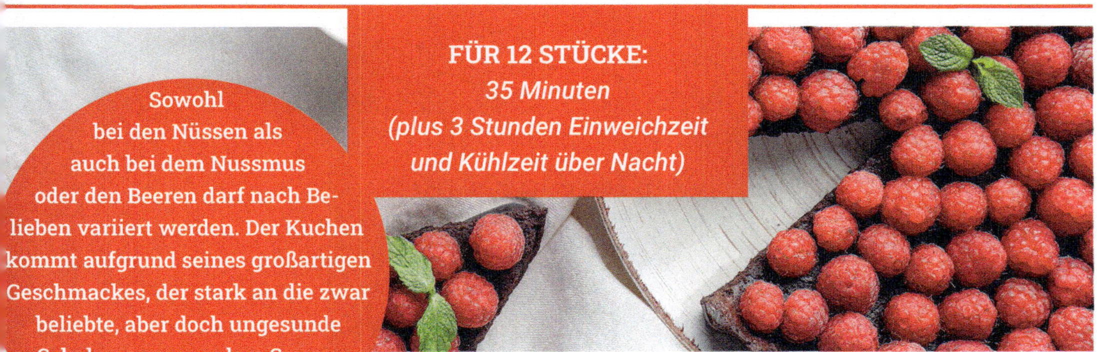

Sowohl bei den Nüssen als auch bei dem Nussmus oder den Beeren darf nach Belieben variiert werden. Der Kuchen kommt aufgrund seines großartigen Geschmackes, der stark an die zwar beliebte, aber doch ungesunde Schokocreme aus dem Supermarktregal erinnert, bei Jung und Alt sehr gut an.

FÜR DEN BODEN:
130 g Haselnüsse
130 g Mandeln
180 g Datteln
20 g Cranberries
Prise Salz

FÜR DEN BELAG:
70 g Haselnüsse
180 g Datteln
7 EL Kakaopulver stark entölt
5 EL Haselnussmus
2 EL Mandelmilch

FÜR DAS TOPPING:
200 g Himbeeren
50 g Zartbitterschokolade

1. Für den Boden die Haselnüsse und Mandeln mindestens 3 Stunden in Wasser einweichen, anschließend abspülen und mit dem Rezept fortfahren.
2. Den Backofen auf 190 °C Umluft vorheizen.
3. Die eingeweichten Nüsse zusammen mit den Datteln, den Cranberries und einer Prise Salz in einem Hochleistungsmixer pürieren, bis nur noch kleine Stücke übrig sind.
4. Die Masse auf dem Boden einer Springform verteilen und gut andrücken. Den Boden für ca. 10 Minuten im Ofen backen. Er sollte nur leicht gebräunt werden.
5. Für den Belag die Haselnüsse mit den Datteln, dem Kakaopulver, dem Haselnussmus und der Mandelmilch zu einer möglichst glatten Creme pürieren und auf dem ausgekühlten Boden glattstreichen.
6. Für das Topping die frischen Himbeeren verlesen, waschen, trockentupfen und in gleichmäßigen Abständen auf die Schokocreme setzen.
7. Die Zartbitterschokolade in grobe Stücke teilen, im Wasserbad schmelzen und mit einem kleinen Löffel locker über den Himbeeren verteilen.
8. Die Torte über Nacht im Kühlschrank kaltstellen.

ERNÄHRUNGS-TIPP:
Die Nüsse liefern hochwertige Fette und Eiweiß. Die Datteln sowie die frischen Himbeeren Ballaststoffe, Vitamine und Mineralien.

ZUCCHINI KÜSST SCHOKOLADE

PRO PORTION CA.
214 kcal – 6 g EW, 13 g KH,
15 g F, 1 g BST

GUT AUFZUBEWAHREN
GUT ZUM MITNEHMEN

FÜR 12 STÜCKE – 1 STUNDE:
10 Minuten

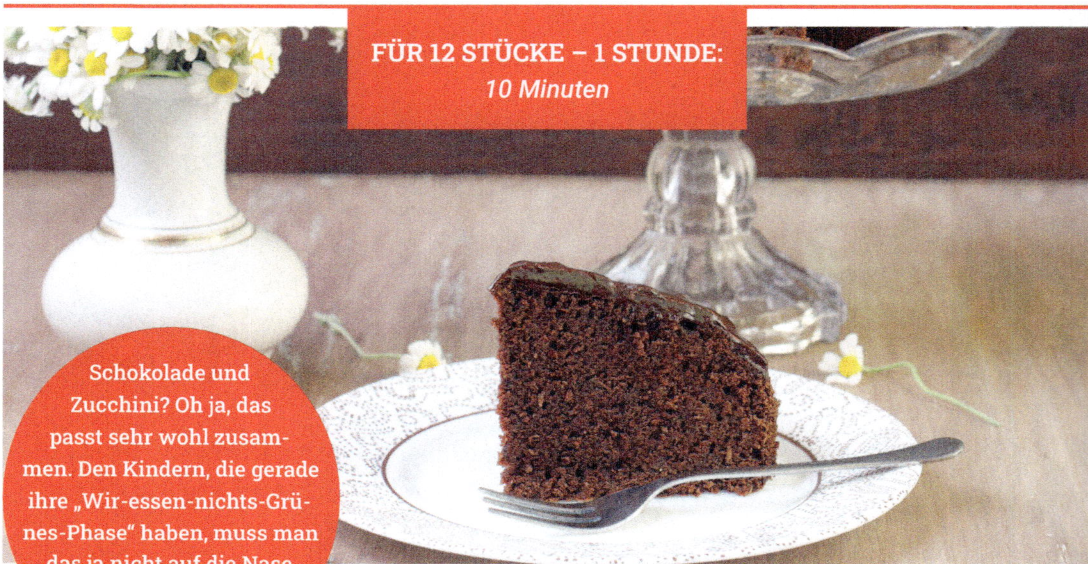

Schokolade und Zucchini? Oh ja, das passt sehr wohl zusammen. Den Kindern, die gerade ihre „Wir-essen-nichts-Grünes-Phase" haben, muss man das ja nicht auf die Nase binden. Wetten, niemand merkt es?

ZUTATEN:

250 g Zucchini
110 g Kokosblütenzucker
4 Eier
200 g gemahlene Haselnüsse
60 g Kakaopulver stark entölt
1 TL Backpulver
50 g Zartbitterschokolade
10 g Kokosöl

1. Den Backofen auf 180 °C Ober-/Unterhitze einschalten.
2. Die Zucchini waschen und fein raspeln (die Schale darf gerne dranbleiben – sie liefert wertvolle Ballaststoffe.) Anschließend den Saft mit einem sauberen Küchentuch gut ausdrücken.
3. Die Zucchiniraspel zusammen mit dem Erythrit und den Eiern in eine Schüssel geben und gut vermengen.
4. Die gemahlenen Haselnüsse, das Kakaopulver und das Backpulver zugeben und zu einem homogenen Teig verrühren.
5. Den Teig in eine mit Backpapier ausgelegte Springform (24 oder 26 cm Durchmesser) füllen und für 50 Minuten backen. Am Ende der Backzeit eine Stäbchenprobe durchführen.
6. Die Zartbitterschokolade mit dem Kokosöl im Wasserbad schmelzen und den abgekühlten Kuchen damit glasieren.

ERNÄHRUNGS-TIPP:

Die Zucchini zählt, wie die meisten Obst- und Gemüsesorten, zum sogenannten Volume Food. Sie verfügt über eine geringe Energiedichte und einen hohen Wassergehalt, d.h., man kann viel von ihr essen und nimmt nur sehr wenige Kalorien auf. Bei einer kalorienreduzierten Ernährung macht man sich genau das zu Nutze. Weil die Zucchini sehr geschmacksneutral ist, passt sie hervorragend in süße Speisen.

SCHOKOCREME 2.0

PRO PORTION CA.
132 kcal – 3 g EW, 0 g KH,
12 g F, 1 g BST

ZUCKERARM
GUT AUFZUBEWAHREN

FÜR EIN 300 G GLAS:
15 Minuten

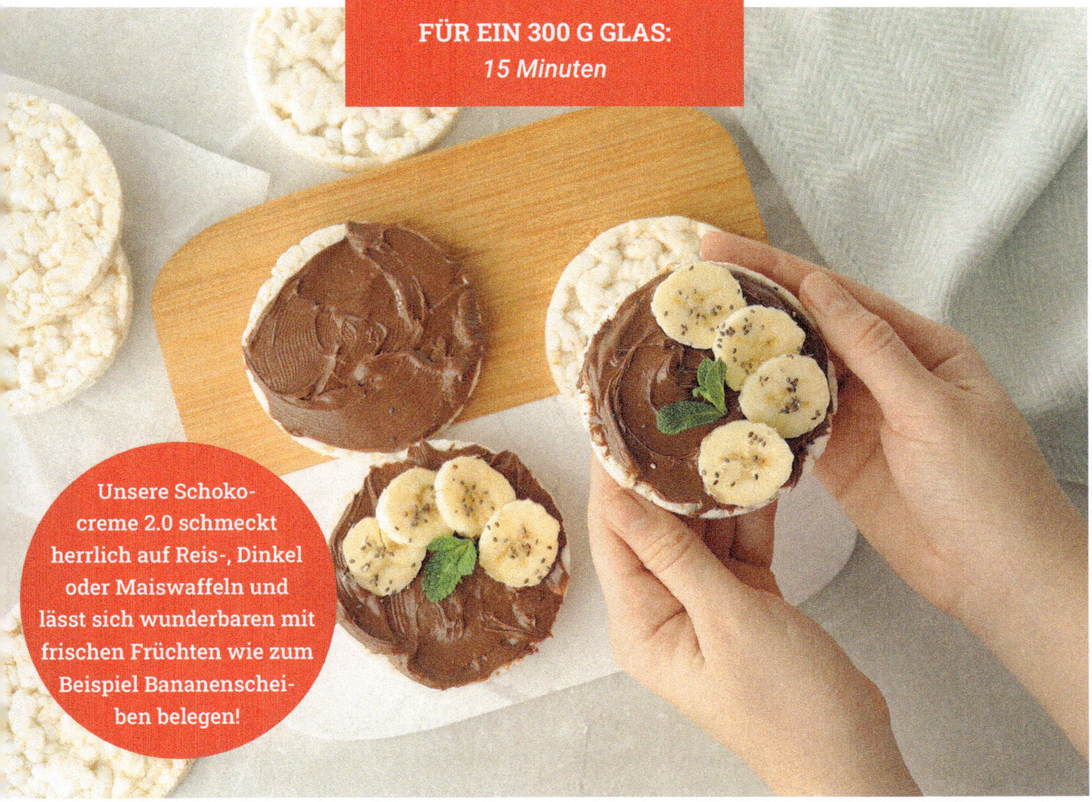

Unsere Schokocreme 2.0 schmeckt herrlich auf Reis-, Dinkel oder Maiswaffeln und lässt sich wunderbaren mit frischen Früchten wie zum Beispiel Bananenscheiben belegen!

ZUTATEN:
50 g Haselnüsse
200 g Haselnussmus
1 EL Rapsöl
20 g Puderzucker
30 g Kakaopulver stark entölt

1. Die Haselnüsse hacken und ohne Fett in einer Pfanne anrösten. Regelmäßig umrühren. Sobald die Nüsse Röstaromen angenommen haben, beiseitestellen und abkühlen lassen.
2. Das Haselnussmus in einer Schüssel mit dem Rapsöl, dem Puderzucker sowie dem Kakaopulver zu einer glatten Masse rühren.
3. Die gerösteten Haselnüsse unterrühren.
4. Die Schokocreme im Kühlschrank aufbewahren.

ERNÄHRUNGS-TIPP:
Damit der Aufstrich gänzlich ohne Zucker auskommt, kann anstelle von Puderzucker ein zuckerfreies Süßungsmittel auf Xylit- oder Erythritbasis verwendet werden. Diese Creme ist bei Groß und Klein eine beliebte und gesunde Alternative zu herkömmlichen Schokoladenaufstrichen – und gleichzeitig komplett palmölfrei.

~~VERBOTENE~~ MILCHBRÖTCHEN

PRO PORTION CA.
230 kcal – 7 g EW, 31 g KH,
8 g F, 4 g BST

EIWEIßREICH
GUT ZUM MITNEHMEN

FÜR 6 STÜCK:
20 Minuten

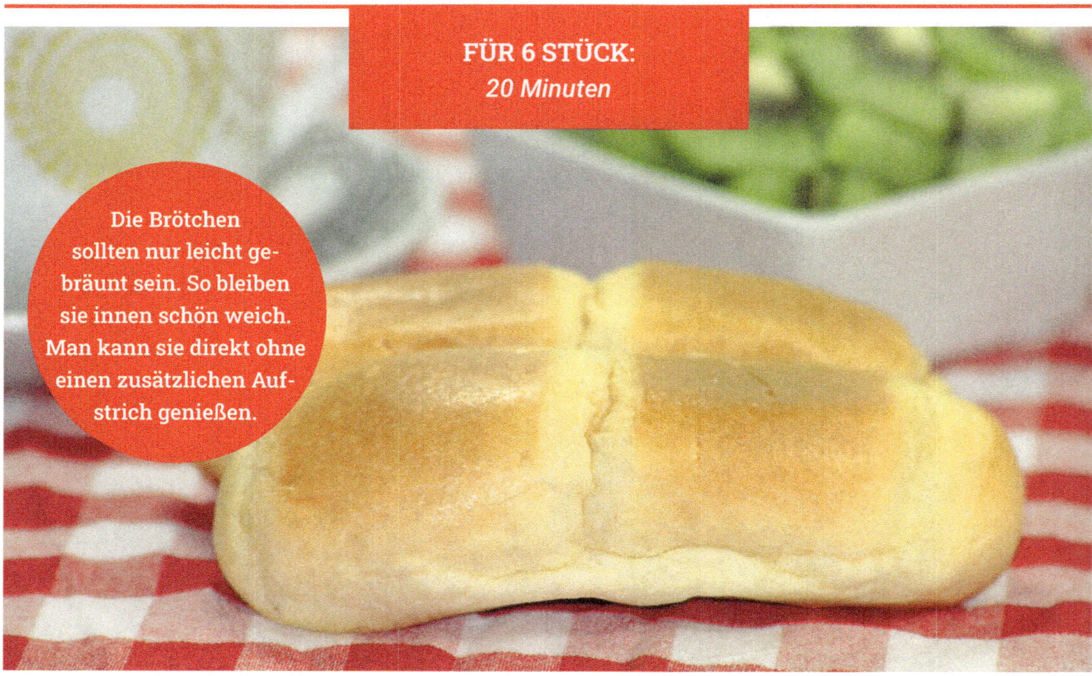

Die Brötchen sollten nur leicht gebräunt sein. So bleiben sie innen schön weich. Man kann sie direkt ohne einen zusätzlichen Aufstrich genießen.

ZUTATEN:
220 g Dinkelmehl
125 ml Mandelmilch
3 EL Kokosblütenzucker
½ Würfel Hefe
1 EL Kokosöl
2 EL Mandelmus
50 g Zartbitterschokolade

1. Den Backofen auf 180 °C Umluft vorheizen.
2. Das Dinkelmehl mit der Mandelmilch verquirlen, den Kokosblütenzucker zugeben und die Hefe fein hineinbröckeln. Alles gut durchmischen.
3. Das leicht flüssige Kokosöl sowie das Mandelmus hinzufügen und vermengen. Die Zartbitterschokolade hacken und unterheben.
4. Den Teig zu einer dicken Rolle formen, in 6 gleich große Portionen aufteilen, diese zu Brötchen formen und auf ein mit Backpapier belegtes Blech legen.
5. Die Brötchen für ca. 12 Minuten backen.

ERNÄHRUNGS-TIPP:
Um die Kalorien der Brötchen weiter zu reduzieren, kann auch Erythrit verwendet werden. In vielen Drogerien und Supermärkten gibt es außerdem zuckerfreie Schokodrops, die sich auch sehr gut eignen. Trockenfrüchte anstelle der Zartbitterschokolade schmecken ebenfalls lecker und versorgen uns mit ihren guten Kohlenhydraten, Vitaminen und Mineralien mit ausreichend Energie für den Tag.

SÜSSKARTOFFEL-BROWNIES

PRO PORTION CA.
127 kcal – 2 g EW, 23 g KH,
3 g F, 3 g BST

FÜR BESONDERE ANLÄSSE
GUT ZUM MITNEHMEN

FÜR 12 STÜCK:
50 Minuten

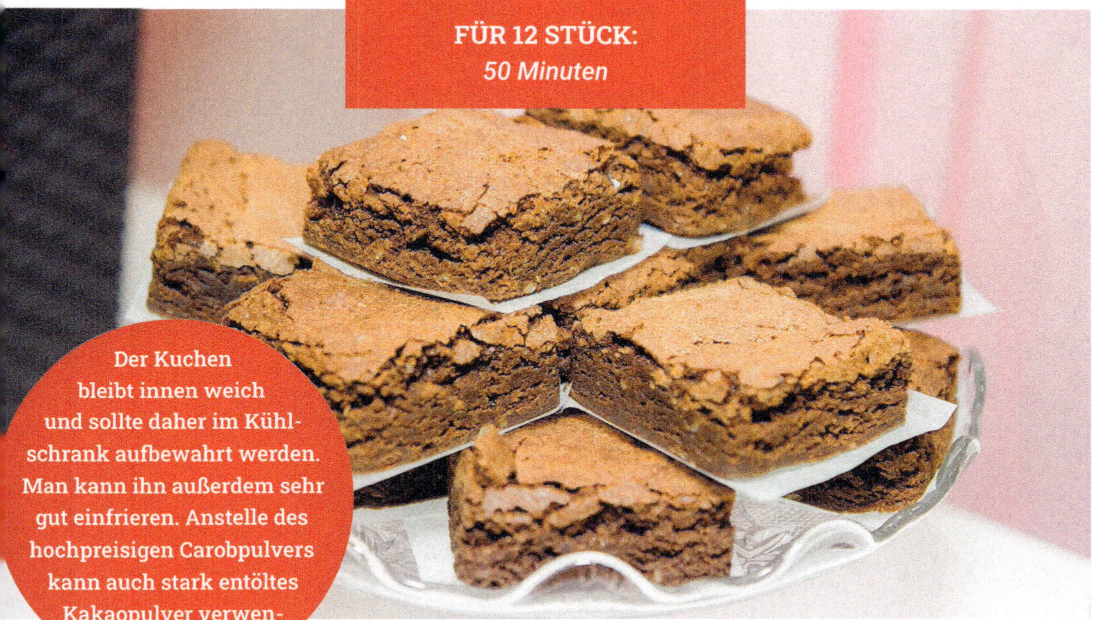

Der Kuchen bleibt innen weich und sollte daher im Kühlschrank aufbewahrt werden. Man kann ihn außerdem sehr gut einfrieren. Anstelle des hochpreisigen Carobpulvers kann auch stark entöltes Kakaopulver verwendet werden.

ZUTATEN:

400 g Süßkartoffeln
170 g Datteln
80 g Vollkornreismehl
4 EL Carobpulver
4 EL Haselnussmus
Prise Salz
Mark einer Vanilleschote

1. Den Backofen auf 190 °C Umluft vorheizen.
2. Die Süßkartoffeln schälen, in Stücke schneiden und weichkochen. Anschließend auskühlen lassen.
3. Die weichen Süßkartoffelstücke zusammen mit den anderen Zutaten in einem Hochleistungsmixer oder mit Hilfe eines Pürierstabes zu einer homogenen Masse pürieren.
4. Den Teig auf einem kleinen Blech glattstreichen und für ca. 35 Minuten backen.
5. Mit einem scharfen Messer 12 Stücke herausschneiden und diese im Kühlschrank lagern.

ERNÄHRUNGS-TIPP:

Dieser außergewöhnliche Kuchen eignet sich durch das verwendete Vollkornreismehl (oder braunes Reismehl) auch für Menschen mit einer Glutenunverträglichkeit. Die Datteln verleihen ihm eine natürliche, leicht karamellartige Süße, und das Nussmus liefert wertvolle Fette sowie Eiweiß. Carobpulver wird aus den Schoten des Johannisbrotbaumes hergestellt und hat einen schokoladig-malzigen Geschmack. Es liefert viele Ballaststoffe sowie Eisen und Kalzium.

MANGO-KOKOS-TRAUM

PRO PORTION CA.
254 kcal – 2 g EW, 28 g KH, 14 g F, 1 g BST

LAKTOSEFREI
VEGAN
GUT VORZUBEREITEN

FÜR 4 PORTIONEN:
5 Minuten

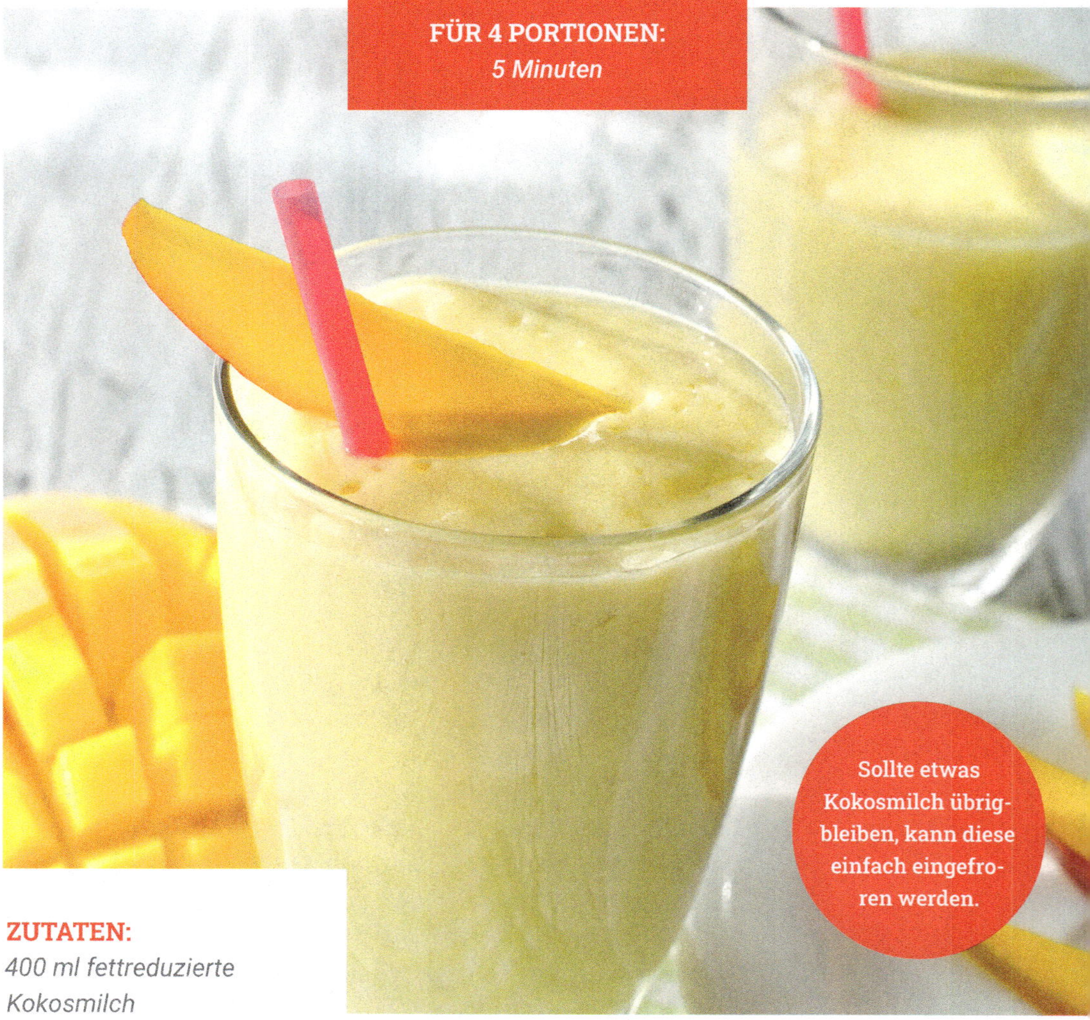

Sollte etwas Kokosmilch übrigbleiben, kann diese einfach eingefroren werden.

ZUTATEN:
400 ml fettreduzierte Kokosmilch
4 Bananen
400 g Mangowürfel gefroren
optional etwas Wasser

1. Alle Zutaten in einem Hochleistungsmixer oder mit einem Pürierstab pürieren und sofort servieren. Sollte die Konsistenz zu fest sein, etwas Wasser zugeben.

ERNÄHRUNGS-TIPP:
Dieser glutenfreie und leichte Shake stillt eventuell aufkommenden Heißhunger am Nachmittag oder schmeckt auch als Dessert sehr lecker.

HIGH-PROTEIN-KAISERSCHMARRN

PRO PORTION CA.
127 kcal – 2 g EW, 23 g KH,
3 g F, 3 g BST

EIWEIßREICH
ZUCKERARM

FÜR 4 PORTIONEN:
20 Minuten

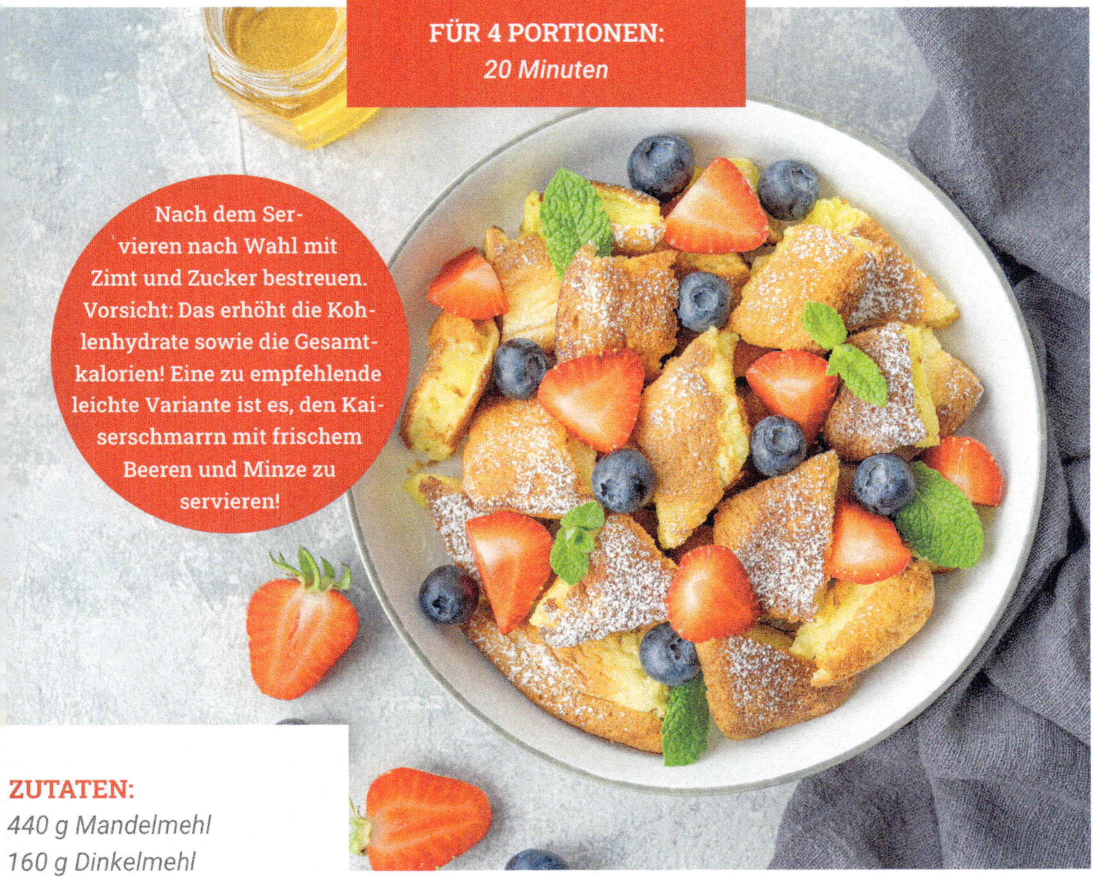

Nach dem Servieren nach Wahl mit Zimt und Zucker bestreuen. Vorsicht: Das erhöht die Kohlenhydrate sowie die Gesamtkalorien! Eine zu empfehlende leichte Variante ist es, den Kaiserschmarrn mit frischem Beeren und Minze zu servieren!

ZUTATEN:
440 g Mandelmehl
160 g Dinkelmehl
Salz
1 Pkg. Backpulver
Mark einer Vanilleschote
4 Eier
160 ml Mandelmilch
360 ml Wasser
1 EL Kokosöl

1. Mandelmehl, Dinkelmehl, Salz und Backpulver mischen.
2. Vanillemark, Eier und Mandelmilch hinzugeben und zu einem glatten Teig rühren. Dabei das Wasser nach und nach zugeben, bis die gewünschte Konsistenz erreicht ist.
3. 1 EL Kokosöl in einer Pfanne erhitzen, den Kaiserschmarrn darin ausbacken und in grobe Stücke teilen.

ERNÄHRUNGS-TIPP:
Mandelmehl hat ähnliche Backeigenschaften wie Weizenmehl. Allerdings schmeckt es leicht süßlich, zum Teil nach Marzipan. Es punktet mit seinem hohen Eiweißgehalt und guten ungesättigten Fettsäuren.

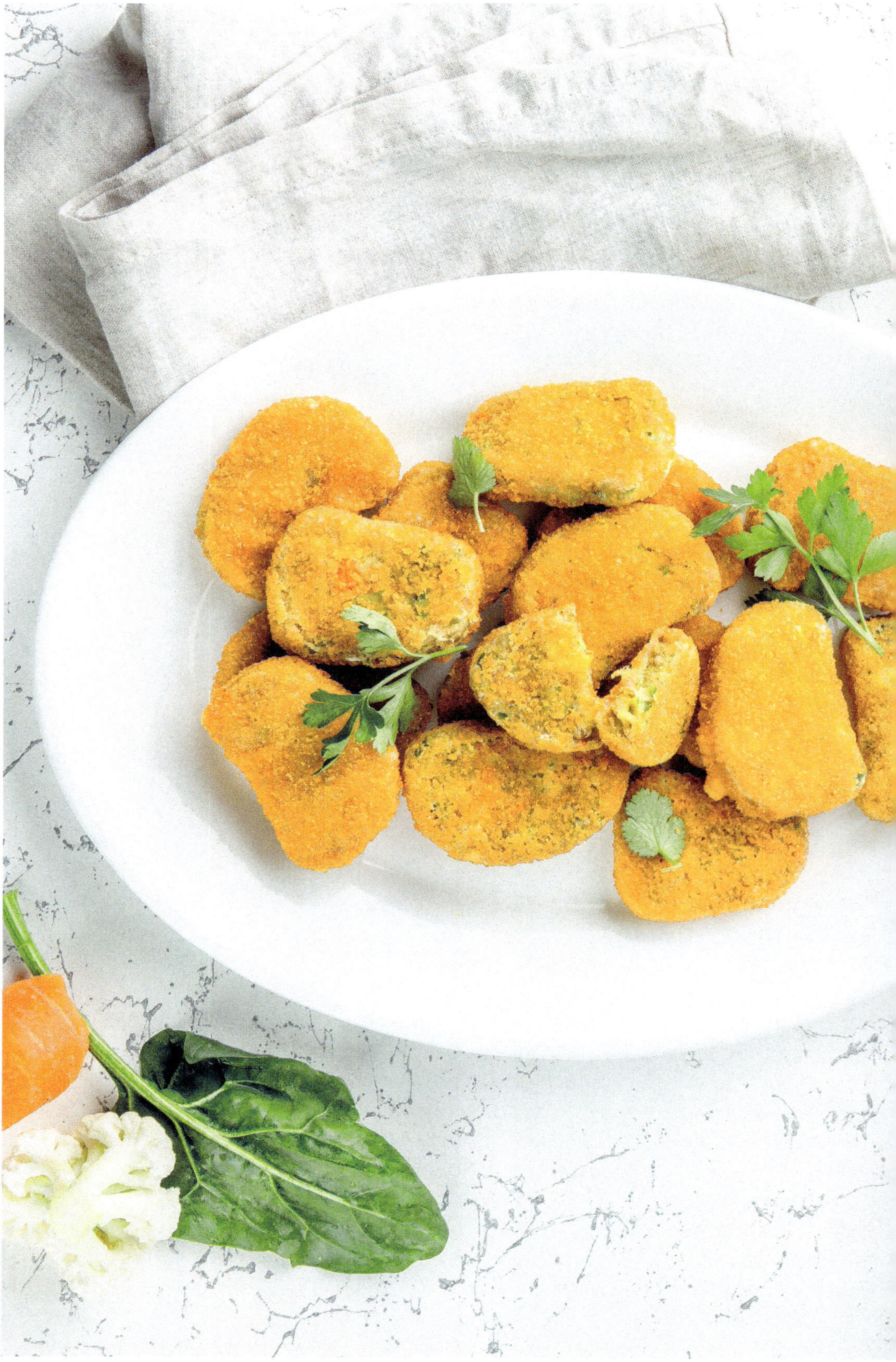

KLEINIGKEITEN UND SNACKS

Ob als Kleinigkeit, wenn Besuch am Nachmittag angesagt ist, für den Hungeranfall zwischendurch oder als Vorspeise: Hier findest du unterschiedlichste Kleinigkeiten und Snacks für jeden Geschmack und jede Gelegenheit:

Von getürmten Auberginen über spanische Tapas geht die Reise über die zahnfreundliche Erdbeerkonfitüre bis zur Himbeer-Schoko-Torte fast ohne Backen. Kommen sie mit uns auf die letzte Etappe der kulinarischen Reise der gesunden Kleinigkeiten und Snacks.

So manches der leckeren Rezepten kannst du auch ausgezeichnet als Hauptgerichte genießen indem Sei diese mit einzelnen Elementen aus den Hauptgerichten ergänzen.

GETÜRMTE AUBERGINEN
mit Tomate und Basilikum

PRO PORTION CA.
500 kcal – 30 g EW, 14 g KH, 34 g F, 13 g BST

REICH AN EIWEIß
REICH AN BALLASTSTOFFEN
REICH AN VITAMINEN
VEGETARISCH

FÜR 4 PORTIONEN:
40 Minuten

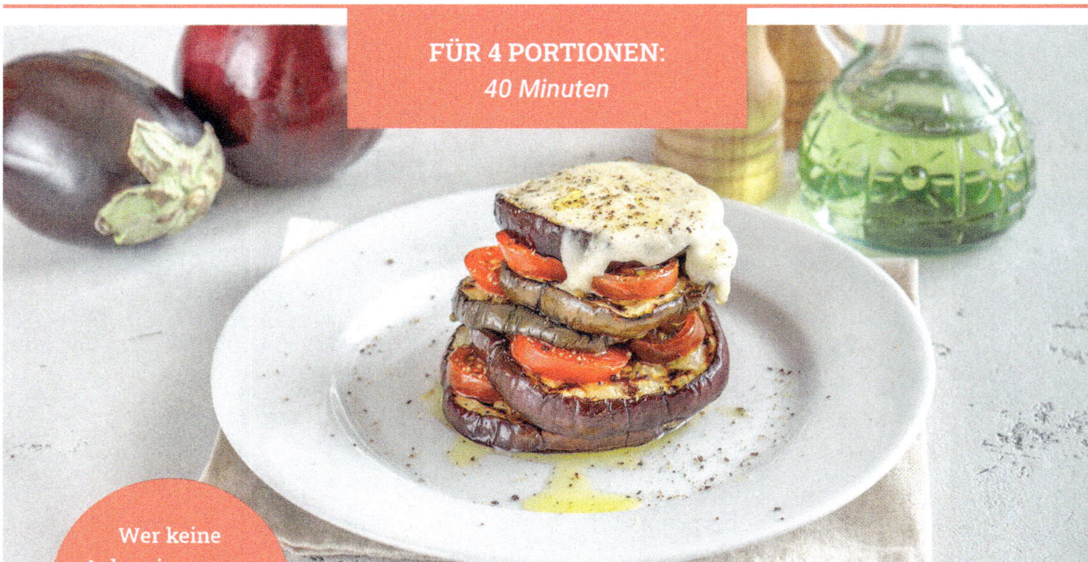

Wer keine Auberginen mag, kann sie auch sehr gut durch Zucchini ersetzen.

ZUTATEN:
2 Aubergine
Salz
2 EL Olivenöl
2 EL Pesto nach Wahl
400 g Mozzarella
12 Cocktailtomaten
60 g Parmesan
1 Topf Basilikum

1. Den Backofen auf 180 °C Grad Ober- und Unterhitze vorheizen.
2. Die Auberginen waschen und in ca. 1 bis 2 cm dicke Scheiben schneiden. Auf ein mit Backpapier ausgelegtes Blech legen, salzen und mit Olivenöl beträufeln.
3. Für ca. 15 Minuten im Ofen backen.
4. Die Auberginen nach dem Backen mit Pesto bestreichen.
5. Den Mozzarella abtropfen lassen und in Scheiben schneiden. Die Tomaten waschen und halbieren.
6. Nun den Mozzarella und die Tomaten turmförmig auf die Auberginen stapeln. Dabei mit den größeren Scheiben beginnen. Zur besseren Stabilität kann man die Türmchen auch mit einem Spieß fixieren.
7. Die Türmchen mit Parmesan bestreuen und für weitere 10 bis 15 Minuten auf 180 °C im Ofen backen.
8. Mit Basilikum garnieren.

ERNÄHRUNGS-TIPP:
Auberginen haben pro 100 Gramm weniger als 20 Kilokalorien und sind damit sehr kalorienarm. Zudem enthalten sie Ballaststoffe, Vitamin C, B-Vitamine, Kalium und Antioxidantien. Durch das Bestreuen mit Salz werden den Auberginen die Bitterstoffe entzogen.

MEDITERRANE ANTIPASTI-SPIESSCHEN
mit Basilkum-Pesto

PRO PORTION CA.
490 kcal – 16 g EW, 7 g KH, 57 g F, 3 g BST

GUT ZUM MITNEHMEN
GUT VORZUBEREITEN
REICH AN VITAMINEN
REICH AN WERTVOLLEN FETTSÄUREN
VEGETARISCH

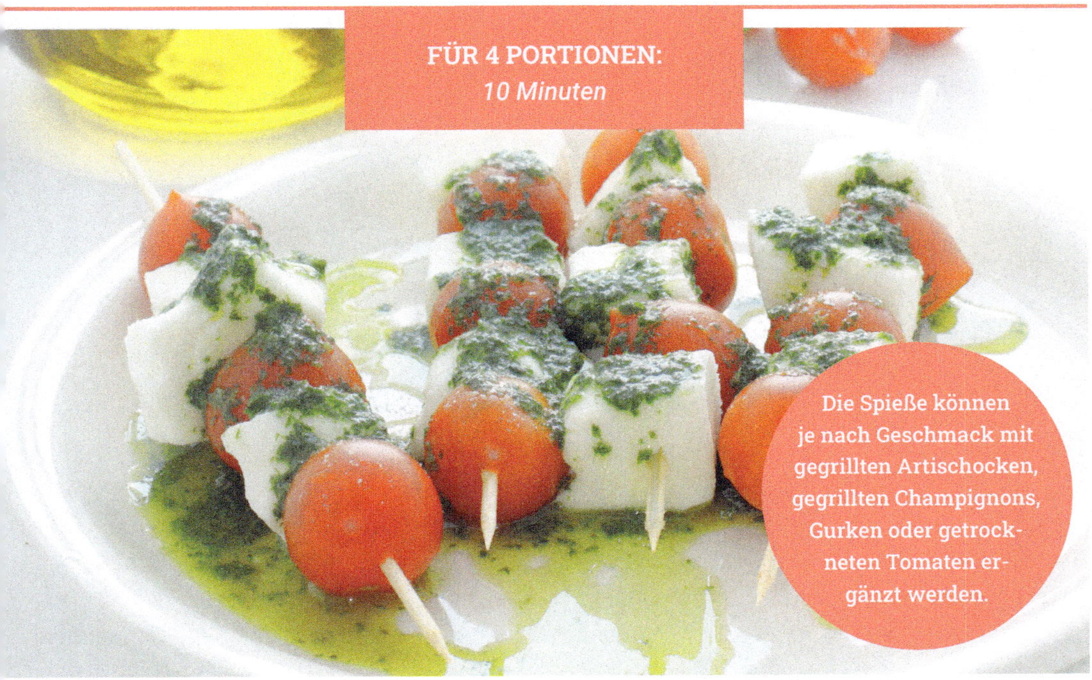

FÜR 4 PORTIONEN:
10 Minuten

Die Spieße können je nach Geschmack mit gegrillten Artischocken, gegrillten Champignons, Gurken oder getrockneten Tomaten ergänzt werden.

FÜR DEN QUARK:
2 TL Pesto Genovese
4 EL Olivenöl
2 EL Himbeeressig
Salz und Pfeffer
300 g Mini-Mozzarellakugeln
400 g Cherrytomaten
200 g Oliven ohne Kerne
1 Bund Basilikum

1. Aus dem Pesto, dem Olivenöl, dem Essig, dem Salz und Pfeffer eine Marinade zubereiten.
2. Die Mozzarellakugeln aus der Packung nehmen, abtropfen lassen und über Nacht in der Marinade ziehen lassen.
3. Tomaten waschen. Basilikumblätter abzupfen und ebenfalls waschen.
4. Die Oliven abtropfen lassen.
5. Abwechselnd auf einen Zahnstocher eine Olive, eine Mozzarellakugel, eine Tomate und ein Basilikumblatt stecken. Die übrige Marinade über die Spieße geben.

ERNÄHRUNGS-TIPP:
Oliven enthalten viele sekundäre Pflanzenstoffe, zum Beispiel die antioxidativ wirkenden Polyphenole. Außerdem haben sie einen hohen Anteil der einfach ungesättigten Ölsäure. Und sie sind reich an Vitamin A und Folsäure.

BLUMENKOHL-KÄSE-NUGGETS
mit Schnittlauch-Dip

PRO PORTION CA.
440 kcal – 29 g EW, 10 g KH,
32 g F, 10 g BST

REICH AN EIWEIß
REICH AN BALLASTSTOFFEN
VEGETARISCH

FÜR 4 PORTIONEN:
50 Minuten

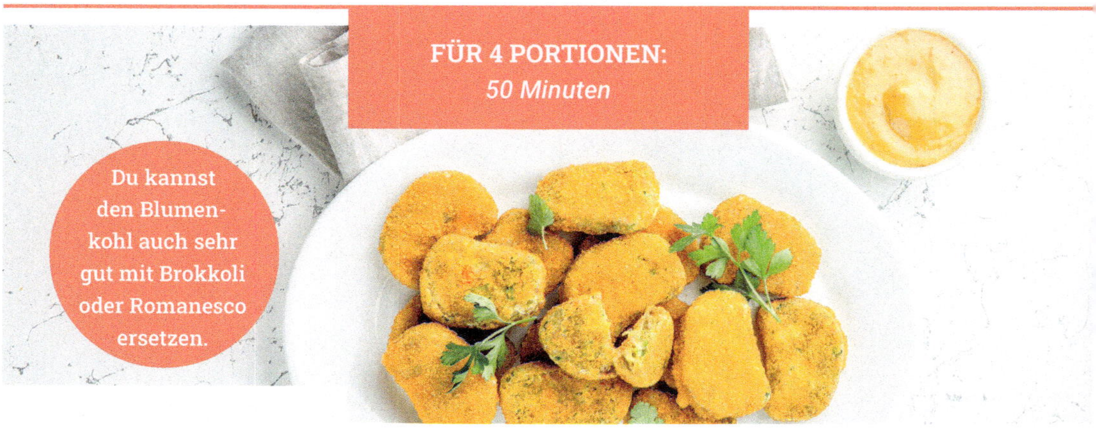

Du kannst den Blumenkohl auch sehr gut mit Brokkoli oder Romanesco ersetzen.

FÜR DIE NUGGETS:
1 Blumenkohl
1 Ei
100 g Mandelmehl
2 EL Frischkäse
150 g geriebener Käse
1 Prise Paprikapulver
1 TL Thymian
1 TL Basilikum
Salz und Pfeffer

FÜR DEN DIP:
200 g Quark
50 g Joghurt
2 Knoblauchzehen
Saft einer halben Zitrone
Salz und Pfeffer
1 Bund Schnittlauch

1. Den Blumenkohl in kleine Röschen teilen und in Salzwasser für etwa 10 Minuten weichkochen.
2. Den Backofen auf 180 °C Umluft vorheizen.
3. Die Röschen aus dem Wasser nehmen und gut abtropfen lassen.
4. Den Blumenkohl zusammen mit dem Ei und dem Mandelmehl pürieren.
5. Den Frischkäse und den geriebenen Käse dazugeben und mit Paprikapulver, Thymian, Basilikum Salz und Pfeffer abschmecken.
6. Ein Backblech mit Backpapier auslegen. Mit feuchten Händen oder einem Löffel aus der Masse Nuggets formen und auf das Backpapier legen.
7. Die Nuggets auf mittlerer Schiene ca. 30 Minuten lang im Backofen backen.
8. In der Zwischenzeit für den Dip den Quark mit dem Joghurt verrühren. Knoblauch dazu pressen und mit Zitronensaft, Salz, Pfeffer und Schnittlauch abschmecken.

ERNÄHRUNGS-TIPP:
Mandelmehl ist zwar teuer, aber eine gute Alternative zu Weizenmehl. Es ist glutenfrei und reich an den Vitaminen A, B und E. Außerdem enthält es Zink und Eisen und es ist mit gerade einmal 4 g Kohlenhydraten pro 100 g sehr arm an Kohlenhydraten. Dafür enthält es aber satte 40 g Eiweiß. Zudem verleiht Mandelmehl allen Gerichten einen sehr aromatischen Geschmack.

ORIENTALISCHE FALAFEL
mit Frischkäse-Dip

PRO PORTION CA.
490 kcal – 23 g EW, 35 g KH, 29 g F, 11 g BST

REICH AN BALLASTSTOFFEN
GUT ZUM MITNEHMEN
VEGETARISCH

FÜR 4 PORTIONEN:
20 Minuten

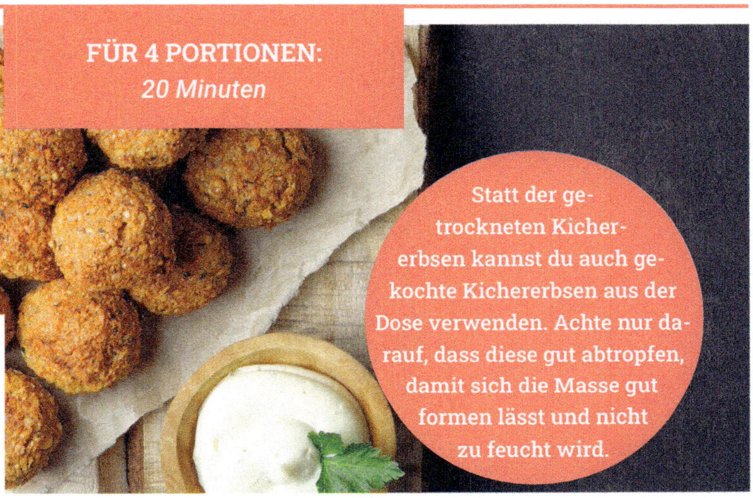

Statt der getrockneten Kichererbsen kannst du auch gekochte Kichererbsen aus der Dose verwenden. Achte nur darauf, dass diese gut abtropfen, damit sich die Masse gut formen lässt und nicht zu feucht wird.

FÜR DIE FALAFEL:
250 g Kichererbsen (getrocknet)
1 Bund Koriander
1 Zwiebel
3 Knoblauchzehen
1 TL Kreuzkümmel
1 Prise Pfeffer
½ TL Salz
2 EL Zitronensaft
5 EL Rapsöl

FÜR DEN DIP:
250 g Frischkäse
2 EL Joghurt
150 g Sauerrahm
1 Prise Muskatnuss
½ TL Zitronensaft
Salz und Pfeffer
1 Bund Petersilie

1. Bereits am Vortag die getrockneten Kichererbsen in einer Schüssel in reichlich Wasser einweichen und über Nacht stehen lassen.
2. Am nächsten Tag das Wasser abgießen. Den Koriander waschen und fein hacken. Zwiebel und Knoblauch schälen und fein schneiden.
3. Die Kichererbsen zusammen mit dem Koriander, Knoblauch und den Zwiebeln im Standmixer mixen oder mit dem Pürierstab pürieren. Mit Salz, Pfeffer, Kreuzkümmel und Zitronensaft abschmecken, gut vermischen und kurz durchziehen lassen.
4. 4n der Zwischenzeit für den Dip den Frischkäse mit dem Joghurt und dem Sauerrahm gut verrühren. Mit einer Prise Muskatnuss, Salz, Pfeffer und dem Zitronensaft verrühren und mit den fein geschnittenen Petersilienblättern garnieren.
5. Anschließend aus der Kichererbsenmasse kleine Bällchen formen und in einer Pfanne ausbacken bzw. in der Heißluftfritteuse frittieren. Zusammen mit dem Dip servieren.

ERNÄHRUNGS-TIPP:
Kichererbsen sind die idealen Sattmacher. Sie enthalten wertvolle Ballaststoffe und die essenziellen Aminosäuren Lysin und Threonin. Zudem wirken sie sich aufgrund des hohen Saponingehalts positiv auf den Blutzuckerspiegel aus. Außerdem enthalten sie einen Mineralstoffmix aus Zink, Phosphor, Magnesium, Eisen, Kalzium und Kalium.

POWERKUGELN
mit Datteln und Cranberries

PRO PORTION CA.
60 kcal – 1 g EW, 8 g KH,
2 g F, 2 g BST

GUT AUFZUBEWAHREN
GUT ZUM MITNEHMEN

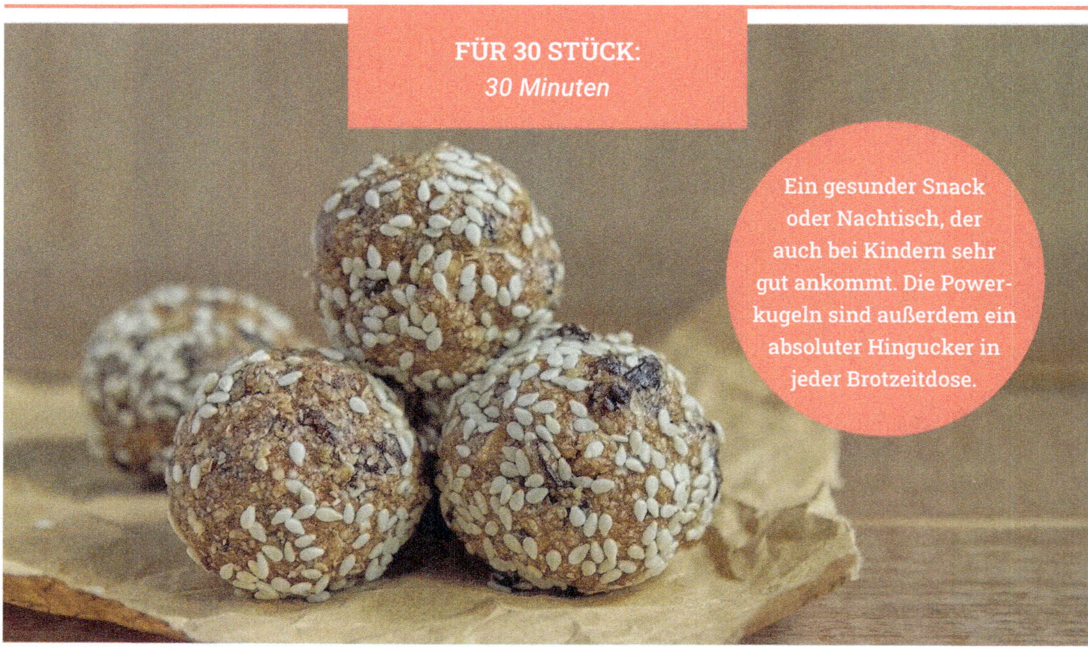

FÜR 30 STÜCK:
30 Minuten

Ein gesunder Snack oder Nachtisch, der auch bei Kindern sehr gut ankommt. Die Powerkugeln sind außerdem ein absoluter Hingucker in jeder Brotzeitdose.

ZUTATEN:
100 g Dinkelflocken
120 g Datteln
60 g Cranberries getrocknet
40 g Kokosöl
25 g Kokosblütensirup
50 g Pflaumen getrocknet
30 g Kokosraspeln oder Sesam

1. Die Dinkelflocken in einer Küchenmaschine oder in einem Hochleistungsmixer mahlen. Wahlweise kann auch Dinkelmehl verwendet werden.
2. Das Trockenobst mit einem Mixer oder Pürierstab zerkleinern, sodass eine klebrige Masse entsteht. Eventuell etwas Flüssigkeit hinzugeben.
3. Das flüssige Kokosöl mit dem Agavendicksaft, den gemahlenen Dinkelflocken und dem Trockenobst mischen.
4. Hände anfeuchten und aus der Masse 30 Kugeln formen. Diese anschließend in Kokosraspeln oder Sesam wälzen und im Kühlschrank aufbewahren.

ERNÄHRUNGS-TIPP:
Kokosblütensirup hat einen niedrigeren glykämischen Index als weißer Haushaltszucker. Das bedeutet, dass er den Blutzuckerspiegel langsamer ansteigen lässt. Heißhungerattacken sind nun seltener die Folge. Nichtsdestotrotz handelt es sich hierbei um ein Süßungsmittel, welches aufgrund seines Kaloriengehaltes in Maßen genossen werden sollt.

ROTER HUMMUS AUF KNÄCKE

PRO PORTION CA.
200 kcal - 9 g EW, 23 g KH, 7 g F, 7 g BST

REICH AN MINERALSTOFFE
GUT MITZUNEHMEN

FÜR 4 PORTIONEN:
10 Minuten

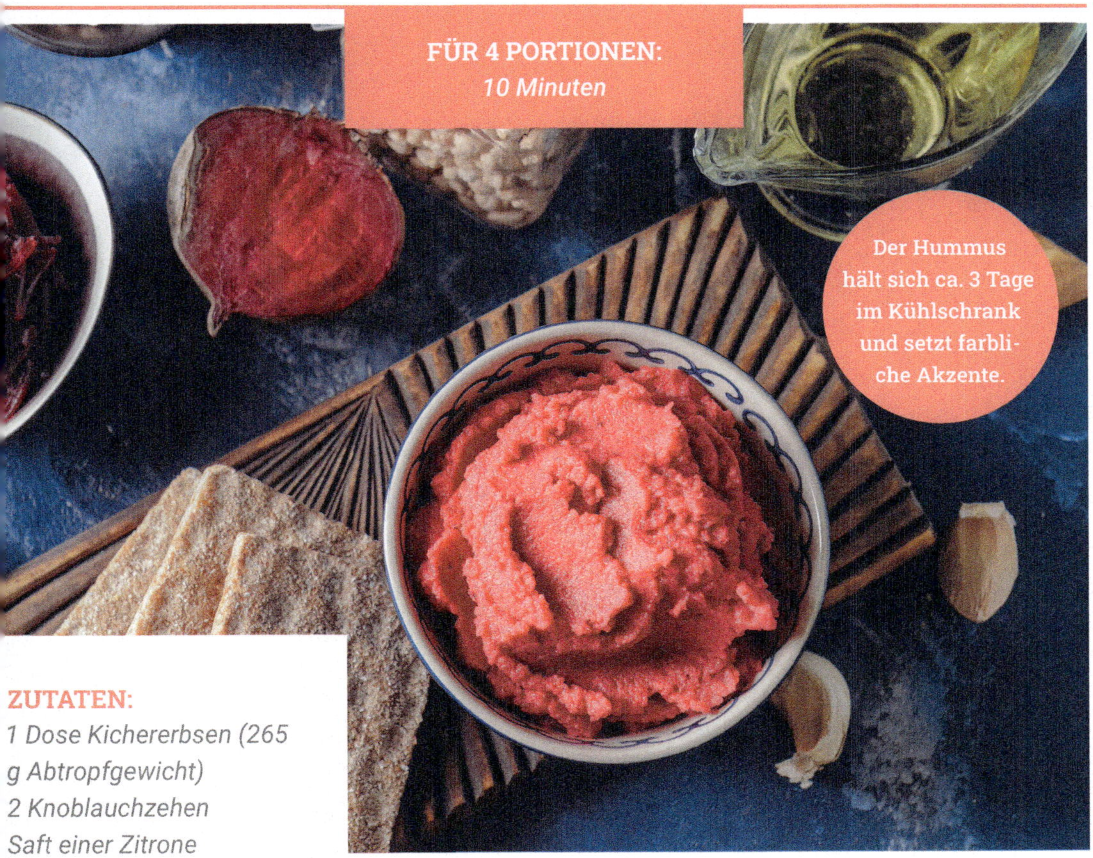

Der Hummus hält sich ca. 3 Tage im Kühlschrank und setzt farbliche Akzente.

ZUTATEN:
1 Dose Kichererbsen (265 g Abtropfgewicht)
2 Knoblauchzehen
Saft einer Zitrone
150 g Rote Bete gegart
4 EL Tahin
2 EL Petersilie
1 TL Kreuzkümmel
1 TL Chili
Salz und Pfeffer
4 Scheiben Knäckebrot

1. Die Kichererbsen unter fließendem Wasser in einem Sieb abbrausen. Die Knoblauchzehen schälen und pressen. Den Zitronensaft auspressen.
2. Alle Zutaten, bis auf das Knäckebrot, mit Hilfe eines Mixers oder Pürierstabes fein pürieren.
3. Den Hummus zusammen mit dem Knäckebrot genießen.

ERNÄHRUNGS-TIPP:
Sollte dich der Heißhunger überfallen, so ist dieser sättigende Snack ein idealer Helfer dagegen. Die eiweißreichen Kichererbsen versorgen dich zusätzlich mit Eisen, Magnesium und Calcium.

SPANISCHE TAPAS
(Pimientos de Padron, Maurische Hähnchenspieße und Guacamole)

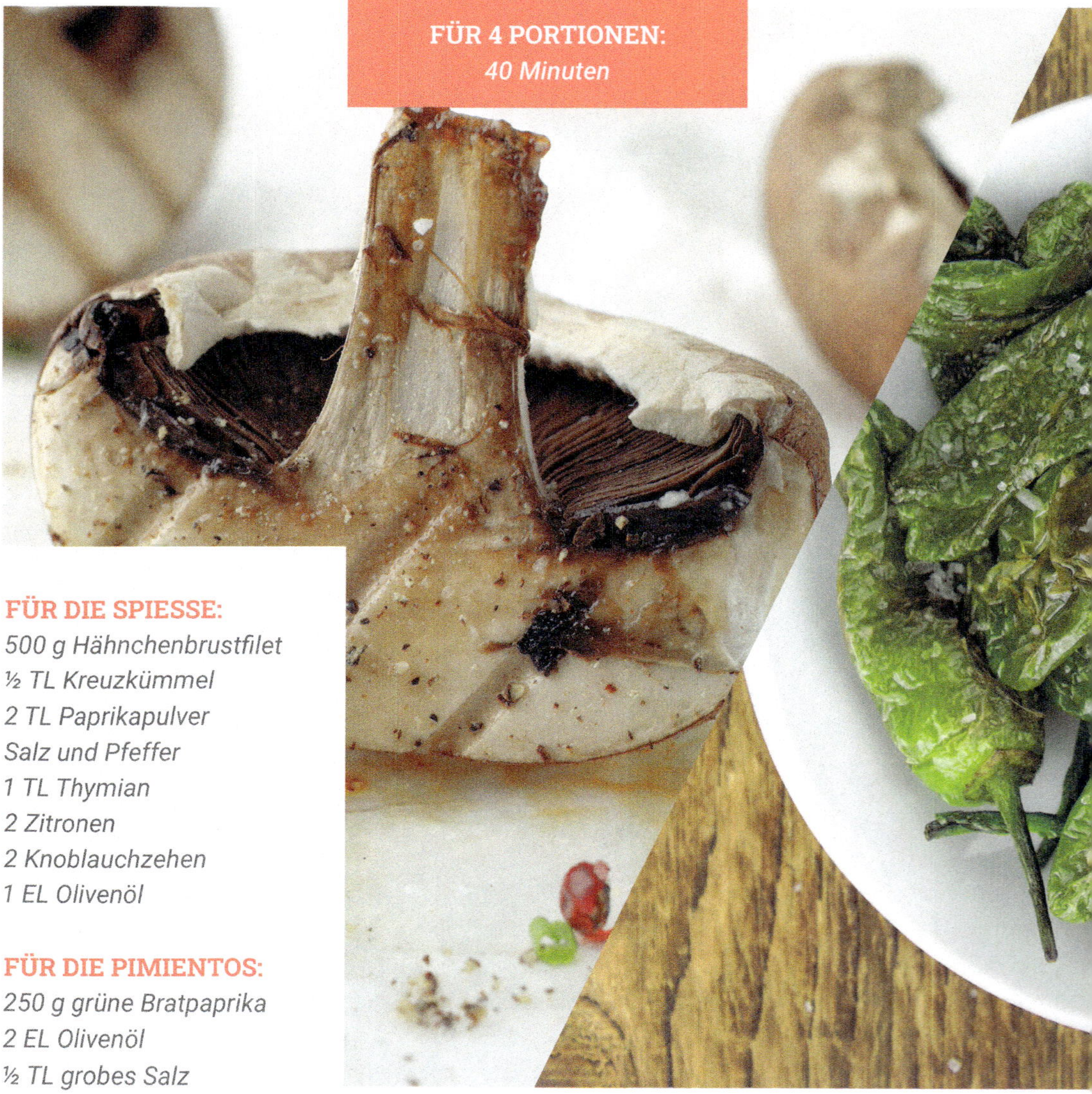

FÜR 4 PORTIONEN:
40 Minuten

FÜR DIE SPIESSE:
500 g Hähnchenbrustfilet
½ TL Kreuzkümmel
2 TL Paprikapulver
Salz und Pfeffer
1 TL Thymian
2 Zitronen
2 Knoblauchzehen
1 EL Olivenöl

FÜR DIE PIMIENTOS:
250 g grüne Bratpaprika
2 EL Olivenöl
½ TL grobes Salz

FÜR DIE CHAMPIGNONS:
250 g braune Champignons
3 Knoblauchzehen
1 Zweig Rosmarin
2 EL Olivenöl
½ TL grobes Salz
Pfeffer
½ TL Balsamico-Creme

1. Das Filet waschen und in mundgerechte Würfel schneiden. Den Kreuzkümmel im Mörser zerstoßen, Paprika, Salz und Thymian dazugeben. Zitrone abreiben und auspressen. Den Zitronensaft, den Schalenabrieb und den gepressten Knoblauch ebenfalls in den Mörser geben. Nun die Marinade über das Fleisch geben, gründlich vermischen und über Nacht im Kühlschrank ziehen lassen.
2. Olivenöl in einer Pfanne erhitzen und das Fleisch darin anbraten. Das Fleisch auf Spieße geben.
3. Die Bratpaprika waschen und abtropfen lassen. In einer Pfanne Olivenöl erhitzen. Die Paprika auf starker Stufe anbraten, bis sie

PRO PORTION CA.
460 kcal – 35 g EW, 15 g KH, 29 g F, 10 g BST

REICH AN EIWEIß
REICH AN BALLASTSTOFFEN
GUT VORZUBEREITEN

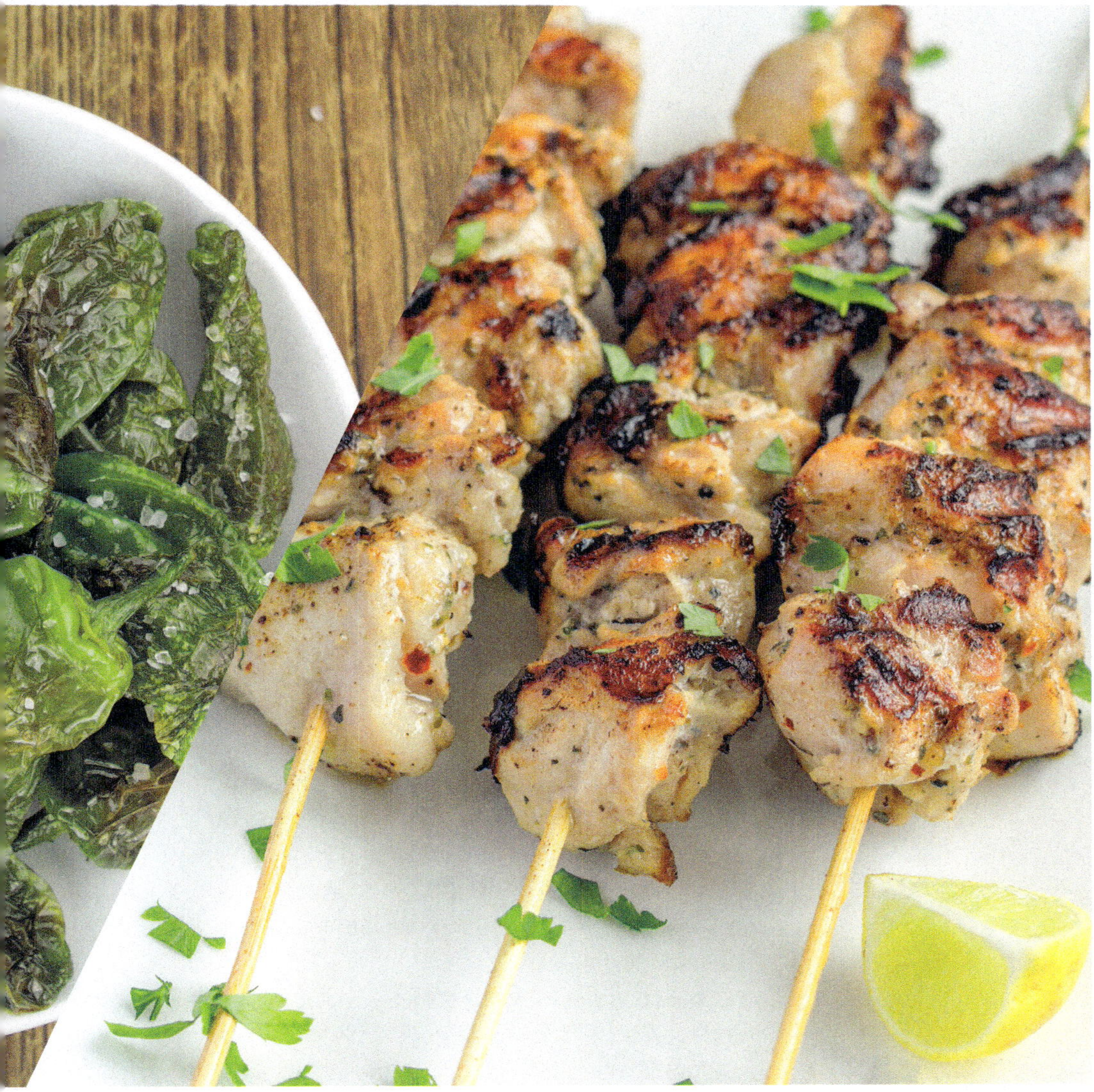

einfallen und braune Stellen bekommen. Auf Küchenpapier abtropfen lassen. Auf einem Teller anrichten und mit grobem Salz bestreuen.

4. Die Champignons putzen und halbieren. Den Knoblauch in feine Scheiben schneiden und den Rosmarin fein hacken.

5. Öl in einer Pfanne erhitzen und die Champignons darin anbraten. Zum Ende hin Knoblauch und Rosmarin dazugeben. Auf einem Teller mit Pfeffer, grobem Salz und Balsamico-Creme servieren.

ERNÄHRUNGS-TIPP:
Ein gesunder Snack mit einer wunderbaren Vielfalt an gesunden Zutaten und Geschmäckern, der sicher zu vielen Gelegenheit genießen lässt!

COUSCOUS-BÄLLCHEN
mit Sesam

PRO PORTION CA.
240 kcal – 5 g EW, 35 g KH, 9 g F, 6 g BST

GUT VORZUBEREITEN
GUT ZUM MITNEHMEN
VEGAN

FÜR 4 PORTIONEN:
40 Minuten

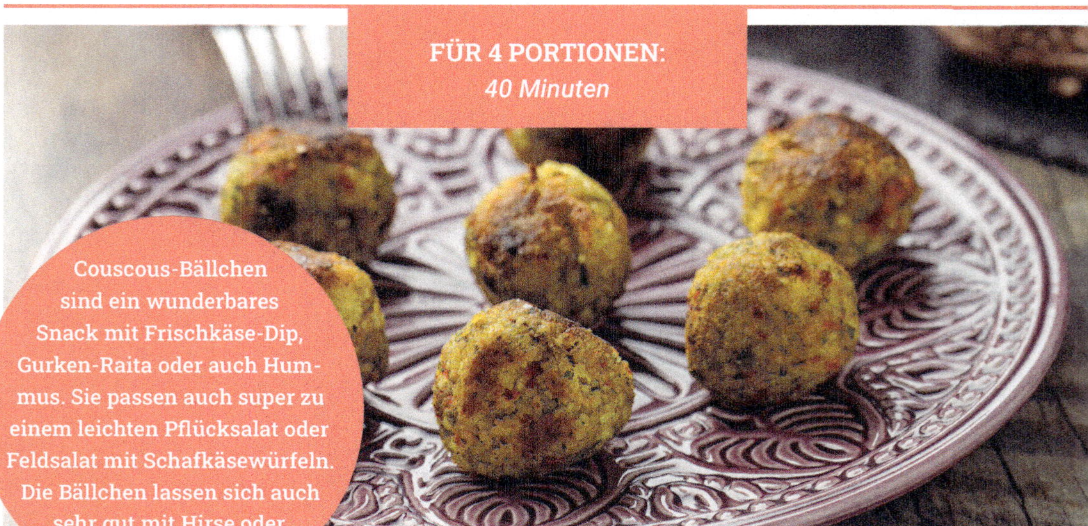

Couscous-Bällchen sind ein wunderbares Snack mit Frischkäse-Dip, Gurken-Raita oder auch Hummus. Sie passen auch super zu einem leichten Pflücksalat oder Feldsalat mit Schafkäsewürfeln. Die Bällchen lassen sich auch sehr gut mit Hirse oder Quinoa zubereiten.

ZUTATEN:

150 g Couscous
300 ml Wasser
1 EL Gemüsebrühe
1 große Karotte
50 g Brokkoli
2 Eier
1 Zwiebel
Pfeffer und Salz
1 Prise Paprikapulver
3 EL Sesam

1. Couscous mit Wasser und Gemüsebrühe in einen Topf geben und ca. 10 Minuten köcheln lassen, damit der Couscous aufquillt.
2. Den Brokkoli in Röschen teilen und ca. 5 Minuten in wenig Wasser blanchieren. Herausnehmen und fein schneiden.
3. Den Backofen auf 180 °C Ober- und Unterhitze vorheizen.
4. Die Möhren waschen, schälen und fein reiben. Die Zwiebel schälen und fein hacken
5. Couscous mit Brokkoli, Möhren, Zwiebeln und Eiern mischen und mit Salz, Pfeffer und Paprikapulver abschmecken.
6. Ein Backbleck mit Backpapier auslegen. Die Masse mit den Händen zu kleinen Bällchen formen und im Sesam wälzen.
7. Auf mittlerer Schiene etwa 20 bis 25 Minuten goldbraun backen. Wenn sie nicht gleich gegessen werden, kannst du die Bällchen in einer Dose im Kühlschrank aufbewahren.

ERNÄHRUNGS-TIPP:

Couscous ist ein Vollkorngetreide und damit ein idealer Sattmacher. Denn es liefert im Gegensatz zu Weißmehlprodukten komplexe Kohlenhydrate, die den Blutzuckerspiegel nicht rasant ansteigen lassen und dafür lange satt machen. Couscous ist außerdem reich an Mineralstoffen, B-Vitaminen und Folsäure.

SNACK-CHAMPIGNONS
mit Knoblauch-Dip

PRO PORTION CA.
490 kcal – 23 g EW, 35 g KH,
29 g F, 11 g BST

EIWEIẞREICH
GUT ZUM MITNEHMEN

FÜR 4 PORTIONEN:
25 Minuten

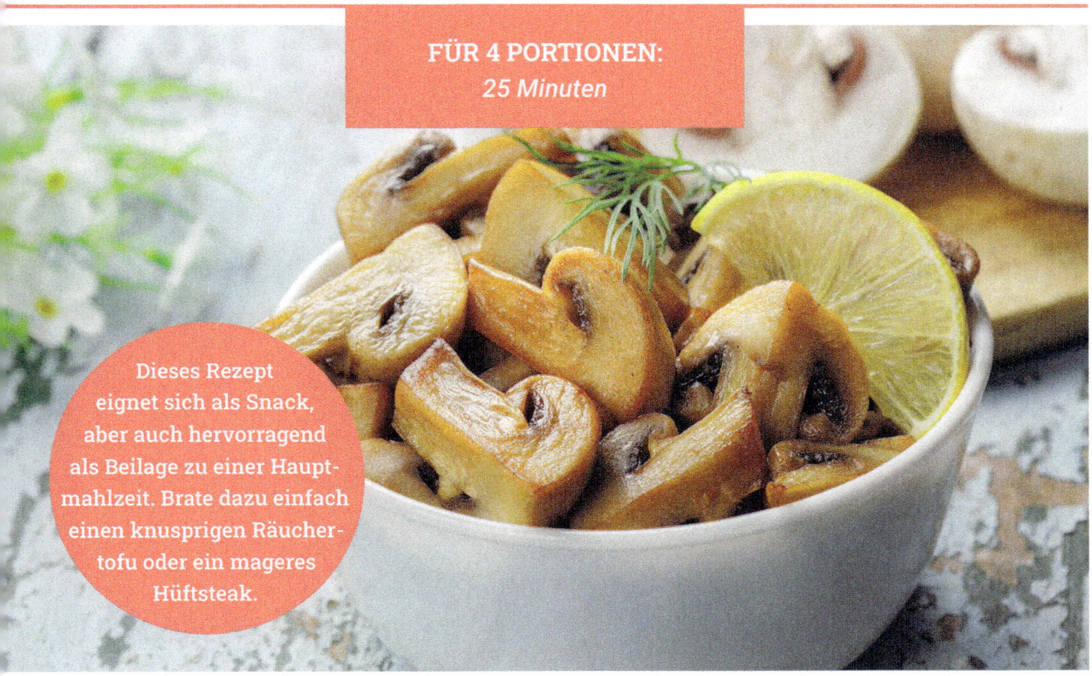

Dieses Rezept eignet sich als Snack, aber auch hervorragend als Beilage zu einer Hauptmahlzeit. Brate dazu einfach einen knusprigen Räuchertofu oder ein mageres Hüftsteak.

ZUTATEN:
5 Knoblauchzehen
4 EL Zitronensaft
600 g Magerquark
etwas Mineralwasser
Salz und Pfeffer
800 g Champignons
2 EL Rapsöl
½ Zweig Rosmarin

1. 3 Knoblauchzehen schälen und in eine Schüssel pressen. Mit Zitronensaft, Magerquark, Mineralwasser sowie Salz und Pfeffer zu einem Dip rühren.
2. Die Champignons mit einem Küchenkrepp säubern, vierteln und zusammen mit dem Rapsöl in einer Pfanne anbraten, bis sie etwas Farbe bekommen haben. Die übrigen zwei Knoblauchzehen dazu pressen. Die abgezupften Rosmarinnadeln zufügen, die Pfanne vom Herd nehmen und kurz ziehen lassen. Mit Salz und Pfeffer abschmecken.
3. Die Champignons zusammen mit dem Dip servieren.

ERNÄHRUNGS-TIPP:
Kichererbsen sind die idealen Sattmacher. Sie enthalten wertvolle Ballaststoffe und die essenziellen Aminosäuren Lysin und Threonin. Zudem wirken sie sich aufgrund des hohen Saponingehalts positiv auf den Blutzuckerspiegel aus. Außerdem enthalten sie einen Mineralstoffmix aus Zink, Phosphor, Magnesium, Eisen, Kalzium und Kalium.

ZAHNFREUNDLICHE ERDBEERKONFITÜRE

PRO PORTION CA.
402 kcal – 9 g EW, 57 g KH, 11 g F, 47 g BST

BALLASTSTOFFREICH
GUT VORZUBEREITEN

FÜR 1 GLAS:
15 Minuten

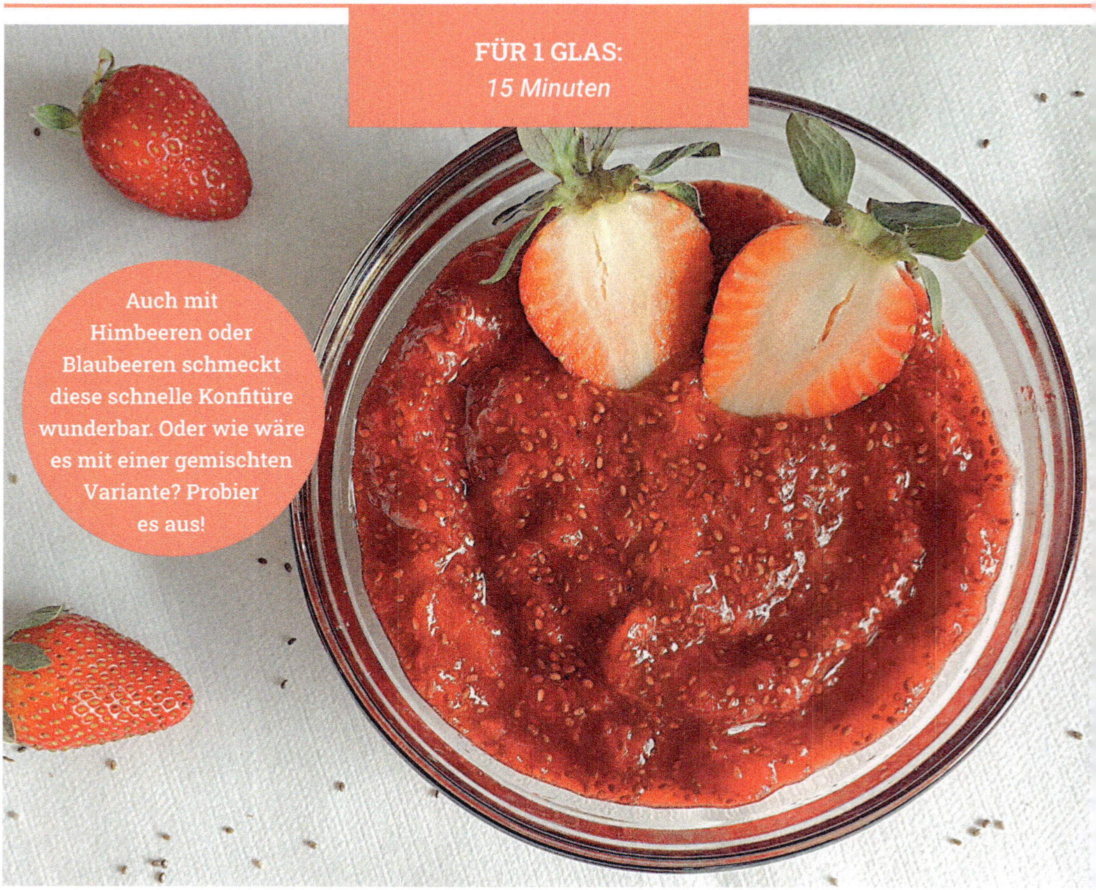

Auch mit Himbeeren oder Blaubeeren schmeckt diese schnelle Konfitüre wunderbar. Oder wie wäre es mit einer gemischten Variante? Probier es aus!

ZUTATEN:
200 g Erdbeeren (frisch oder tiefgekühlt)
70 g Datteln
30 g Chiasamen
1 TL Zitronensaft

1. Tiefgekühlte Erdbeeren in einem Topf erwärmen, bis sie leicht zerfallen. Frische Erdbeeren verlesen, waschen und halbieren.
2. Die Erdbeeren zusammen mit den Datteln, den Chiasamen und dem Zitronensaft in einem guten Mixer glatt pürieren.
3. Die Konfitüre in ein Glas abfüllen, etwas quellen lassen und maximal für zwei Tage im Kühlschrank aufbewahren.

ERNÄHRUNGS-TIPP:
Hierbei handelt es sich um eine Konfitüre, die ohne Haushalts- oder Gelierzucker auskommt. Auf einer Scheibe Vollkornbrot oder einer Reiswaffel wird daraus ein leckerer Snack für zwischendurch.

FETA-MUS AUF CHICORÉE

PRO PORTION CA.
164 kcal – 11 g EW, 7 g KH, 10 g F, 1 g BST

VITALSTOFFREICH
GUT VORZUBEREITEN

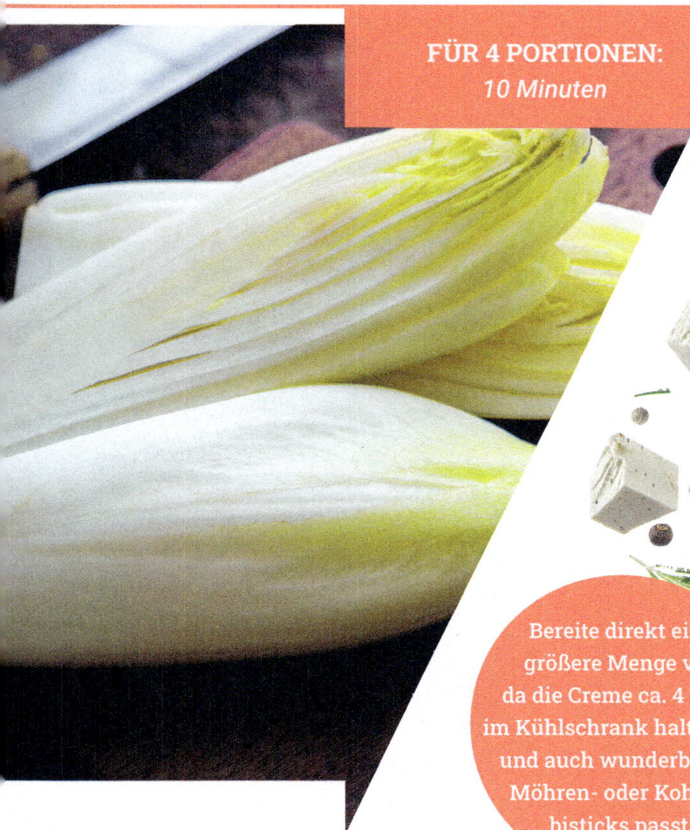

FÜR 4 PORTIONEN:
10 Minuten

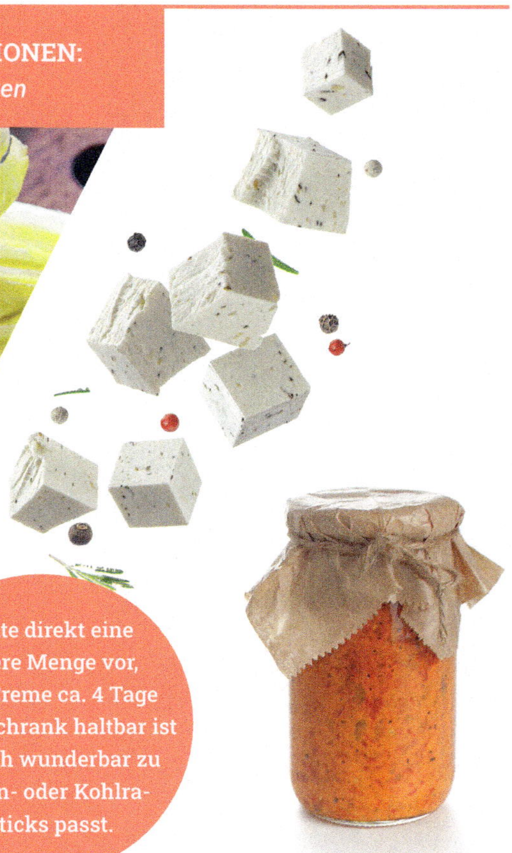

Bereite direkt eine größere Menge vor, da die Creme ca. 4 Tage im Kühlschrank haltbar ist und auch wunderbar zu Möhren- oder Kohlrabisticks passt.

ZUTATEN:

4 Chicoréestauden
200 g Feta
150 g Ajvar
2 EL Schnittlauch
Salz und Pfeffer
1 EL Paprikapulver
1 TL Kreuzkümmel

1. Die Strünke der Chicoréestauden entfernen, die Blätter waschen und trockentupfen.
2. Den Feta zusammen mit Ajvar und Schnittlauch mit Hilfe einer Gabel in einer Schüssel zerdrücken und grob vermischen. Mit Salz, Pfeffer, Paprikapulver und Kreuzkümmel abschmecken.
3. Die Fetacreme auf die Chicoréeblätter streichen und genießen.

ERNÄHRUNGS-TIPP:

Kennst du den Satz „Mir läuft jetzt aber wirklich die Galle über!"? Er drückt Ärger oder Zorn aus. Beides kann uns ziemlich auf den Magen schlagen. Bitterstoffe aus dem Chicorée sind wie Balsam für unseren Magen und Verdauungstrakt und regen unter anderem die Gallensaftproduktion an. Zusätzlich vertreiben Bitterstoffe den Heißhunger auf Süßes.

HAFERFLOCKENRIEGEL

PRO PORTION CA.
.81 kcal – 3 g EW, 7 g KH,
4 g F, 3 g BST

GUT AUFZUBEWAHREN
GUT VORZUBEREITEN

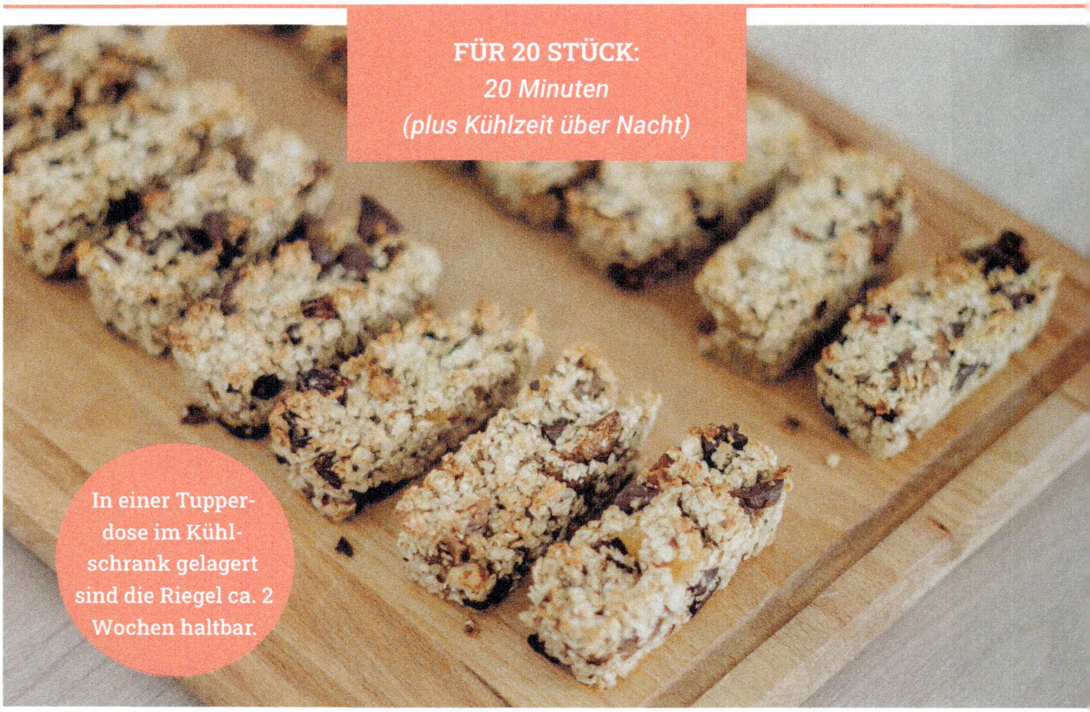

FÜR 20 STÜCK:
20 Minuten
(plus Kühlzeit über Nacht)

In einer Tupperdose im Kühlschrank gelagert sind die Riegel ca. 2 Wochen haltbar.

ZUTATEN:
100 g Datteln
75 ml Multivitaminsaft
4 EL Mandelmus
4 EL Kakaopulver stark entölt
1 TL Zimt
100 g Haferflocken
30 g Haselnüsse gemahlen
70 g Leinsamen geschrotet

1. Die Datteln zusammen mit dem Multivitaminsaft pürieren. Das Mandelmus, das Kakaopulver und den Zimt hinzugeben und gut verrühren.
2. Die Haferflocken esslöffelweise hinzugeben und nicht zu fein pürieren. Die gemahlenen Haselnüsse und die geschroteten Leinsamen zufügen und vermengen.
3. Die Masse auf eine Lage Backpapier geben, ein zweites Backpapier darüberlegen und mit Hilfe eines Teigrollers ca. 1 cm dick ausrollen. Am besten über Nacht kühlstellen.
4. Mit einem scharfen Messer 20 Riegel aus der Masse schneiden.

ERNÄHRUNGS-TIPP:
Dieses Rezept ist sowohl vegan als auch laktosefrei. Menschen mit einer Glutenunverträglichkeit können auf glutenfreie Haferflocken zurückgreifen. Die guten Kohlenhydrate aus den Haferflocken und Datteln geben Energie und Leistungsfähigkeit für unsere Herausforderungen im Familienalltag und bei der Arbeit.

PUDDING "RUHE NACH DEM STURM"

PRO PORTION CA.
289 kcal – 11 g EW, 22 g KH,
16 g F, 16 g BST

BALLASTSTOFFREICH
GUT ZUM MITNEHMEN

FÜR 4 PORTIONEN:
5 Minuten
(plus 3 Stunden Einweichzeit)

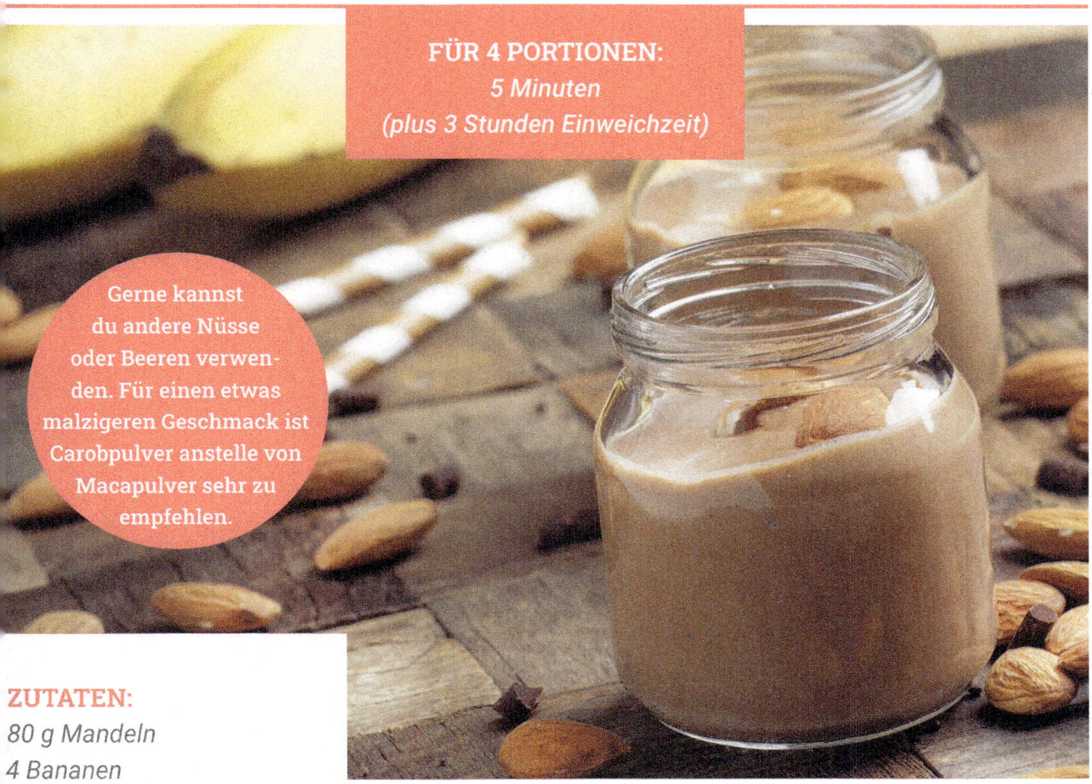

Gerne kannst du andere Nüsse oder Beeren verwenden. Für einen etwas malzigeren Geschmack ist Carobpulver anstelle von Macapulver sehr zu empfehlen.

ZUTATEN:
80 g Mandeln
4 Bananen
200 g Blaubeeren
3 EL Leinsamen geschrotet
4 EL Kakaopulver stark entölt
2 EL Macapulver
ggf. etwas Wasser oder Mandelmilch

1. Die Mandeln für 3 Stunden in Wasser einweichen. Anschließend abspülen.
2. Die abgespülten Mandeln gemeinsam mit den restlichen Zutaten pürieren. Falls die Konsistenz zu trocken ist, kann nach Bedarf etwas Wasser oder Mandelmilch hinzugegeben werden.
3. Den Pudding auf vier Gläser verteilen und genießen

ERNÄHRUNGS-TIPP:
Die Macaknolle aus Peru hat einige wunderbare Eigenschaften, die positiv auf Ihren Körper wirken. In Pulverform lässt sie sich ohne Weiteres in Smoothies, Bowls, Suppen oder Porridge schummeln. Maca liefert Eisen, was wichtig für die Blutbildung ist. Das enthaltene Kalium wirkt blutdrucksenkend und schützt damit Ihr Herz. Eiweiß und Omega-3-Fettsäuren erhalten die Muskulatur und helfen bei der Regeneration nach einem stressigen Tag oder einer fordernden Sporteinheit.

FRISCHE SALATWRAPS
mit Hähnchen-Joghurt-Füllung

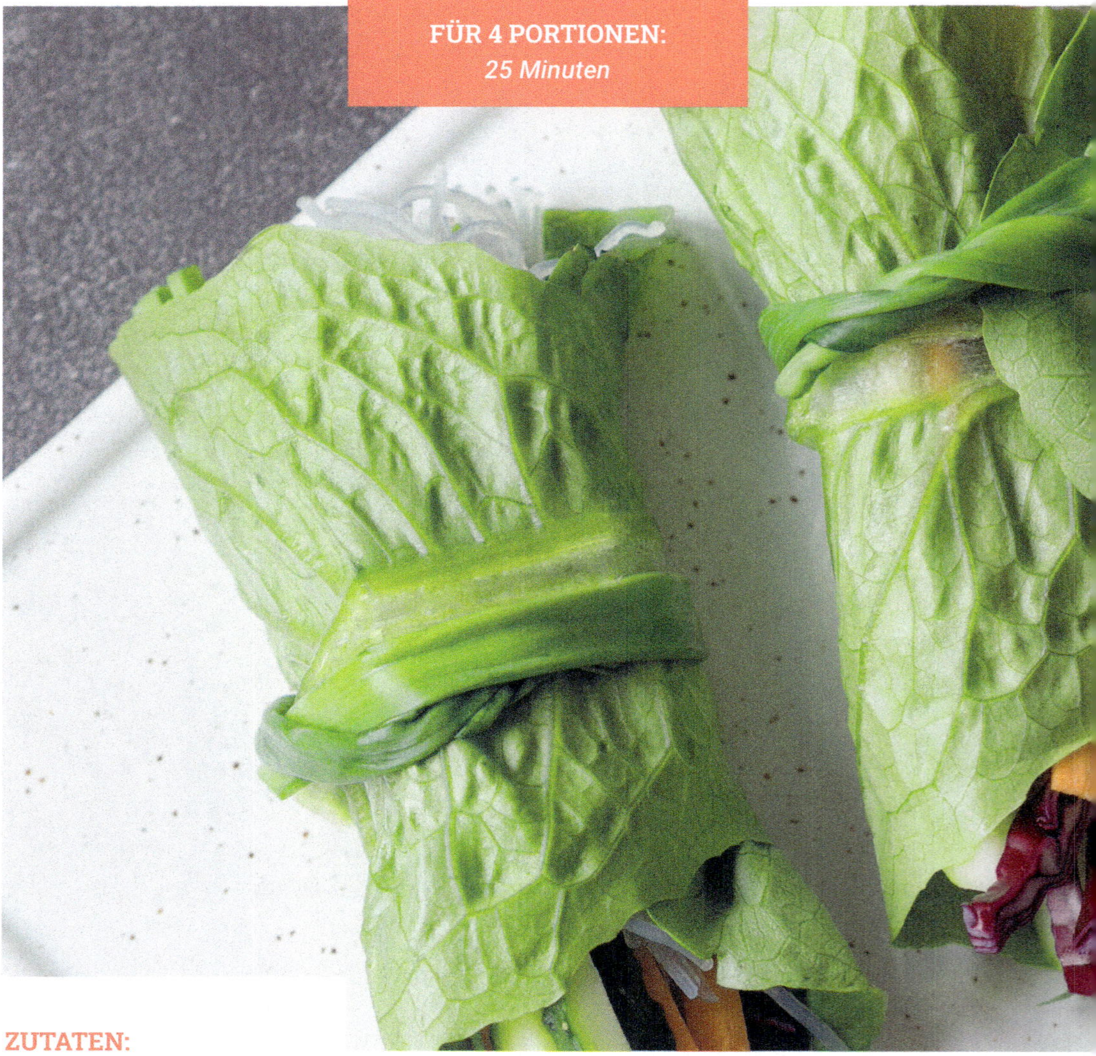

FÜR 4 PORTIONEN:
25 Minuten

ZUTATEN:

600 g Hähnchenfilet
4 EL Rapsöl
Salz und Pfeffer
½ EL Oregano
½ EL Thymian
250 g Cherrytomaten
1 Avocado
1 Gurke
1 Bund Schnittlauch
8 große Blätter Kopfsalat
8 TL Vollmilch-Joghurt
eine halbe Zitrone

1. Die Hähnchenfilets waschen, eventuell von Sehnen befreien und mit einem Küchentuch trocken tupfen.
2. 4 EL Rapsöl in einer beschichteten Pfanne erhitzen und das Fleisch darin etwa 10 Minuten braten. Zum Ende hin mit Salz, Pfeffer, Oregano und Thymian würzen. Das Fleisch aus der Pfanne nehmen und abkühlen lassen
3. Die Tomaten waschen und halbieren. Die Avocado halbieren, aus der Schale lösen und in kleine Würfel schneiden. Die Gurke waschen und ebenfalls in kleine Würfel schneiden.
4. Schnittlauch waschen und in feine Röllchen schneiden. Dabei 8 lange Halme zum späteren Festbinden beiseitelegen.

PRO PORTION CA.
360 kcal – 38 g EW, 6 g KH,
20 g F, 4 g BST

REICH AN EIWEIß
REICH AN VITAMINEN
GUT VORZUBEREITEN

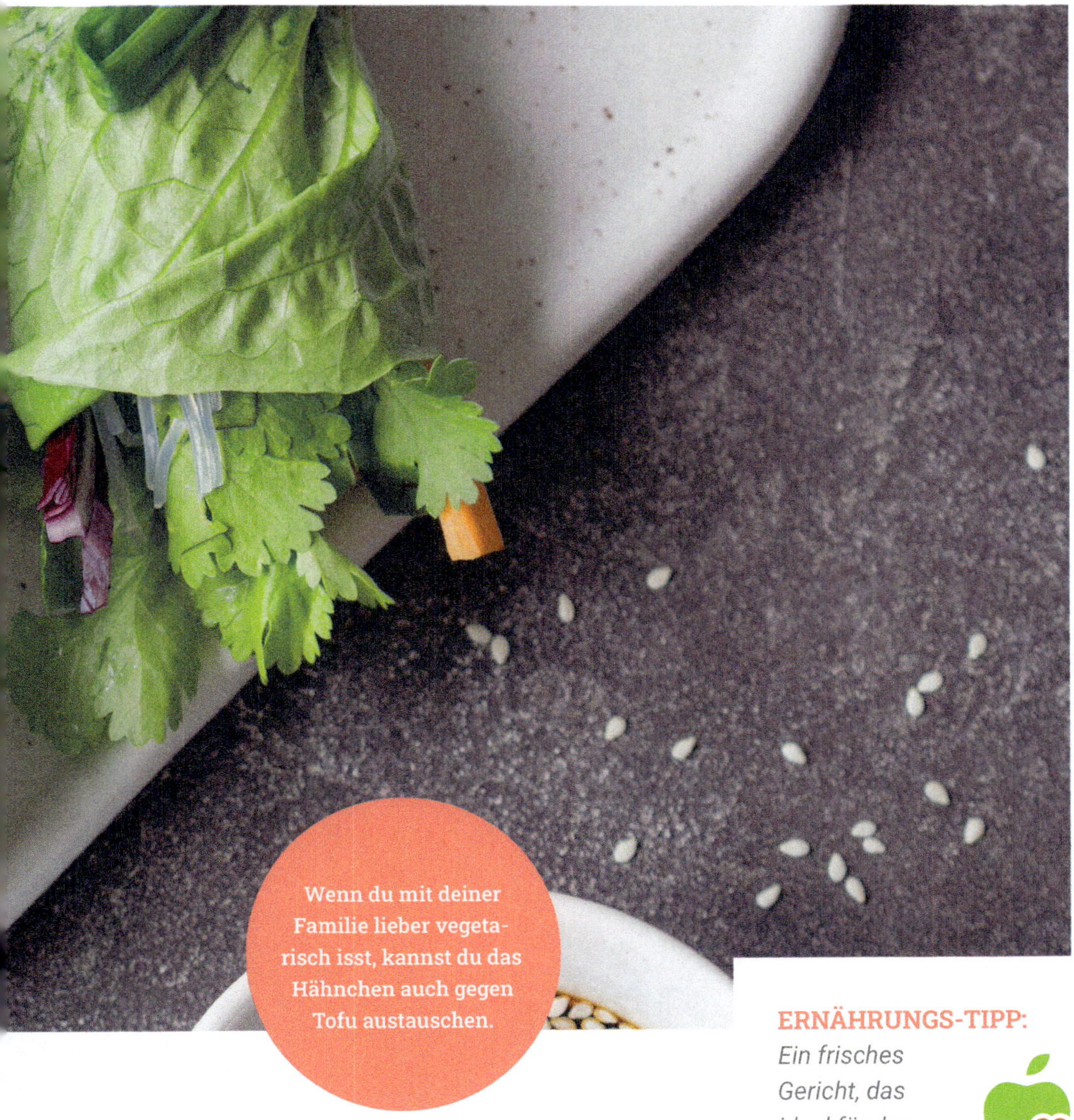

Wenn du mit deiner Familie lieber vegetarisch isst, kannst du das Hähnchen auch gegen Tofu austauschen.

5. Acht große Salatblätter auswählen, putzen, waschen, und in einem Sieb abtropfen lassen
6. Das Fleisch in kleine Würfel schneiden und mit Gurke, Tomaten, Schnittlauch, Joghurt und dem Saft der halben Zitrone verrühren. Mit Salz und Pfeffer abschmecken und die Avocadowürfel unterheben.
7. Die abgetropften Salatblätter auf einen Teller legen und die Hähnchen-Joghurt-Mischung darauf verteilen. Zu einem Wrap zusammenwickeln und mit dem Schnittlauch zusammenbinden.

ERNÄHRUNGS-TIPP:
Ein frisches Gericht, das ideal für den Sommer ist, mit einem guten Mix aus Vitaminen und Eiweiß. Gerade die Avocado ist ein „Superfood", denn sie enthält viele ungesättigte Fettsäuren und zudem die Vitamine E, B6 und D, Mineralstoffe und Kalium.

SAISIONKALENDER

Gemüse	JAN	FEB	MÄR	APR	MAI	JUN	JUL	AUG	SEP	OKT	NOV	DEZ
Aubergine							●	●	●	●		
Bärlauch			●	●	●							
Blumenkohl					●	●	●	●	●			
Brokkoli						●	●	●	●	●		
Chicoreé	●	●	●	○	○	○	○	○	○	●	●	●
Champignons	●	●	●	●	●	●	●	●	●	●	●	●
Erbse						●	●	●				
Feldsalat	●	●	●						●	●	●	●
Fenchel						●	●	●	●	●	●	
Frühlingszwiebel					●	●	●	●	●	●		
Grüne Bohnen							●	●	●	●		
Hokkaido-Kürbis									●	●	●	●
Kartoffel	○	○	○	○	○	●	●	●	●	●	○	○
Knollensellerie	●	●	●	○	○	○	○	○	●	●	●	●
Kohlrabi				●	●	●	●	●	●			
Meerrettich	●	●									●	●
Möhre	○	○	○	○	○	●	●	●	●	●	○	○
Paprika							●	●	●	●		
Petersilienwurzel	●	●								●	●	●

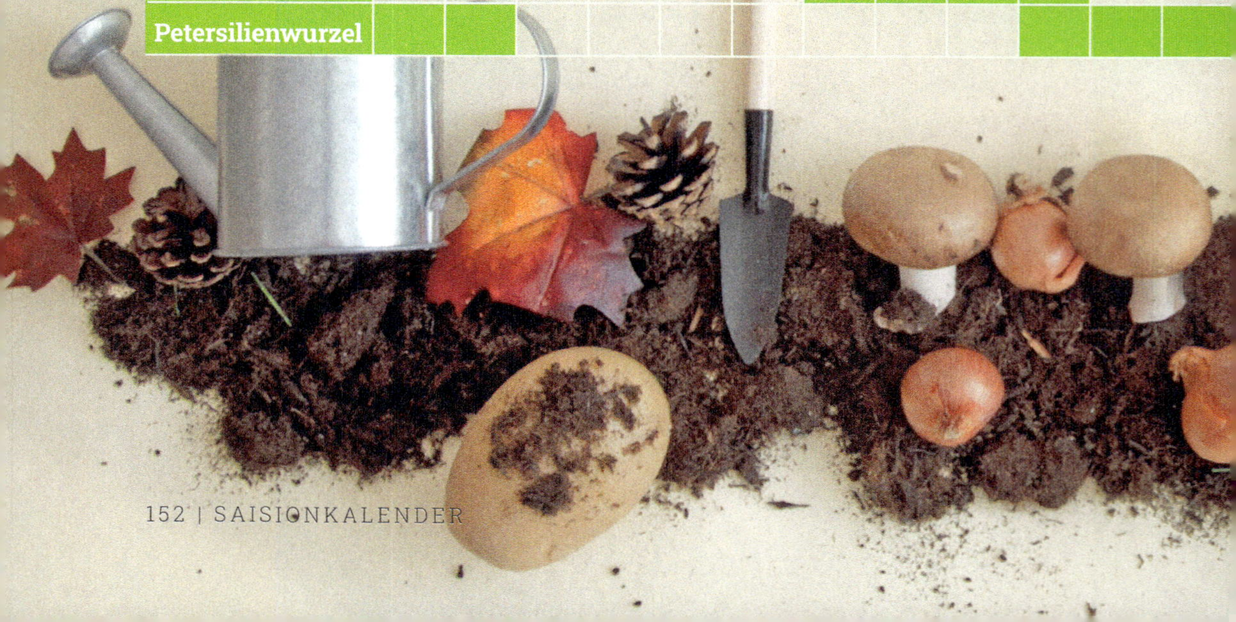

FREILANDWARE

LAGERWARE

Gemüse	JAN	FEB	MÄR	APR	MAI	JUN	JUL	AUG	SEP	OKT	NOV	DEZ
Pflücksalat				F	F	F	F	F	F	F	F	
Porree	L	L	L	L	L	L	L	F	F	F	F	F
Radicchio						F	F	F	F	F		
Radieschen			F	F	F	F						
Rettich	L	L	L	L	L	F	F	F	L	L	L	L
Romanesco					F	F	F	F	F	F		
Römersalat				F					F	F		
Rucola					F	F	F	F	F	F		
Salatgurke					F	F	F	F				
Schalotte						F	F	F	F			
Spargel			F	F	F							
Spinat				F	F	F	F	F	F			
Staudensellerie								F	F	F		
Süßkartoffel	F	F	F	F	F	F	F	F	F	F	F	F
Tomate							F	F	F			
Weißkohl	L	L	L	L		F	F	F	F	F	F	L
Wirsing	F	F	F	L	L		F	F	F	F	F	F
Zucchini					F	F	F	F	F			
Zwiebel	F	F	F	F	F	F	L	L	L	L	F	F

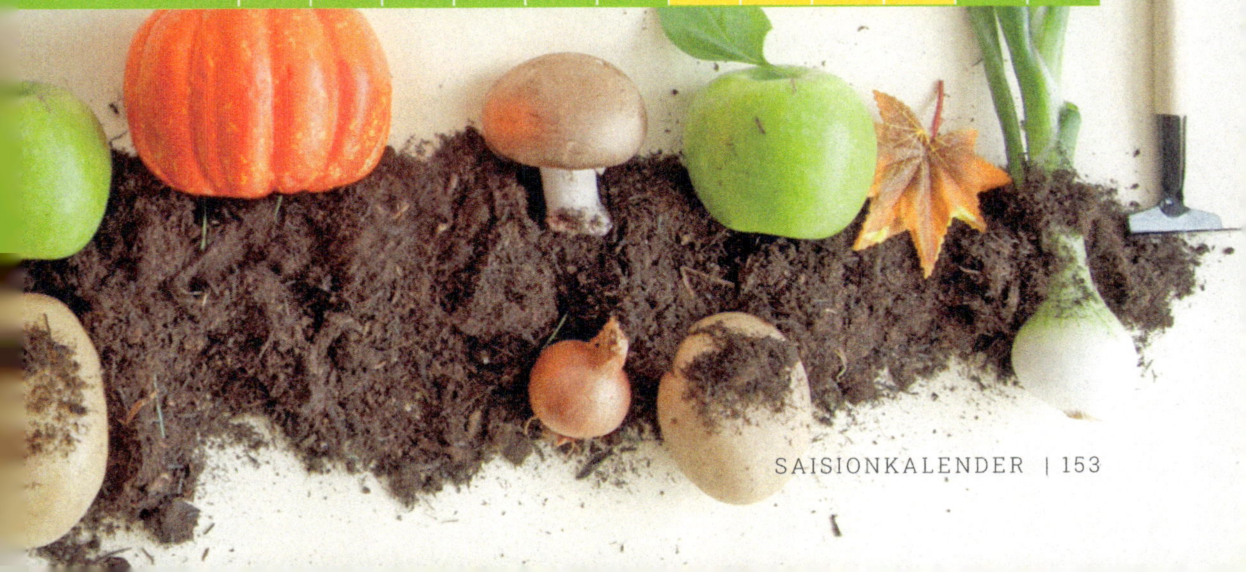

REZEPTREGISTER

FRÜHSTÜCK

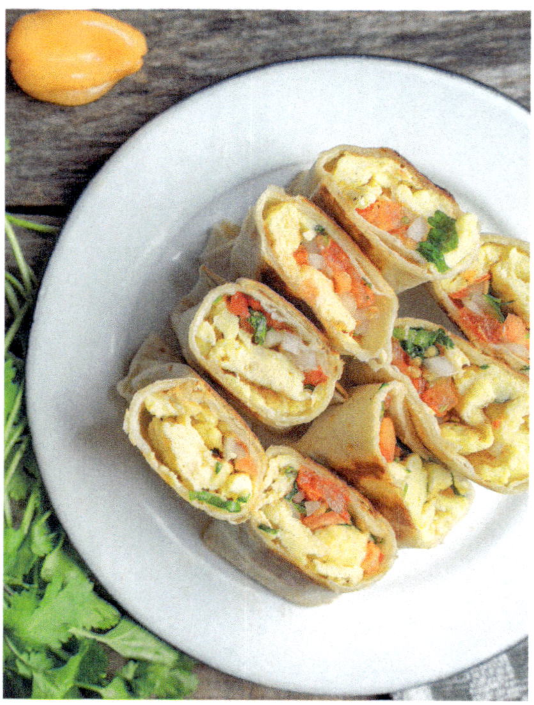

MITTAGESSEN

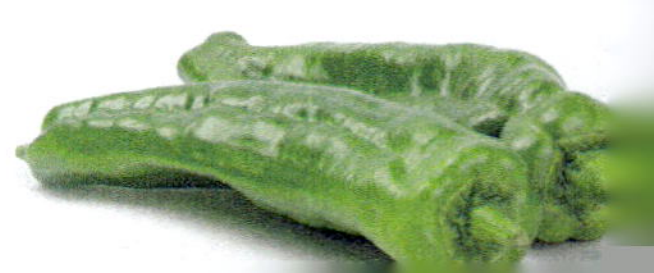

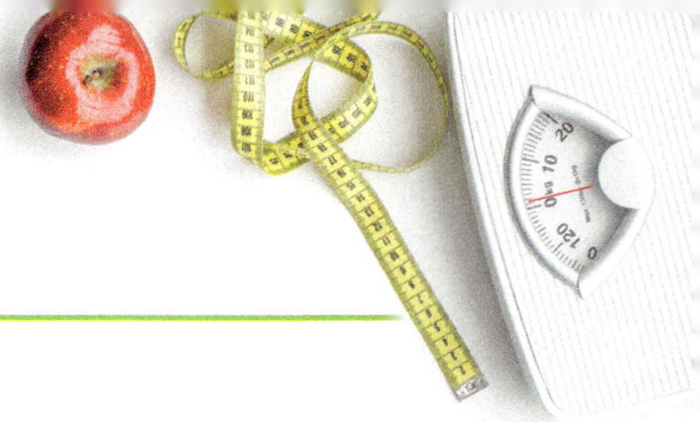

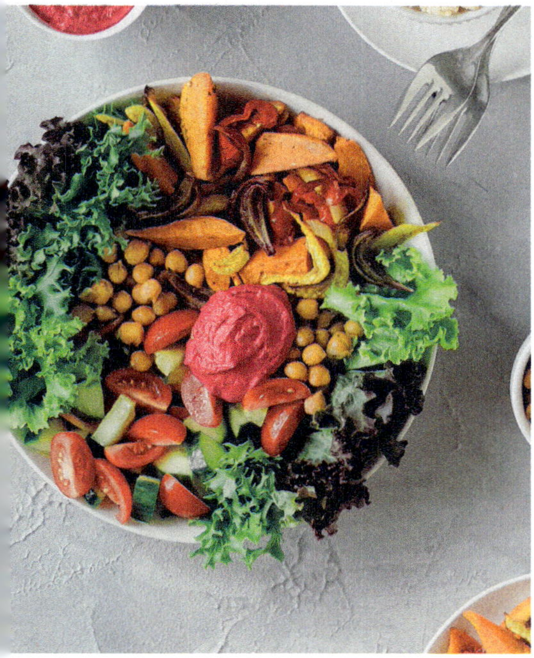

DESSERTS

SNACKS UND KLEINIGKEITEN

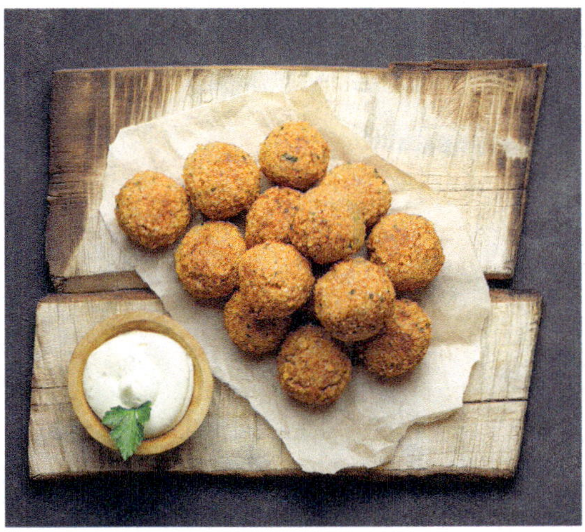

IMPRESSUM

DIE ERNÄHRUNGS
BERATER:INNEN

Otto-Preminger-Str. 7/1/7
1030 Wien
Österreich
E-Mail: office@daheim.in

Titel: Die Ernährungsberater:innen - Gesunde Ernährung mit Familie. Voller Genuss ohne Verbote!
ISBN Softcover: 978-3-903364-10-3
Hardcover: 978-3-903364-11-0
eBook: 978-3-903364-12-7

Cover, Innendesign und Buchsatz: Mala Letra Diseño Editorial
Fotos: depositphotos: Cover, Seite 2 (Minze), Seite 194 (pimientos de padron), Seite 39 (Obst mit Kalorienangabe). Sonja Sitta, Wien: Crunchiger Feta, Fried Rice, Budda Bowl, Gemüsestäbchen italienischer Art, Räucherlachs auf Fenchelsalat. Weiteres Fotos: Adobe Stock Photos.
Lektorat: Iris Pilzer

Aus Gründen der leichteren Lesbarkeit bezeichnen wir teilweise in diesem Dokument Personengruppen teils in einer neutralen Form, wobei immer sowohl weibliche, männliche sowie diverse Personen umfasst sind.

Autorinnen und Verlag haben die Inhalte in diesem Buch sorgfältig erarbeitet. Alle Angaben erfolgen dabei ohne Gewähr. Eine Haftung oder Garantie kann daher weder vom Verlag noch den Autorinnen übernommen werden und ist ausgeschlossen. Das vorliegende Buch kann keinen fachärztlichen Rat bei vorhandenen Beschwerden oder Erkrankungen ersetzen. Enthaltene Ratschläge ersetzen weder die Untersuchung noch die Betreuung durch einen Arzt

HAST DU LOB, KRITIK ODER WÜNSCHE FÜR DIE ZUKUNFT?

DANN MELDE DICH GERNE BEIM VERLAG UNTER
GESUNDEERNAEHRUNG@DAHEIM.IN

WIR FREUEN UNS ÜBER JEDE NACHRICHT!

Printed in Great Britain
by Amazon

75737289R00093